Korean Medicine

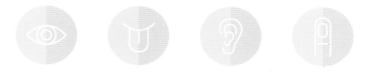

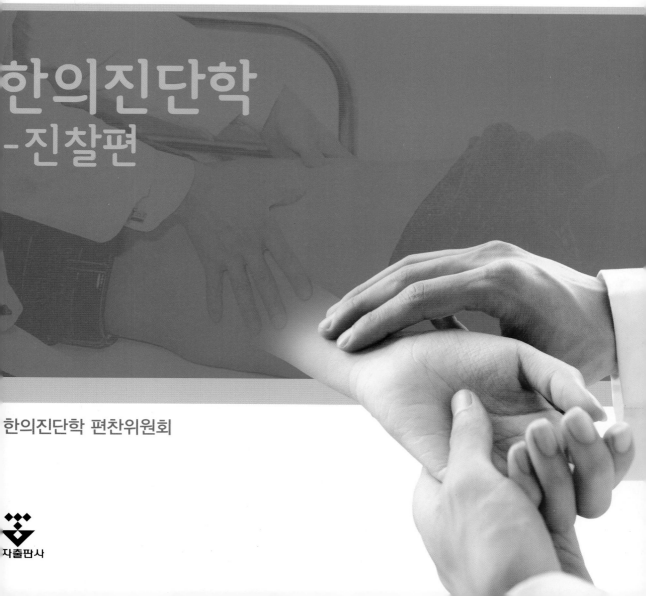

한의진단학
-진찰편

한의진단학 편찬위원회

자출판사

한의진단학(진찰편)

첫째판 1쇄 발행 | 2018년 3월 02일
첫째판 2쇄 발행 | 2020년 4월 07일
첫째판 3쇄 인쇄 | 2024년 2월 15일
첫째판 3쇄 발행 | 2024년 3월 04일

지 은 이   한의진단학 편찬위원회
발 행 인   장주연
출 판 기 획   김도성
편집디자인   김영준
표지디자인   김재욱
발 행 처   군자출판사
　　　　　등록 제 4-139호(1991. 6. 24)
　　　　　(10881) **파주출판단지** 경기도 파주시 회동길 338(서패동 474-1)
　　　　　전화 (031) 943-1888　　팩스 (031) 955-9545
　　　　　www.koonja.co.kr

ISBN 979-11-5955-279-3
ISBN 979-11-5955-278-6

정가   25,000원
　　　　55,000원(세트)

머리말

효과적인 치료는 정확한 진단에 의해 가능한 만큼 한의학에서 진단이 가지는 중요성은 오래 전부터 분명하게 인식되었습니다. 때문에 조선시대에도 진단 서적을 의사 선발의 필수 교재로 지정하였고, 멀리는 고대의 맥진과 색진色診으로부터 가까이는 최근의 국제적 진단 표준화에 이르기까지 한의진단의 발전은 한의학의 발전과 그 발걸음을 같이 하여 왔습니다.

근대적 교육기관을 통해 의료인이 양성되기 시작하면서 한의진단의 교습을 위한 독립적 교재들이 편찬되기 시작되었습니다. 한의사제도가 갓 도입된 1950년대에 부산의 동양의학전문학원, 서울의 동양의약대학에서는 자체적으로 한의진단 교재를 집필하여 교육에 활용하였고 1968년에는 이성모李成模의 『한방진단학』, 1975년에는 이문재李文宰의 『동의진단학』이 간행되어 한의진단의 학습에 활용되었습니다. 1986년에는 사진四診과 증상 감별 위주로 편집된 종래의 한의진단 교재의 체제에서 벗어나, 당시 중국에서 새롭게 완성된 변증 체계와 국내에서 이루어진 한의진단의 객관화, 과학화 성과를 수록한 이봉교李鳳敎·박영배朴英培·김태희金泰熙의 『한방진단학』이 발간되어 최근까지 국내 한의과대학의 한의진단 교과서로 사용되었습니다.

1990년대에 들어 대한한의진단학회가 결성되었고(1996), 새로운 한의진단 교재를 집필하기 위한 노력도 계속되었습니다. 그러한 노력의 결실로서 2008년에는 『생기능의학』이 발간되었으나 한의진단의 본교재로서 사진과 변증을 중심으로 한 이론 교재의 출판은 이루어지지 못하였습니다. 2009년 대한한의진단학회에서는 그간 지체되었던 교재 발간 과정을 정비하고 임원진의 의견을 모아 새로운 교재를 내기로 결정하였습니다. 이후 이어진 집필 작업을 통해 이듬해 「사진」 부분의 원고가 완성되었으나 별도의 교재로 출판되지는 못 하였고 2014년 발간된 『한의진단학실습』의 각 단원 「학습내용 요약」에 수정된 형태로 수록되었습니다. 2015년 말 대한한의진단학회에서는 교과서 집필의 원칙을 새롭게 설정하고 한의진단의 전 범위를 망라한 새로운 교재의 집필에 착수하였습니다. 집필 작업에 다소의 어려움은 있었으나 결국 올해 새 교재가 세상에 빛을 보게 되었습니다.

새 교재를 기획하며 세웠던 원칙은 다음의 네 가지였습니다. 첫째 표준에 근거한 교과서를 만든다는 것, 둘째 국제적 호환성을 갖춘 교과서를 만든다는 것, 셋째 역량 중심 교육에 친화적인 교과서를 만든다는 것, 넷째 최신 지견을 반영한 교과서를 만든다는 것이 그것이었습니다. 이러한 원칙 가운데 이번에 출간된 교재에 완전하게 반영되지 못한 것도 있으나 향후 지속적으로 이루어질 개정 작업에서 애초의 기획 의도를 보다 충실하게 담아가려 합니다. 본 교재는 그러한 과정의 단초라 할 것이며, 앞으로의 한의진단 교육의 발전 도정에 이 교재가 하나의 이정표로서 제 역할을 다해 주기를 희망합니다.

2018년 3월 1일
대한한의진단학회 『한의진단학』 편찬위원회

목차

이 책은 한의과대학의 한의진단학 교육을 위한 기본 교재로 기획되었으며 대한한의 진단학회 소속 교수 11명이 공동 집필하였다. 집필자는 다음과 같다.

김경철(동의대학교), 김기왕(부산대학교), 나창수(동신대학교), 남동현(상지대학교), 박동수(전 세명대학교), 박원환(동국대학교), 오용택(우석대학교), 임형호(가천대학교), 장은수(대전대학교), 정현정(대구한의대학교), 정현종(원광대학교)

 이 책 전편의 핵심 항목은 다음의 두 문헌을 기준으로 구성되었다.

① 한국한의학교육평가원, 『한의과대학학습목표』, 2006

② 세계중의약학회연합회, 『세계중의학본과(CMD전)교육표준世界中醫學本科(CMD前)敎育標準』, 2009

이 밖에 한국한의학교육평가원에서 제정한 「한의사역량모델」(2016)을 참고하였다.

 이 책의 「변증」 단원은 다음의 두 자료를 기준으로 항목을 구성하였다.

① 대한민국 통계청, 『한국표준질병사인분류』 7판, 2015

② 세계보건기구, 『국제표준질병사인분류 *The International Statistical Classification of Diseases and Related Health Problems*』 11판 2017년 초고

 이 책 전편을 통하여 주요 학술용어는 일차적으로 세계보건기구의 『세계보건기구 서태평양지구 표준 전통의학 술어집 *WHO International Standard Terminologies on Traditional Medicine in the Western Pacific Region*』 (2007)에 규정된 의미를 기준으로 기술하였다.

 한자음 표기에서 아직 국내의 독음이 통일되지 않은 글자가 있다. 한의진단과 관련하여 독음이 혼란스런 몇 종의 한자에 대해 이 책에서는 다음과 같이 표기를 통일하였다(○표 한 것을 인정. ×표 한 것은 인정하지 않음).

顴 ☞ 권(○), 관(×). 예 권홍顴紅, 양권홍적兩顴紅赤.

阻 ☞ 조(○), 저(×). 예 임신오조姙娠惡阻, 심혈어조心血瘀阻, 경맥조체經脈阻滯.

晄 ☞ 광(○), 황(×). 예 면색광백面色晄白.
　　　　　　　　　※ 晄 = 밝을 황. 晃과 다른 글자임.

懊 ☞ 노(○), 뇌(×). 예 심중오노心中懊憹.

牢 ☞ 뇌(○), 노(×). 예 뇌맥牢脈.
　　　　　　　　　※ 단어의 중간이나 뒤에 올 때는 '뢰'.

俞 ☞ 수(○), 유(×). 예 수혈안진俞穴按診.
　　　　　　　　　※ 俞는 兪와 같은 글자이나 혈위를 의미하는 경우 兪를
　　　　　　　　　　사용하지 않고 俞로 적어 구분하였음.

膻 ☞ 단(○), 전(×). 예 단중압통膻中壓痛.

 한편 단어의 첫 음절에 등장하는 모든 한자에 대해 두음법칙을 예외 없이 적용하였다.

裏 ☞ 이(○), 리(×). 예 병사病邪가 이裏에 있는 경우. 이증裏證의 땀.

膩 ☞ 이(○), 니(×). 예 설태舌苔는 이膩하다.

淋 ☞ 임(○), 림(×). 예 임증淋症.

絡 ☞ 낙(○), 락(×). 예 설하의 낙맥絡脈.

冷 ☞ 냉(○), 랭(×). 예 냉온冷溫의 자극.
　　　　　　　　　※ 단어 가운데 등장하는 冷 자의 발음은 '랭'으로 표기하
　　　　　　　　　　였음(예 : 한랭寒冷, 수족궐랭手足厥冷, 희랭喜冷).

 이체자가 혼용되고 있는 한자의 경우 되도록 간단한 자형, 그리고 현재 국내에서 많
이 사용되는 자형을 채택하여 한 가지 자형으로만 표기하였다.

脈/脉 ☞ 脈으로만 표기.　　　　　痴/癡 ☞ 痴로만 표기.

痹/痺 ☞ 痹로만 표기.　　　　　痒/癢 ☞ 痒으로만 표기.

飢/饑 ☞ 飢로만 표기.　　　　　證/証 ☞ 證으로만 표기.

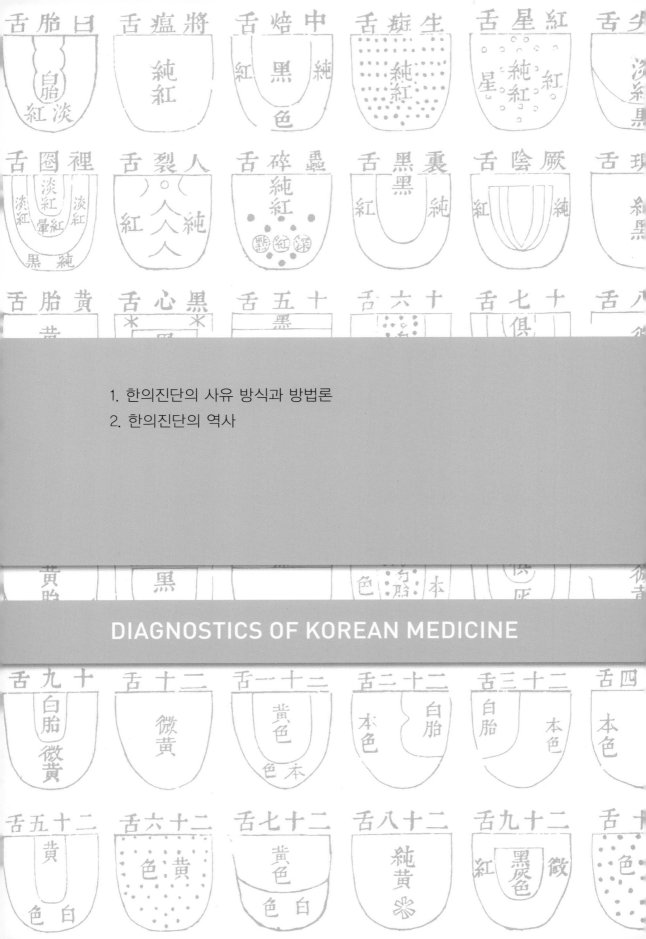

DIAGNOSTICS OF KOREAN MEDICINE

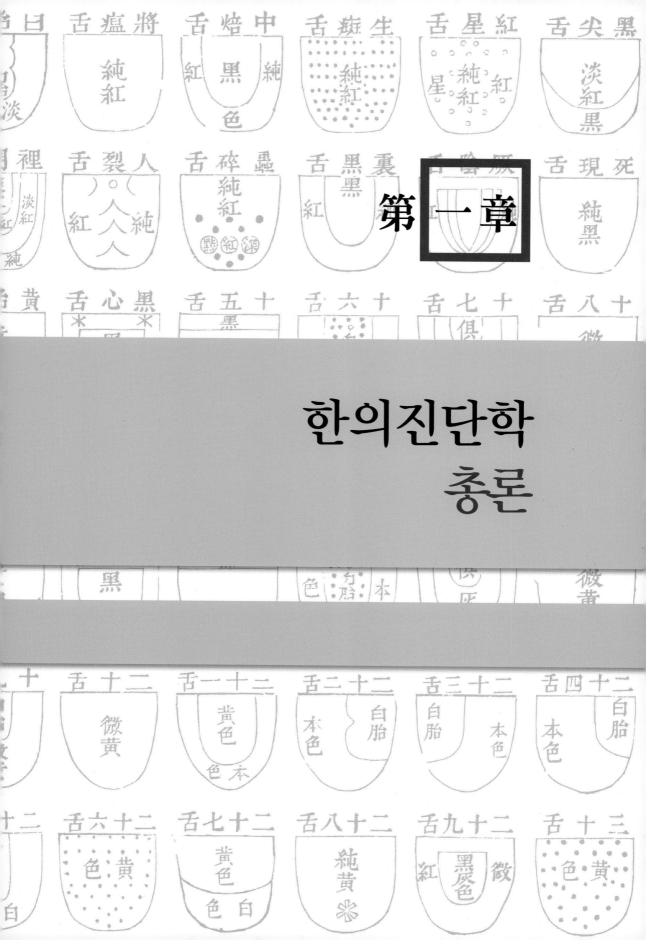

第 一 章

한의진단학
총론

DIAGNOSTICS
OF
KOREAN
MEDICINE

第一章 한의진단학 총론

진단이란 진찰을 통해 판단을 하는 것이다. 즉 의료행위 중 환자와의 면담과 검사 과정을 통해 수집된 정보를 통합하여 의학적 판단을 내리는 것을 말한다.

진단자는 면담과 검사를 통해서 환자의 자각증상과 타각소견을 알게 되며 이를 종합하여 증명證名이나 병명病名 등의 진단명을 결정하게 된다.

한의진단학은 한의학적 이론과 계절, 기후, 생활환경, 습관, 칠정七情, 성별, 연령, 직업 등의 정보 및 검사결과에 근거하여 각종 진찰 방법과 함께 병인病因·증證·병病 등의 변별에 대한 지식과 술기를 연구하는 한의학의 중요한 분야라 할 수 있다.

한의진단학이 다루는 분야를 크게 두 가지로 나누면 진찰의 영역과 (협의의) 진단의 영역으로 나눌 수 있다. 진찰 영역에는 전통적으로 행해진 소위 사진四診, 즉 망진望診, 문진聞診, 문진問診, 절진切診의 각종 진법診法과 함께 기기를 활용한 여러 가지 현대적 진찰 방법이 포함된다. 진찰의 과정은 진단명을 얻기 위한 진단 단서의 수집 과정이라 할 수 있다. 이에 대해 진단診斷 과정은 진찰 과정을 통해 수집된 단서를 해석하여 진단명을 확정하는 과정이라 할 수 있다. 여기에는 증證을 변별하는 변증辨證의 과정과 병명病名을 결정하는 변병辨病의 과정이 포함되며 그밖에 체질體質의 판별, 병인病因의 판별도 진단 과정에 속한다.

한의진단학이 다루는 기타 영역으로는 의안醫案을 포함한 각종 의무기록의 작성과 해석, 그리고 환자 면담을 위한 실무적 지식이 포함되며, 변증에 의한 치료, 즉 변증시치辨證施治를 완결하기 위한 부가적 지식, 즉 치칙治則과 치법治法에 대한 개괄적 내용도 한의진단학의 영역이라고 할 수 있다.

한의진단학은 한의의 기초이론과 임상을 연결하는 교량의 역할을 담당하는 과목이며 한의 전공 교육 과정의 필수 영역이라고 할 수 있다.

1. 한의진단의 사유 방식과 방법론

한의학은 관찰 대상에 대한 기본적 관점으로서 정체관整體觀과 항동관恒動觀을 견지하고 있다.

정체관은 대상의 전체가 대상의 본질을 가지고 있다는 입장으로서 대상을 온전히 파악하기 위해서는 대상 자체를 전체로서 파악해야 하며, 전체를 부분으로 환원하여서는 전체의 본질을 충실하게 파악할 수 없다는 생각이다. 전체를 중시하는 한의학의 입장은 종종 관계중심주의關係中心主義와 함께 나타난다. 이는, 전체의 한 부분은 반드시 다른 부분 또는 전체와 어떤 형태로든 관계를 가지고 있으며 대상을 이해하기 위해 이러한 관계의 파악이 필수적이라는 입장이다. 예를 들어 인체의 한 부분인 혀를 관찰할 때도 혀의 각 부위와 전신의 관계를 파악해야 하는데, 혀의 뿌리 부분은 신腎과, 혀의 끝부분은 심心·폐肺와 연계를 갖는다.

항동관은 움직이거나 변화하고 있는 것을 대상의 자연적인 본래 상태로 파악하는 입장이다. 이는 정지 상태를 대상의 본래 상태로 파악하는 정태적 관점과 대립된다. 한의진단에서 병태病態에 대한 판단으로 병病의 판별 즉 변병辨病과 함께 증證의 판별 즉 변증辨證을 병행하는 것은 항동관이 잘 반영된 예라 할 수 있다. 어떤 질병이 발생하여 소멸되는 전 과정에서 병명 진단 결과는 동일하지만 증 진단 결과는 각 시기에 따라 상이하게 된다. 따라서 환자에 대해 어떤 증을 확인한 진단자는 치료가 종결될 때까지 같은 진단 결과를 고집하지 않고 언제든 다른 증을 보이는 단계로 전변될 수 있다는 생각으로 진료에 임할 수 있게 된다.

이러한 한의학의 대상관對象觀을 바탕으로 다음과 같은 방법론을 활용하여 한의진단의 지식이 도출된다.

1) 외부를 통해 내부를 추측한다

인체는 하나의 유기적인 총체이므로 인체 내부의 변화를 외부에서 관찰할 수 있다. 『단계심법丹溪心法(1481)』에서는 "안에 있는 것은 반드시 바깥에 드러난다(有諸內, 必形諸外)"고 지적하였다. 따라서 한의진단에서는 바깥에 나타난 여러 지표를 통해 내부의 상태를 추측하게 된다. 『황제내경黃帝內經』에서는 이러한 방법을 "사외취내司外揣內(바깥을 장악하여 안을 추측함)"라고 하였다(황제내경·영추靈樞·외취外揣).

2) 국소를 통해 전체를 추측한다

부분은 전체와 갖가지 관계로 연결되어 있으므로 국소를 관찰하여 대상의 전체 또는 다른 국소 부분의 상태를 추측할 수 있다. 예를 들어 요골동맥의 박동 촉지 부위인 촌구寸口를 통해서 전신의 상태를 알 수 있고 얼굴의 각 부위에서 이에 상관된 신체 각 부위의 상태를 알 수 있다.

3) 결과를 통해 원인을 추측한다

환자에게 나타난 현재의 증상은 질병을 일으킨 원인이나 환자의 이전 상태를 추측하게 해 주는 단서가 된다. 자색紫色으로 변한, 위치가 고정된 통증 병소는 타박打撲·질부跌仆 손상이 있었음을 말해 주며 발열 질환에서 자한自汗과 부완맥浮緩脈의 존재는 병인이 한寒보다 풍風에 치우쳐 있음을, 땀이 없고 부긴맥浮緊脈이 나타나는 것은 풍보다 한이 주된 병인임을 말해 준다. 풍·한을 구분하는 후자의 예는 사실상 환자의 증證을 판별하는 것과 다르지 않은데, 이처럼 현재의 증상·소견을 통해 환자의 한의학적 병인을 확정하는 것을 심증구인審證求因, 또는 변증구인辨證求因이라고 한다.

4) 정상을 통해 비정상을 규정한다

한의학은 인체의 여러 요소와 속성이 균형과 조화를 이루고 있을 때 건강이 유지된다고 본다. 건강한 상태에서 관찰되는 각종 지표는 제반 요소가 균형과 조화를 이루고 있을 때 관찰되는 것이며 균형과 조화가 어긋나면 비정상을 나타내는 각종 지표가 나타나게 된다. 예를 들어 정상인의 촌구寸口에서 감지되는 맥동은 적절한 세기와 박동수를 가지고 있는데 한열寒熱의 균형이 어긋나면 박동수가 너무 빠르거나 느리게 되고 허실虛實의 치우침이 발생하면 박동의 세기가 너무 약하거나 강하게 된다. 또한 정상인의 혀는 담홍색淡紅色을 띠는데 한증寒證이 있을 때는 이보다 엷은 담백淡白의 설색이 나타나고 열증熱證이 있을 때는 색깔이 진해져 홍紅·강絳의 설색이 나타난다.

한편, 이상에서 설명한 한의진단의 특색을 살려 적절한 진단 결과를 얻기 위해서는 다음의 원칙에 주의를 기울일 필요가 있다.

첫째, 정체심찰整體審察의 준칙이다. 진단자는 국소에 치우치지 말고 전체를 살펴야 한다. 환자의 국소에 나타난 하나의 특징만으로 진단 결론을 내려서는 안 되며 이 지표가 전신의 상태와 어떤 관련을 갖는지, 다른 부위에서 관찰된 결과와 잘 조화되는지를 고려하여 진단을 내려야 한다.

둘째, 사진합참四診合參의 준칙이다. 진단자는 다양한 진찰 방법을 종합적으로 적용하여 진단을 내려야 한다. 망진望診이나 절진切診 등 어느 하나의 진단 방법만으로 진단 결론을 내려서는 안 되며 반드시 여러 진찰 방법을 함께 운용하여 그 결과를 종합한 결론을 얻어야 한다.

셋째, 병증결합病證結合의 준칙이다. 진단자는 변증辨證과 변병辨病을 결합하여 진단을 수행해야 한다. 병명病名을 알지 못하면 질병의 경과, 예후를 정확히 알 수 없고 질병에 특화된 치료법을 구사할 수 없다. 반면 증명證名을 알지 못하면 원칙적으로 치법과 처방을 선택할 수 없다. 따라서 변병과 변증은 반드시 병행되어야 한다.

2. 한의진단의 역사

진단은 질병의 치료를 위해 선행되어야 하는 필수적 과정이므로 한의진단의 역사는 한의학의 역사에 발맞추어 시작되고 발전되어 왔다고 할 수 있다.

1) 한의진단의 초기 역사

상商 왕조(기원전 1600년경~기원전 1046년)의 갑골문에는 역수疒首, 역자疒自(自=鼻), 역골疒骨 등 체표로부터 체내에 이르기까지 신체 각 부위의 질병 명칭은 물론 고蠱, 수祟, 귀몽鬼夢 등의 정신과 영역 질병 명칭도 등장한다. 이를 통해 이 시기에 이미 초보적인 변병辨病이 이루어지고 있었음을 엿볼 수 있다.

『사기史記』(기원전 91년)에 수록된 전국시대 의가 편작扁鵲의 전기에는 전국시대에 사용된 진단 방법으로서 절맥切脈(맥진), 망색望色(안색의 망진), 청성聽聲(청진), 사형寫形(전신의 망진)이 등장한다.

같은 책에 수록된 순우의淳于意(기원전 205년~?)의 전기에는 맥진과 망진, 문진 외에 전완부의 안진[尺膚按診]과 간단한 복진을 활용한 25례의 증례보고(소위 진적診籍)가 포함되어 있다. 순우의가 활동하던 전한대에는 다양한 맥진, 망진 및 변병辨病 문헌이 저작되었는데 근래에 중국 호북성 장사시長沙市의 마왕퇴馬王堆에서 발굴된 『족비십일맥구경足臂十一脈灸經』, 『음양십일맥구경陰陽十一脈灸經』, 『맥법脈法』, 『음양맥사후陰陽脈死候』(기원전 167년 매장)와 호남성 강릉江陵의 장가산張家山에서 발굴된 『맥서脈書』(전한 여후呂后~문제文帝 집권기 매장)에서는 각 경맥의 유관 증상·질병과 특수한 맥진법 및 질병 분류의 지식을 수록하였고 최근 중국 사천성 성도成都의 노관산老官山에서 발굴된 문헌인 『맥서·상경脈書·上經』, 『치육십병방화제탕법治六十病方和齊湯法』, 『맥서·하경脈書·下經』, 『역순오색맥장험정신逆順五色脈藏驗精神』(전한 경제景帝~무제武帝 집권기 매장)에는 소위 편작학파扁鵲學派의 진찰 방법과 변병 지식이 수록되어 있다.

오늘날 『황제내경黃帝內經』으로 불리고 있는 『영추靈樞』와 『소문素問』은 한의학의 기초 이론체계를 세웠고 이와 동시에 다양한 맥진법과 수혈안진俞穴按診, 척부안진尺膚按診, 안면 망진과 몇 가지 청성聽聲의 방법에 대한 진술을 남겼다. 또한 동일한 증상을 그 동반 증상에 따라 상이한 장부와 연관된 것으로 진단하는, 변증辨證의 원형에 해당되는 진단 방식을 소개하였다.

『황제팔십일난경黃帝八十一難經』(약칭 『난경難經』)은 문답의 형식을 빌어, 1~21난難에서 맥진에 관한 논제들을, 48~54난에서 병리학설 관련 논제들을, 55~60난에서 몇 가지 질병의 감별진단 방법을 설명하였다.

후한말의 의가 장중경張仲景(본명 장기張機)은 『상한론傷寒論』(206년경)에서 소위 상한傷寒을 삼음삼양三陰三陽의 여섯 단계로 나누어 진료하는 체계를 소개하였으며 이는 변증辨證에 기초한 치료, 즉 변증시치辨證施治를 체계화한 최초의 문헌이라 할 수 있다.

이후 서진西晉의 왕숙화王叔和(본명 왕희王熙)는 『상한론』을 정리하여 후세에 전하였고 맥진을 중심으로 한 진단 문헌인 『맥경』을 편찬하였다.

동진東晉의 갈홍葛洪은 『주후비급방肘後備急方』(4세기경)에서 노창虜瘡(천연두)과 마풍麻風(한센병) 등 각종 전염병의 진단 방법을 소개하였고 황달의 진단 근거를 제시하였다. 수나라의 소원방巢元方은 순수하게 질병의 증상만을 소개한 전문적 진단·병리 저작인 『제병원후론諸病源候論』(610)을 저술하였다.

2) 사진四診의 역사
① 맥진의 역사

전술한 바와 같이 서진西晉의 왕숙화王叔和는 『맥경脈經』(3세기 후반)을 편찬하여 당시까지 전래되던 진단 지식을 후대에 전승하였다. 『맥경』은 맥진의 부위를 요골동맥 박동 부위 즉 촌구寸口라는 한 부위로 통일하였고 『황제내경』에서 다양한 형태로 묘사되었던 각종 맥상을 24종으로 귀납하였다.

『맥경』은 현행 맥진법인 촌구맥법의 전형을 확립하였지만, 다양한 고대 의학문헌이 혼합되어 있는 저작물이어서 단일한 체계로 이해하기 곤란하다. 따라서 『맥경』 이후에는 간략한 요약 정리 문헌이나 가결歌訣 형태의 맥진 문헌이 출현하여 맥진의 입문서로 활용되기 시작하였다. 고양생高陽生이 지은『왕숙화맥결王叔和脈訣』(당~송대에 편집된 것으로 추정)은 그 대표적인 사례로서, 저자는 24종의 맥상을 표리에 각각 연관된 7종 및 8종의 맥상과 팔괘 및 중앙에 연관된 9종의 맥상, 즉 소위 칠표팔리구도七表八裏九道의 맥으로 귀납하였는데 이후 이 책은『맥경』을 대신하여 맥진을 학습하기 위한 서적으로서 널리 보급되었다.

또한 최가언崔嘉彦(1111~1191)의 영향으로 편찬된『유삼점맥결劉三點脈訣』(1241)과『최씨맥결崔氏脈訣』(1330) 역시 요약적 성격의 문헌으로서 27종의 맥상을 부浮, 침沈, 지遲, 삭數의 4대 부류에 귀속하였고 이들이 각각 풍風, 기氣, 냉冷, 열熱을 의미하는 것으로 보아 이를 맥진의 대강大綱으로 삼았다. 이 책 역시 역대의가들이 중시한 문헌이다.

이러한 맥진의 이간화易簡化 경향은 금원시대 이고李杲·주진형朱震亨의 비판과 명대 이시진李時珍의 비판을 통해 종결되었으나 송·금·원 시기의 한의진단에서 중요한 역할을 하였으며 조선의 의학에도 큰 영향을 미쳤다. 조선에서는『왕숙화맥결』의 제가 주석을 결집한 원대의 문헌『찬도방론맥결집성纂圖方論脈訣集成』(1349)을『경국대전經國大典』에 의사 고시 과목으로 명시(1467)하여 조선 초기부터 의사 선발에 활용하였고 조선 중기 허준의 교정(1581)을 거친 후 조선 후기까지 줄곧 의사 고시 교재로 사용하였다.『유삼점맥결』역시 중국에서는 찾아보기 어렵게 되었으나 우리나라에서『맥결리현비요脈訣理玄秘要』란 이름으로 복간(1547)하여 보급한 바 있다.

이러한 이간화 경향은 남송 시대에 방약方藥 방면에서도 나타났는데, 그 흐름을 개시한 의가라 할 수 있는 남송의 진무택陳無擇은『삼인극일병증방론三因極一病證方論』(1174)을 지어 질병의 원인을 내인內因, 외인外因, 불내외인不內外因의 세 가지로 귀납한 삼인三因 학설을 확립하였다.

진무택에 이어 시발施發은 방약 분야에서의 이간화 경향에 대한 보완적 견해를 제시하였고 이와 함께『찰병지남察病指南』(1241)을 지어 맥의 느낌을 그림으로 표현하였는데 이는 현존하는 최초의 맥상도脈象圖이다.

송대에 이어 원대의 활수滑壽는『진가추요診家樞要』(1359)에서 30종의 맥상을 음양의 대대적 관계로 정리하고 그 구체적인 형태와 연관 질환에 대해 언급하였는데, 요점이 분명하면서도 자신의 견해를 합리적으로 전개한 저작이라 할 수 있다.

이후 명대의 이시진李時珍은『빈호맥학瀕湖脈學』(1564)을 저술하여 27종 맥상의 형태와 감별점, 관련 병증을 정리하였는데 비유가 생생하고 학습에 편리하여 후대의 여러 문헌에서 이를 인용하였고 맥학脈學의 기준으로 삼았다. 청대에 맥진 분야에서 중요한 교재로 활용된,『의종금감醫宗金鑑·사진심법요결四診心法要訣』에 수록된「사언맥결四言脈訣」, 임지한林之翰 저『사진결미四診抉微』의 맥진 부분, 주학정周學霆의『삼지선三指禪』이 모두『빈호맥학』을 기초로 한 저작물이다. 현대에 저작된 대다수의 맥진 및 진단학 교재도『빈호맥학』의 내용을 중점적으로 인용하고 있다.

이 밖에 명대 장개빈張介賓의『경악전서景岳全書』(1637)에 수록된「맥신장脈神章」과 이중재李中梓의『진가정안診家正眼』(1642)도 맥학의 정립과 맥진 지식의 보급에 영향을 미친 문헌이다.

② 망진의 발전

한편 맥진을 보완하여 환자의 객관적 상태를 진단할 수단으로서 몇 가지 새로운 방법이 제시되었는데, 일례로 남송의 유방劉昉은 당대唐代의 학설을 토대로『유유신서幼幼新書』(1150)에서 식지의 정맥 관찰을 통해 소아의 한열, 허실과 질병의 경중 등을 판단하는 소위 호구삼관맥법虎口三關脈法을 제시하였다. 이는 당시까지 안면 망진과 문진聞診 위주로만 이루어지던 유소아의 진단 방법을 보완했다는 의의가 있다.

안면 망진은 청대 말기에 이르러 왕굉汪宏에 의해 전면적으로 정리되었다. 그는『망진준경望診遵經』(1875)에서 역대의 망진 문헌을 모아 기색氣色과 질병의 관계를 설명하였고 전신 각 부위의 형태, 색택色澤과 대변, 소변 및 한汗, 혈血의 변화로부터 변증을 진행하고 아울러 그 예후를 예측하는 방법을 수록하였다.

③ 설진의 역사

오늘날 맥진과 함께 변증辨證 과정에서 널리 활용되고 있는 대표적인 진찰 방법이 설진舌診이다.『황제내경』과『상한론』에도 혀의 관찰에 관한 소수의 언급이 있으나 설진을 별도의 독립적인 진단법으로 제시한 것은 원대 두본杜本(두청벽杜淸碧)의『오씨상한금경록敖氏傷寒金鏡錄』(1341)이 최초다. 이어 명대의 신두원申斗垣은『상한관설심법傷寒觀舌心法』(16세기말)에서 135종의 설상과 그 임상의의를 설명하였고 장등張登은 이를 다시 정리하여『상한설감傷寒舌鑑』(1668)에 120종의 설진도舌診圖를 수록하였는데 이 책은 후세에 많은 영향을 주었다. 청대에는 온병학의 태동·발전과 함께 설진이 발전하였다. 섭계葉桂는『온열론溫熱論』(1746)에서 설체와 설태에 대한 해석 방법을 체계적으로 기술하여 오늘날 설진 방법의 기초를 제공하였다. 이후 설진 전문서로서 서영태徐靈胎의 『설감총론舌鑒總論』(1764), 부송원傅松元의 『설태통지舌胎統志』(1874) 등이 간행되었고 양옥유梁玉瑜는 장등의 『상한설감』을 바탕으로 하여 설진도를 149종으로 증보한 『설감변정舌鑒辨正』(1894)을 간행하였다. 이 시기에 일본의 의가들은 설진을 상한傷寒, 온병溫病과 별도로 두진痘疹의 진단을 위한 방법으로도 활용하였고 설진의 학습에 실질적 활용 가치가 높은 다양한 채색설진도를 남겼다. 19세기까지 외감병 진단에 흔히 사용되던 설진은 『설감변정』 이후 점차 내상병의 진단에도 널리 쓰이게 되었고 오늘날에는 설진소견이 맥진소견과 함께 한의진단의 대표적인 타각소견으로 확립되었다.

④ 복진의 역사

한편 복진腹診은 『상한론』에 약간의 복진 소견이 소개된 이후 별다른 발전이 없었으나 에도시대[江戸時代]에 일본에서 체계적인 진단법으로 그 격식을 갖추게 된다. 마나세겐사쿠曲直瀬玄朔는 『백복도설百腹圖說』(1602)을 지어 주요 처방과 관련된 복진 소견을 그림으로 제시하였다. 비슷한 시기의 의가 타케다죠우카竹田定加(1573~1614)도 복진을 시행하였는데 이 시기가 복진이 본격적으로 임상에 도입되기 시작한 때라 생각된다. 타케다죠우카의 복진법은 후손인 타케다죠우카이竹田定快가 편집한 『진복정요診腹精要』(1706)에 수록되어 유포되었다. 『오운자복진법五雲子腹診法』(1665) 역시 일본 한방의학의 초기 복진 학설을 보여준다.

이후 복진은 침구를 주로 활용하는 의가들에 의해 발전된 소위 난경파難經派 복진과 내복약을 주로 활용하는 의가들에 의해 발전된 소위 상한파傷寒派 복진이라는 두 가지 흐름으로 이어진다. 난경파 복진의 저작으로는 위에 기술한 『진복정요』를 비롯하여 모리나가쿄森中虛의 『의중립오意中立奧』(1696), 쿠사카리산에츠草세三悅의 『복진전법腹診傳法』(1706), 호리이모토센堀井元仙의 『복진서腹診書』(1742), 다키간켄多紀元堅의 『진병기해診病奇侅』(1843) 등이 있으며 이 가운데 『진병기해』는 청나라에서도 출간된 문헌으로서, 대표적인 난경파 복진서로 꼽힌다. 난경파 복진에서는 복부의 심층에 있는 장기와 조직의 촉진, 특히 복대동맥 박동의 촉진을 중시하였다.

이에 대비하여 상한파의 복진에서는 주로 복부 표층의 근육을 살피는 데 주력하였다. 고토곤잔後藤艮山(1659~1773)의 『간산복진도설艮山腹診圖說』은 이 흐름의 초기 저작으로 복부 동계와 함께 안압에 대한 반응을 포함한 여러 복증腹證이 『상한론』의 어떤 처방과 어떻게 연결되는지 밝혔다. 이어 요시마스토도吉益東洞(1702~1773)는 복진을 널리 응용할 것을 적극적으로 주장하였는데 『방극方極』, 『유취방類聚方』, 『약징藥徵』 등의 저서에서 혁신적인 학설을 설파한 그의 업적에 힘입어 이후의 의가들에게 큰 영향을 미쳤다. 이후 이나바분레이稻葉文禮에 의해 『복증기람腹證奇覽』(1800)이 만들어졌는데 이 책에는 복진의 구체적인 방법이 명확히 기술되었을 뿐 아니라 각 처방의 복증을 포함한 해당 처방의 방증과 함께 매 처방마다 복진도가 첨부되어 있다. 이 책은 일본 복진의 대표 문헌으로 인정되고 있으며 이후 의가들의 복진법은 대다수가 이를 근거로 하고 있다. 이 책의 자매편이라 할 수 있는 와쿠다슈쿠코和久田叔虎의 『복증기람익腹證奇覽翼』(1803)도 널리 보급되었다. 오늘날에 이르러서는 일본에서뿐만 아니라 우리나라나 중국에서도 복진을 전통의학의 중요한 진찰 수단으로 활용하고 있다.

⑤ 문진 영역의 성취

이 밖에 문진問診 영역에서 주목할 만한 성취로는 주요 문진 항목을 요약한 소위 십문十問의 확립을 꼽을 수 있다. 명대 의가 장개빈張介賓은 『경악전서景岳全書·전충록傳忠錄·십문가十問歌』(1640)에서 문진의 핵심 항목으로 '십문'을 제시하였고 진념조陳念祖(1753~1823, 자는 수원修園)는 『의학실재이醫學實在易』(1808)에서 일부 항목을 수정한 십문의 내용을 수록하였다. 오늘날의 한의진단에서도 이를 토대로 한 10대 문진 항목이 활용되고 있다.

또한 유창喻昌(1585~1664, 자는 가언嘉言)은 『우의초寓意草·극갑인정의병식極闈人定議病式』(1645)에서 체계적인 진료기록 작성 방법을 제시하였다.

⑥ 사진의 종합적 정리

이 밖에 사진四診을 종합적으로 논한 주요 저작물로 임지한林之翰의 『사진결미四診抉微』(1723)와 청조 건륭제乾隆帝의 명으로 편찬된 『의종금감醫宗金鑑』(1742)의 「사진심법요결四診心法要訣」이 있다. 『사진결미』는 사진을 전면적으로 설명하였으며 안색과 맥을 아울러 살필 것을 강조하였고 사진의 상호참조(사진합참四診合參)의 중요성을 설파하였다. 「사진심법요결」은 사진의 이론과 방법을 가결歌訣 형식으로 요약하였는데 『의종금감』의 다른 편장과 마찬가지로 이후의 의가들에게 의학 교육을 위한 교재로서 활용되기도 하였다.

3) 변증辨證의 역사

한의진단의 역사에서 상술한 사진四診 기법의 발달과 함께 살펴보아야 할 것은 변증 체계의 다양화와 심화발전 과정이다. 변증 체계의 역사에서 두 가지 대조적인 양상이 보이는데, 외감병外感病, 즉 상한傷寒과 온병溫病의 변증 체계는 특정 시기에 특정의 의가에 의해 완성된 체계가 제시된 반면 내상병內傷病의 변증 체계는 오랜 시간에 걸쳐 점진적으로 완성되어 왔다는 특징이 있다.

① 외감병 변증 체계의 발전

상한의 변증 방법은 앞서 말한 바와 같이 후한말 장중경의 『상한론』에서 소위 육경변증六經辨證 체계로 정리되었다. 본래 『상한론』에서도 온병에 관한 간략한 언급을 하였으나 구체적인 변증시치 방법을 제시하지 않아 외감병의 변증시치에는 오래도록 육경변증이 활용되었다. 그러나 원말명초에 왕리王履(자는 안도安道)는 『의경소회집醫經溯洄集』(1368)에서 상한과 온병이 서로 다름을 명확히 언급하였고 상한과 달리 온병은 해표解表에 더하여 청리열淸裏熱을 해야 치료된다고 하였다. 이어 명대 말기의 오유성吳有性(자는 우가又可)은 『온역론溫疫論』(1642)을 저술하여 온병의 병인병기病因病機와 진단, 치료에 대한 새로운 견해를 제시하였다. 청대의 섭계葉桂(1666~1745, 자는 천사天士)에 의해 위기영혈衛氣營血이란 온병의 네 가지 주요 단계가 제시되었고 찰설察舌(설진), 험치驗齒와 반진斑疹 및 백배白㾦의 변별이 온병의 진단을 위한 방법으로 확립되었다.

이후 오당吳瑭(1758~1836, 자는 국통鞠通)은 『온병조변溫病條辨』(1798)을 지어 삼초변증三焦辨證의 체계를 세웠다. 오당과 함께 설설薛雪(1681~1770, 자는 생백生白)은 특히 습열에 의한 온병의 변증시치에 대해 연구하였고 왕사웅王士雄(1806~1868, 자는 맹영孟英)은 『온열경위溫熱經緯』(1852)를 지어 섭계의 위기영혈변증을 발전시켰으며 역대 문헌의 온병에 관한 학설을 집대성하였다.

② 내상병 변증 체계의 발전

외감병의 변증 방법으로 제시된 육경변증, 위기영혈변증, 삼초변증이 이처럼 특정 시기 특정 의가에 의해 제안된 것임에 반해 내상잡병의 변증 체계는 점진적으로 완성되어 온 특징이 있다.

㉠ 팔강변증

내상과 외감을 막론하고 질병의 성질과 위치를 규정하는 최상위 변증 체계인 팔강변증八綱辨證 역시 그러하다.

『황제내경』에서는 허실의 정의, 허실의 병리, 허실의 증상에 대해 논하였으며 한열의 병리와 증상에 대해 부분적으로 논하였다. 단 오늘날의 표리 개념은 분명하게 기재되어 있지 않으며 풍사風邪에 대한 문장에서 표증의 증상이 일부 나타날 뿐이다. 이후 『상한론』에 이르러서는 표리의 구분이 임상의학에 명확하게 자리잡았음을 확인할 수 있다. 또한 『상한론』에는 오늘날의 팔강변증에서 인정하고 있는 한열허실의 증상이 나타난다.

이후로 질병의 성질과 위치를 나타내는 최상위 범주를 제시한 경우가 여러 차례 보이는데, 송대의 구종석寇宗奭은 『본초연의本草衍義』(1116)에서 냉열冷熱, 허실虛實, 내외內外, 사정邪正의 팔요八要를 언급하였고 원대의 주진형朱震亨(1281~1358, 호는 단계丹溪)은 『단계심법丹溪心法』(1347)에서 기氣·혈血·습濕·식食·담痰·화火의 육울六鬱을 언급하였다. 이어 명대의 손일규孫一奎(1522~1619, 호는 동숙東宿)는 『적수현주전집赤水玄珠全集』(1584)에서 모든 병증이 한열寒熱, 허실虛實, 표리表裏, 기혈氣血의 8개 요소를 갖추고 있다고 하였으며 장삼석張三錫은 『의학육요醫學六要』(1609)에서 옛 의가들이 의학의 준칙으로 삼았던 것[古人之法]으로서 한열, 허실, 표리, 음양의 여덟 가지를 꼽을 수 있다 하였다. 장개빈張介賓(1563~1642, 자는 경악景岳)은 이 가운데 한열, 허실, 표리를 '육변六變'으로, 음양을 '이강二綱(=兩綱)'으로 규정하였다. 이후 청대의 의가 정국팽程國彭(자는 종령鍾齡)은 『의학심오醫學心悟』(1732)에서 팔강변증의 완성된 체계를 제시하였다. 단, 정국팽은 음양, 표리, 한열, 허실을 단지 '총요總要'란 표현으로만 지칭하였는데 20세기 들어 축미국祝味菊(1884~1951)은 『상한질난傷寒質難·음양변陰陽辨』(1950)에서 진단의 최상위 범주로서 '팔강八綱'이란 용어를 제시하였다. 이후 출판된 여러 서적에서 팔강을 주요 진단 범주로 다루었고 특히 중국 전역에서 교재로 활용된 남경중의학원 진단교연조診斷敎硏組 저술의 『중의진단학中醫診斷學』(1958)에서 팔강이 서두에 등장하여 진단의 최상위 범주로서 소개되었다. 한의지식체계에서 팔강의 이러한 위상은 오늘날까지 계승되고 있다.

㉡ 기혈진액변증

기혈진액변증氣血津液辨證 역시 팔강변증과 마찬가지로 점진적 지식 축적의 과정을 거쳐 오늘의 체계를 형성하였다. 『황제내경』에서는 기, 혈, 진액의 생리, 병리를 제시하고 기, 혈, 진액에 관련된 증상에 대해 일부 서술하였으나 오늘날의 기혈진액 증상과는 차이가 있었다. 후한시대 장중경의 『금궤요략金匱要略』에서는 담음痰飮과 수기水氣에 대해 그 분류로부터 병리, 증상, 치료에 이르기까지 상세한 내용을 기술하였다. 다만 『금궤요략』의 담음은 오늘날의 담음과 개념상의 차이가 있는데, 남송시대 양사영楊士瀛(호는 인재仁齋)의 『직지방直指方』(1264)에서는 오늘날의 개념과 일치하는 담음의 개념을 제시하였다. 이어 주진형朱震亨은 담음의 치법에 대해 논하였으며 아울러 육울六鬱 즉 기울氣鬱, 혈울血鬱, 습울濕鬱, 담울痰鬱, 식울食鬱에 대한 진술을 통해 오늘날의 기체氣滯와 담음, 어혈에 관련되는 증상 및 치료 방약方藥을 제시하였다.

어혈瘀血에 관해서는 전한 초기 문헌 『치육십병화제탕법治六十病和齊湯法』, 후한 초기 문헌 『무위한대의간武威漢代醫簡』과 후한 말기의 문헌인 『상한론』, 『금궤요략』에 치료 처방이 등장하나 오래도록 한정된 임상 영역에서만 활용되었다. 청대의 왕청임王淸任(1768~1831)은 『의림개착醫林改錯』(1830)에서 광범위한 병증을 어혈과 유관한 것으로 파악하고 이에 대응하는 새로운 처방들을 계통적으로 만들어 내었다. 당종해唐宗海(1851~1908)는 『혈증론血證論』(1884)을 지어 어혈을 포함한 다양한 혈증血證에 대한 변증시치 방법을 제시하였다.

중국에서 기체, 어혈, 담음에 관한 의론醫論은 각각 별도의 연원을 가지고 변화, 발전되어 왔으나 일본에서는 일찍부터 이를 통합한 진단·치료 체계를 세우려는 시도가 있었다. 에도시대 일본의 요시마스난가이吉益南涯(1750~1813)는 『의범醫範』(1794)을 지어 기氣, 혈血, 수水가 소위 '독毒'이 발현되는 물질적 바탕임을 주장하였고 『기혈수약징氣血水藥徵』에서 기, 혈, 수의 체계에 맞추어 한약의 효능을 정리하였다. 그의 의론은 오늘날까지도 일본 한방의학에 영향을 미치고 있다.

그러나 기혈진액의 정체停滯가 아닌 기혈진액의 부족에 의한 병태에 대해서는 오래도록 허로虛勞 등 일부 질병이나 증상의 변증분형辨證分型에서만 언급되었을 뿐 기혈진액의 전체적 구도 아래에 통합적으로 다루어지지 못하였다. 20세기 들어 남경중의학원 진단교연조診斷敎研組 저술의 『중의진단학中醫診斷學』(1958)에서는 기혈의 허증과 실증 증형들을 통합하여 설명하였고 1970년대에 중의학 교재에 기혈진액변증이 변증 체계의 하나로서 자리를 잡게 되었다(1976, 북경중의학원 중의기초이론교연실中醫基礎理論敎研室, 『중의기본지식강좌』).

ⓒ 장부변증

팔강변증, 기혈진액변증과 마찬가지로 장부변증臟腑辨證도 점진적으로 완성된 역사를 갖고 있다. 『황제내경』은 오장육부의 생리를 완성하였고 장부에 따라 일부 증상의 변증분형辨證分型을 제시하였다. 후한대의 저작『금궤요략金匱要略』에서는 풍한風寒, 담음痰飮, 수기水氣 등에 대해 장부에 따라 그 증형을 구분한 예를 보였다. 당대의 손사막孫思邈은『비급천금요방備急千金要方』권11~20에서 오장육부를 강綱으로, 한열허실을 목目으로 하여 오장육부의 생리, 병리와 치료 방약方藥을 논술하였다. 송대의 저작으로 고증되고 있는『중장경中藏經』에서는 상권의 11개 장에서 오장과 육부의 한열허실 증후를 장부별로 상세히 기술하였다. 북송 휘종徽宗(재위 1111~1118)의 명으로 편찬된『성제총록聖濟總錄』에서도 권41~54에서 다양한 장부의 증상을 수록하였다. 이어 전을錢乙은『소아약증직결小兒藥證直訣』(1119)에서 한열허실을 바탕으로 한 소아과 오장 병증의 변별 체계를 제시하였으며 오장에 따른 용약用藥의 형식을 체계화하였다. 남송대에 이르러 진자명陳自明은『부인대전양방婦人大全良方』(1237)에서 간肝, 비脾, 신腎을 중심으로 한 부인과 질병의 변증시치 방법을 설명하였다. 금대의 장원소張元素 (1131~1234, 자는 결고潔古)는『의학계원醫學啓源』(1186)을 지어 당시까지의 장부변증론치 학설을 종합하였고「장부표본허실한열용약식臟腑標本虛實寒熱用藥式」에서 삼초와 명문을 포함한 12개 장부의 생리와 병인병기病因病機, 상견증상常見症狀 및 치료 방약方藥을 요약하였다. 또한『진주낭珍珠囊』(1186)에서 한약의 귀경학설歸經學說을 제시하였다. 이로써 장부변증론치의 틀이 온전하게 갖추어지게 되었다. 이후로 후세 의가들은 점차 장부변증을 중시하게 된다. 그의 제자 이고李杲(1180~1251, 호는 동원東垣)는 비위脾胃를 중심으로 내상內傷 질병의 병기病機와 진단, 치료에 대한 학설을 제시하였다.

명대에 이르러 설기薛己(1487~1559, 호는 입재立齋)는 간, 비, 신 3장을 중심으로 장부 병증의 치료에 관한 학설을 제시하였고 조헌가趙獻可(1573~1664)는『의관醫貫』(1617)에서 장부의 형태, 생리와 변증시치를 정리하였으며 모든 울증鬱症이 간에서 비롯된다는 주장을 남겼다. 장개빈張介賓(1563~1640)은 철저히『황제내경』의 학설에 기초를 두고 음양과 오행을 결합하여 장부변증론치의 체계를 세웠으며 치료에 있어서는 명문命門의 진음眞陰, 진양眞陽에 대한 온보溫補를 중심으로 하였다.

청대에 이르러 섭계葉桂(1666~1745)는 비脾와 위胃를 명확히 나누어 증상을 논하였으며 위음학설胃陰學說을 제창, 오늘날의 장부변증에도 영향을 미치고 있다. 강함돈江

涵暾은『필화의경筆花醫鏡』(1824)에서 장부를 병증 분류의 핵심 범주로 제시하였고 장부의 한열허실 증후에 대한 계통적이고 전면적인 정리를 하였다.

오늘날 사용하고 있는 장부변증 체계의 각 증들은 1950년대로부터 1970년대 사이에 지금의 형태로 정리되었다. 중국 전역에서 기본 교재로 활용된 남경중의학원 편찬의『중의학개론中醫學槪論』(1958)에서는 각 장부마다 대체로 한증, 열증, 허증, 실증의 4개 증형 또는 허한증, 실열증 2개의 증형만을 수록하였다. 예를 들어 간의 경우에는 간열증肝熱證, 간한증肝寒證, 간허증肝虛證, 간실증肝實證을, 심의 경우에는 심열증心熱證, 심허증心虛證을 수록하였다. 1970년의 「중의기본이론」(신의학 1970년 4기)에는 음양·기혈진액과 육음六淫의 요소가 다양한 형태로 결합된, 지금의 모습에 좀 더 가까운 명칭이 등장한다. 예를 들어 심의 경우 심양허心陽虛, 심음허心陰虛, 심혈허心血虛, 심화과성心火過盛, 심기쇠갈心氣衰竭이 그 증형으로서 등장한다. 1970년대 후반에 이르면 장부변증은 현재의 모습을 갖춘다. 예를 들어 호북중의학원 편찬의『중의학개론』(1978)에는 기본적으로 지금의 형태에 해당하는 장부변증의 증명證名들이 수록되었다. 이 시기에 정착된 장부변증 체계는 1980년대 중반 이후 우리나라에 도입되어 한의학의 변증에서 중심적인 요소로 자리잡게 된다. 이봉교李鳳教, 박영배朴英培, 김태희金泰熙 공저의『한방진단학漢方診斷學』(1986)은 당시의 장부변증 체계를 국내에 소개한 초기 저작물의 하나다.

4) 체질 진단

한의진단의 과정에는 변증辨證 이외에도 변병辨病을 비롯한 몇 가지 다른 절차들이 존재한다. 이 가운데 종래의 중국의학에서 발전되지 못한 것이 체질 진단이다. 체질에 대한 언급은『황제내경·영추』의 「음양이십오인陰陽二十五人」편, 「통천通天」편 등에 등장하나 이후 충실히 계승 발전되지 못하였다. 우리나라에서는 일찍이 허준許浚(1539~1615)이『동의보감東醫寶鑑』(1613) 권두에서 "형形과 색色이 다르면 장부도 다르므로 외증外證이 비록 같더라도 치법은 완전히 다르게 된다[形色旣殊, 藏府亦異, 外證雖同, 治法迥別]"(권1·내경편內景篇·신형장부도身形藏府圖)고 천명하고(주진형朱震亨『격치여론格致餘論』인용) 이어 본문의 여러 곳에서 비인肥人, 수인瘦人, 면백인面白人, 면흑인面黑人, 기실인氣實人, 기허인氣虛人 등을 언급하였다. 이처럼 질병의 증상과 별개로 평소 개인이 가지고 있는 특성에 대한 관심은 조선시대 말기에 이르러 이제마李濟馬(1837~1900)의 사상체질四象體質 학설로 결실을 맺었다. 1965년 권도원權度沅

(1921~2022)은 팔체질八體質 학설을 발표하였고 질병의 상태에 영향을 받지 않는, 개인의 체질을 반영하는 맥의 특징을 탐색하여 맥진에 의한 체질 판정 방법을 제시하였다. 박인규朴仁圭(1927~2000)는 『동의보감』을 배경으로 한 형상의학形象醫學 학설을 구축하여 정신기혈精神氣血, 육경六經, 어조주갑魚鳥走甲 등의 요소로 이루어진 복합적 체질학설을 제시하였다.

중국에서는 1980년대 이래로 광조원匡調元(1931~), 왕기王琦(1943~) 등의 학자들이 체질에 관한 연구를 하였으며 2009년 왕기의 연구를 토대로 한 9체질 분류 체계가 국가 표준으로 공포되었다(중화중의약학회, 『중의체질분류여판정中醫體質分類與判定』). 한편 사상체질의학의 체질별 증들은 2018년 국제표준질병사인분류 11판에 채택되어 세계 표준으로서 등재되었다.

5) 현대 한의진단학의 성취

한의진단학의 전체 영역을 통틀어 20세기와 21세기에 이루어진 중요한 성취는 진찰 방법의 객관화·기계화와 진단의 표준화라 할 수 있다.

1950년 일본의 나카다니 요시오中谷義雄(1923~1978)는 피부 양도점良導點의 전기저항 진단 방법을 발표하였고 1969년 이봉교李鳳敎(1933~2021)는 압전소자를 이용한 맥진기를 개발, 특허 등록을 하였다. 1975년 백희수白熙洙(1925~1998)는 콘덴서마이크를 이용한 맥진기를 개발하였다. 2000년 이후에는 강희정姜希定(주식회사 대요메디), 김근호金根豪·전영주全榮柱(한국한의학연구원) 등이 다중 센서를 갖춘 다단계 가압형 맥진기를 지속적으로 개발하고 있다. 또한 설진의 객관화를 위해 1990년대 이후로 설진에 특화된 혀 촬영 시스템이 대만과 중국에서 개발되었으며 2000년 이후 국내에서도 다양한 설진기가 개발되고 있다.

변증의 표준화는 1980년대 중반 이후로 지금까지 이어지고 있는 주목할 만한 움직임이다. 1986년 중국의 전국 중서의결합 허증·노년병 연구 전문위원회[全國中西醫結合虛證與老年病硏究專業委員會]에서는 「중의허증변증참고표준中醫虛證辨證參考標準」을 발표하여 허증의 변증을 위한 진단 표준을 제시하였다. 이와 병행하여 중국에서는 1984년부터 위생부 주도로 「중의증후규범」 연구 과제를 추진하였고 조금탁趙金鐸의 『증후감별진단학證候鑑別診斷學』(1987), 냉방남冷方南의 『중의증후변치궤범中醫證候辨治軌範』(1989)과 같은, 증후 진단을 규범화한 문헌이 출판되었다. 이어 1990년대에는 몇 가지 국가표준이 제정되었다. 즉 1994년에는 중국의 국가중의약관리국에서 「중의병증진단료효

표준中醫病證診斷療效標準」을, 1995년에는 「중의병증분류와 코드[中醫病證分類與代碼]」를, 1997년에는 「중의임상진료술어中醫臨床診療術語·증후부분證候部分」을 국가 표준으로서 공포하였다. 우리나라에서도 1995년부터 1997년에 이르기까지 한국한의학연구원 주도로 「한의진단명과 진단요건의 표준화 연구」 과제가 진행되어 같은 이름의 문헌이 과제 성과물로서 출판되었다. 이는 우리나라에서 최초로 제정된 증證 진단 기준이라는 의미를 갖는다. 이어 2006년 대한한의사협회에서는 『한의표준변증분류』를 제정하였으나 충분히 보급되지 못한 채 2009년부터 시행된 『한국표준질병사인분류』 5판(2024년 현재 8판)의 소위 U코드 영역에 흡수되었다. 변증의 표준화를 위한 움직임은 개별 국가를 넘어 국제적인 표준 제정으로 이어졌다. 일찍이 1988년 북경에서 개최된 혈어증연구국제회의血瘀證研究國際會議에서는 한국, 중국, 일본의 학자들이 참여하여 「혈어증진단참고표준血瘀證診斷參考標準」을 제정한 바 있다. 이후로도 변증 표준을 제정하기 위한 국제적 협력은 계속되어 마침내 2018년 국제표준질병사인분류 (The International Statistical Classification of Diseases and Related Health Problems, ICD) 11판에 한·중·일 전통의학의 질병명과 증명證名이 등재되기에 이르렀다.

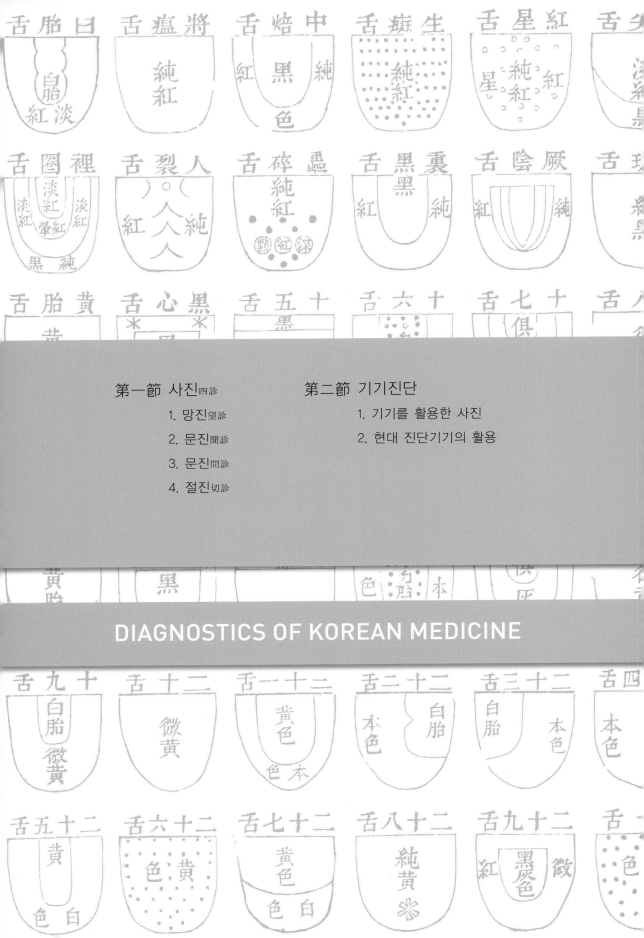

DIAGNOSTICS OF KOREAN MEDICINE

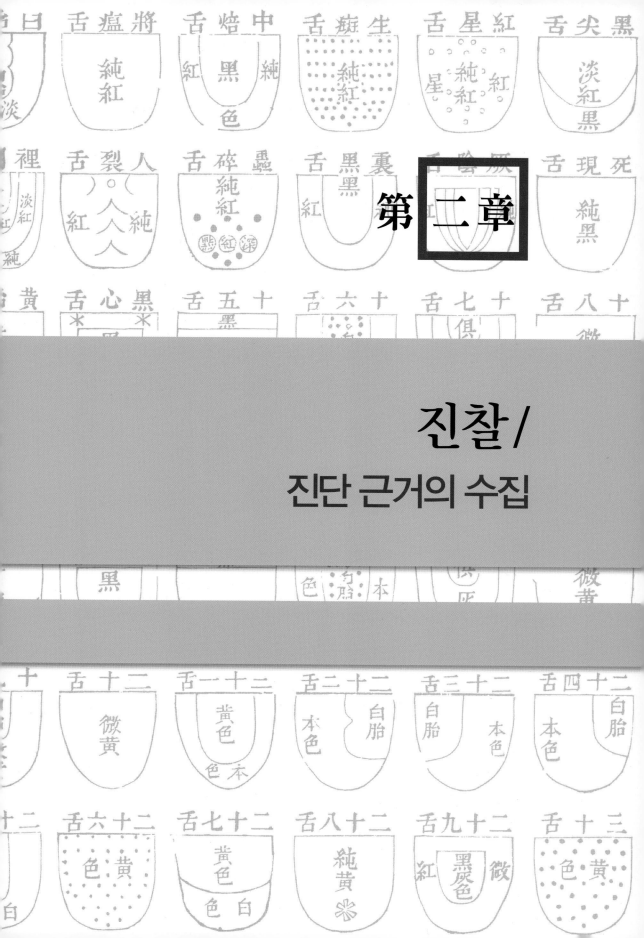

第二章

진찰 /
진단 근거의 수집

DIAGNOSTICS
OF
KOREAN
MEDICINE

第二章 진찰 — 진단 근거의 수집

진단을 내리기 위해서는 환자의 신체에 나타나는 여러 이상 현상들이 체계적으로 수집되어야 한다. 신체에서 관찰할 수 있는 이상 가운데 환자가 감각기관을 통해 스스로 느낄 수 있는 것들을 자각증상自覺症狀이라 하며 간략히 줄여서 증상症狀 또는 증症이라고 한다. 이에 대하여 진찰자의 오관五官과 기기를 통해 확인되는 이상을 타각소견他覺所見이라 하고 간략히 줄여 소견所見 또는 체징體徵, 징徵이라고 한다. 정형화된 진찰법에 의해 확인되는 특정 타각소견을 의미하는 '징후徵候' 역시 후자에 속한다. 진찰의 과정은 이들 자각증상과 타각소견을 확보하는 과정이며 이렇게 수집된 자료를 해석하여 증명證名, 병명病名 등의 진단명을 도출하게 된다.

진찰자의 오관을 통해 수행하는 한의 진찰 방법은 전통적으로 '사진四診'으로 일컬어져 왔는데 이 가운데 문진問診은 자각증상을 확인하기 위한 방법이고 나머지 세 가지 진찰법은 타각소견을 확인하기 위한 방법이다. 오늘날에는 각종 진단기기를 이용하여 객관적·정량적 지표를 얻고 있으며 과거에 오관으로 관찰하지 못 했던 현상도 관찰하고 있다. 이들 역시 타각소견을 수집하는 방법이라 할 수 있다.

第一節 사진四診 – 오관과 언어를 통한 진찰

한의학의 진찰 방법에는 망진望診, 문진聞診, 문진問診, 절진切診의 네 종류가 있는데 이를 약칭하여 '사진四診'이라고 한다. 이는 질병에 대한 진찰과 병인病因에 대한 각종 자료를 모으는 과정이다.

망진望診은 의사가 시각視覺을 이용하여 환자의 신神, 색色, 형形, 태態 등 외부상태의 변화와 배출물의 색色, 질質, 양量의 변화를 관찰함으로써 질병을 진찰하는 방법을 말한다. 환자의 정신상태, 얼굴색[面色], 형체形體, 움직임[動態], 혀의 상태[舌象], 국소상황, 분비물의 색상, 성질, 양의 이상에 대한 관찰이 모두 이에 해당한다.

문진聞診은 의사가 청각과 후각을 이용하여 환자로부터 발생되는 여러 가지 소리와 냄새의 비정상적 변화를 변별함으로써 질병을 진찰하는 방법을 말한다. 환자의 언어, 호흡, 기침[咳嗽], 구토, 딸꾹질[呃逆], 트림[噯氣] 등에 나타나는 소리의 이상을 감지하고, 신체, 입냄새[口氣], 분비물, 배설물 등에서 드러나는 냄새의 변화를 감지하는 것이 모두 이에 해당한다.

문진問診은 의사가 환자 자신이나 그의 보호자에게 질문을 하고 응답을 얻어 질병의 발생, 발전, 치료경과, 현재 상태와 기타 질병과 유관한 내용들을 이해함으로써 질병을 진찰하는 방법을 말하는데, 질병의 원인, 발병 시의 상태, 병정의 상세한 경과, 현재의 자각증상, 과거의 건강상태, 기호품의 유무, 가족의 건강상태 등에 관한 질문이 모두 이에 해당한다.

절진切診은 의사의 손이나 도구를 이용하여 환자의 피부접촉을 통해 이상 소견을 확인하는 과정으로서, 의사가 손가락의 촉각을 이용하여 환자의 동맥 맥박을 촉지하여 부침지삭浮沈遲數 등의 맥상脈象을 파악하는 맥진과, 환자의 체표를 촉지하여 냉온감, 복부의 덩어리 및 압통의 유무 등에 관한 검사를 통해 병위病位의 표리, 병성病性의 한열·허실 등을 확인하는 안진按診이 이에 해당한다.

이상의 네 가지 진찰 방법, 즉 사진四診이 한의학적인 질병의 진찰에 있어서 기본방법인데, 각 요소들은 서로 다른 시각에서 질병을 진찰할 수 있게 하며 각각이 독자적인 영역을 갖고 있는 만큼 사진을 결합하여 종합 분석해야 병정病情에 대한 전체적인 이해가 이루어지고 질병에 대한 정확한 진단이 내려지게 된다.

1 망진望診

1-1 신神의 망진望診

신神이란 인체의 전반적인 생명 및 정신 활동이 밖으로 드러나는 현상을 총칭하는 것으로, 망진望診의 영역에서 보자면 환자의 눈빛이나 안색顔色을 비롯하여 언어활동, 행동거지, 질문에 대한 반응 등을 통해 나타나게 된다. 이러한 것들은 대부분 전반적인 건강상태를 반영하고 있으며, 즉각적으로 쉽게 판단할 수 있어서 이를 통해 병세의 경중輕重과 예후豫後를 판단하는 데 도움이 된다.

신神의 망진 결과는 임상에서 나타나는 상태에 따라 다음과 같이 구분할 수 있다.

1. 득신得神

신神의 상태가 정상적인 경우로 눈빛이 밝고, 동공과 안구의 활동이 민첩하며, 의식이 분명하고, 안색이 정상색이며 얼굴의 표정도 자연스럽다. 또한 목소리에 힘이 있고, 자신의 의견을 정확히 표현하여 정상적인 대화가 가능하며, 몸의 움직임도 주위의 상황이나 자극에 민첩하게 반응할 수 있는 상태이다.

2. 실신失神

신神이 결여되어 있는 상태로, 눈빛이 어둡고, 동공과 안구의 활동이 느리거나 정상이 아니며, 의식이 혼미하거나 없으며, 안색이 윤택하지 않고 얼굴의 표정도 자연스럽지 못하게 된다. 또한 목소리에 힘이 없거나, 대화에 조리가 없어 정상적인 대화가 불가능하며, 때로는 같은 말을 반복하기도 한다. 몸의 움직임이 느리거나 자세가 불안정하며, 호흡이 정상적이지 못한 경우가 많다.

3. 소신少神

의식부족意識不足의 상태로 득신得神과 실신失神의 중간상태로 정신상태가 맑지 않고, 목소리가 낮으면서 정확하지 않아 정상적인 대화는 힘들며, 몸의 움직임이 있기는 하지만 느리고 힘이 없으면서 피곤한 것처럼 보이는 경우가 많다. 기억력이 저하되거나 계속해서 자려고 하는 증상을 보이기도 한다. 정신적·육체적으로 극히 피곤한 상태에서 주로 나타나는 것으로, 신란神亂과 비슷해 보일 수도 있으나 정신착란이나, 경련, 발작과는 다르므로 반드시 구분해야 한다.

4. 가신假神

사경死境에 이른 환자의 정신이나 신체 상태가 잠시 호전되어 나타나는 현상으로, 실신失神의 상태에 있던 중환자가 갑자기 정신·신체의 상태가 호전되어 의식을 회복하거나, 불가능하던 활동이 가능해지기도 한다. 특징적으로 어둡거나 창백했던 안색이 바뀌어 뺨이 붉어지는 경우가 있으며, 갑작스러운 식욕증가가 나타나기도 하며,

갑자기 쉬지 않고 말을 하거나, 주위 사람들과 계속 대화를 하는 경우도 있다.

5. 신란神亂

신지착란神志錯亂의 준말로 의식 및 정신상태가 정상이 아닌 전癲·광狂·간癇 등의 정신질환의 상태를 말한다. 정신적·육체적으로 극히 피곤한 소신少神과 구분할 필요가 있다.

1-2 면색面色의 망진望診

면색 즉 얼굴색의 망진은『황제내경』성립 시기로부터 오늘날에 이르기까지 맥진과 함께 한의학의 진찰 수단으로서 중요한 지위를 줄곧 유지해 온, 매우 오랜 역사를 지닌 진찰 방법이다.

본래 면색의 망진은 소위 색진色診의 일부로서, 면색을 해석하는 방식과 전신 각 부위 피부의 색깔을 해석하는 방식은 크게 다르지 않다. 다만 색진의 대상으로 활용된 부위는 흔히 얼굴이었으므로 이 단락에서는 면색의 망진에 대해 집중적으로 설명하기로 한다. 피부 색진을 포함한 얼굴 이외의 피부에 대한 망진은 이 책의「피부의 망진」단락에서 설명한다.

한편 피부의 색의 관찰 과정에서 필수적으로 수반되는 것이 피부의 윤기 내지는 습윤도, 즉 윤택潤澤 여부에 대한 관찰이다. 따라서 단지 색깔만이 아닌, 윤택 여부를 포함한 얼굴 피부에 대한 관찰 내용을 이곳「면색의 망진」단락에서 서술하기로 한다.

얼굴에는 혈관이 풍부하며 피부가 얇고 연하여 색깔과 습윤도가 쉽게 변화한다. 따라서 전통적으로 피부의 색·택을 관찰하는 부위로서 얼굴을 택하였다. 그러한 색·택의 변화는 얼굴 전체에 나타날 수도 있지만 특정 부위에 나타날 수도 있으며 이때는 발현 부위가 진단에 대한 또 다른 단서를 제공하게 된다. 결론적으로 면부 망진에서 관찰해야 할 요소는 색상[色], 습윤도[澤] 및 그 발현 부위의 세 가지로 요약할 수 있다.

1. 망색의 방법

피부 색의 해석에는 질병과 오색의 관계, 즉 오색주병五色主病의 지식과 얼굴과 장부·지체의 부위별 배속 관계를 이용한다.

피부의 관찰 요소로서 청대의 의가 왕굉汪宏(1836~?)은 『망진준경望診遵經』(1875)에서 부침浮沈, 청탁淸濁, 미심微甚, 산단散摶, 택요澤夭의 요소를 언급하였다. 부침浮沈은 색이 깊게 나타나는지, 얕게 나타나는지를 의미하는 것으로 부, 침 각각은 이증裏證과 표증表證을 나타낸다. 청탁淸濁은 색이 밝고 선명한지, 어둡고 흐린지를 구분한 것으로 청, 탁 각각은 병이 음증陰證인지 양증陽證인지를 나타낸다. 미심微甚은 흐릿하게 보이는지 분명하게 보이는지를 구분한 것으로 미微와 심甚이 각각 허증과 실증에 대응된다. 산단散摶은 특정 색이 좁은 곳에 뭉쳐 있는지(단摶) 넓게 퍼져 있는지(산散)를 구분한 것으로서 색이 넓게 퍼져 있는 것은 사기가 넓게 분포함을 의미하거나 질병의 발생이 오래되지 않았음을 의미하며 색이 뭉쳐 있는 것은 사기가 어느 한곳에 모여 있음을 의미하거나 질병의 발생이 오래되었음을 의미한다. 택요澤夭는 색이 아닌 택澤에 대한 감별을 나타낸 것으로 택澤은 피부에 윤기가 있는 것을, 요夭는 피부가 메마르고 초췌한 것을 의미한다. 전자는 가벼운 병이므로 치료하기 쉽고 후자는 중병으로서 치료하기 어렵다. 아래의 표에 요약한다.

관찰 요소	색色								택澤	
	출현 깊이		명도와 채도		주변과의 대조도		출현 면적		습윤도	
	부浮	침沈	청淸	탁濁	미微	심甚	산散	단摶	택澤	요夭
해석	표증表證	이증裏證	양증陽證	음증陰證	허증虛證	실증實證	신병新病 사기 확산	구병久病 사기 집중	경병輕病 이치易治	중병重病 난치難治

2. 상색과 병색

상색常色은 정상적인 정황, 즉 정精·신神·기氣·혈血·진津·액液이 충족되어 있고 장부의 기능이 정상일 때 나타나는 색 또는 색택을 말한다. 상색은 다시 주색主色과 객색客色으로 나눌 수 있는데 주색이란 타고난 저마다의 고유한 피부색을 말하며 객색은 계절·기후에 따라 조금씩 변화하는 피부색을 말한다. 동아시아인의 경우 정상적인 면부의 색택은 윤기를 함유한 은은한 홍황색紅黃色이다.

병색病色은 질병 상황에서 출현하는 색 또는 색택을 말한다. 병색 중에도 상대적으로 좋고 나쁜 경우가 나뉘는데 이를 각각 선색善色과 악색惡色이라 한다. 선색은 병색이 보이지만 밝고 윤기가 있는 것으로 장부의 정기精氣가 약간 감소하고 위기胃氣가 아직 얼굴에 도달하는 경우로서 병이 가볍고 예후도 비교적 좋다. 악색은 병색이 나타나면서 윤기가 없고 어두우며 채도도 낮은 것으로 장부의 정기가 쇠약해지고 위기가 얼굴에 도달하지 못하는 경우다. 악색이 나타날 때는 병이 중하고 예후도 불량하다.

3. 병색의 임상 의의

1) 청색

청색은 한증寒證, 통증痛症, 어혈瘀血, 경풍驚風을 나타낸다.

한사가 응체하면 경맥, 경근經筋, 혈관 등이 수축되어 기체혈어氣滯血瘀가 형성되어 경맥이 당겨지고 수축되므로 면색이 청색, 청자색으로 변하게 된다. 몸에 통증이 있는 것은 기혈의 순환과 소통 장애로 발생하므로 이에 따라 면색도 청색 혹은 청자색으로 나타나게 된다. 혈맥에 어혈이 발생하게 되면 혈행血行이 원활하지 못하므로 면색이 청자색으로 나타난다. 경풍 등과 같은 간풍내동肝風內動에 의한 증상이 있을 때는 그 바탕에 간의 소설疏泄 기능 실조가 있으므로 소설 실조로 인해 기혈의 순환이 장애를 받고 혈이 근육을 자양하지 못하여 청자색의 면색과 기육휵닉肌肉搐搦이 나타나게 된다. 소아경풍小兒驚風에서 미간과 콧등, 입술 주위에 푸른빛이 나타나는 것이 그 예다.

2) 적색

적색은 열증熱證을 나타낸다. 진한 적색은 실열實熱을 엷은 적색은 허열虛熱을 나타낸다.

기혈이 열을 얻으면 운행이 가속되고 열이 왕성하면 혈맥이 충만하여 혈색이 상부에 발현되므로 홍적紅赤의 면색이 나타난다.

허열과 실열이 있을 때도 면색이 붉게 나타나는데, 양이 왕성한 외감발열일 경우나 장부의 실열이 있을 때는 얼굴 전체에 진한 홍색이 나타나고, 음양기혈부족으로 인한 허열이 있을 때는 양권兩顴 부위에 연한 홍색이 주기적으로 나타나게 된다. 단, 오래된 중병환자가 안색이 창백하다가 도리어 화장한 것처럼 연한 홍색이 나타나는 것은 소위 대양증戴陽證의 경우로서, 이는 허양虛陽이 부월浮越하여 나타나는 진한가열眞寒假熱의 위중한 징후이므로 허열의 양권홍적兩顴紅赤과 구별되어야 한다.

3) 황색

황색은 허증虛證, 습증濕證을 나타낸다.

비위기허脾胃氣虛, 습사곤비濕邪困脾, 간담습열肝膽濕熱 등으로 비脾의 소화·흡수와 수포輸布 기능이 실조되면 수습水濕이 정체되고 기혈氣血이 휴손虧損되므로 면색이 황색으로 나타난다.

허증 소견으로 위황萎黃과 황반黃胖이 있다. 위황은 안색이 엷은 황색이고 초췌하며 광택이 없는 것으로 비위기허脾胃氣虛하여 수습의 운화運化가 저하되었기 때문이며, 황반은 얼굴이 누렇게 뜨고 부기가 있어 보이는 것으로 비기脾氣가 허쇠虛衰하여 영혈營血의 공급이 불리하고 습사濕邪가 내부에 쌓인 까닭이다.

또한 실증의 습증에서도 면황面黃이 나타나는데, 습사의 저해로 기혈의 공급이 원활하지 못하게 되어 나타난다.

습열濕熱이 훈증熏蒸하여 황색의 선명한 귤색과 같은 피부색이 나타난 것을 양황陽黃이라 하고, 한습寒濕이 울체鬱滯되어 연기에 그을린 듯한 어두운 황색의 피부색이 나타난 것을 음황陰黃이라 한다.

4) 백색

백색은 허증虛證, 한증寒證, 탈혈脫血, 탈기脫氣를 나타낸다.

기혈이 소모되어 혈이 면부를 상영上營하지 못하면 면색담백面色淡白이 나타나고, 양기가 허약하여 기혈의 운행이 지체되고 혈행이 감소되어도 면백面白하게 된다. 한증으로 맥락이 수축되어 혈행이 감소되어도 면백이 나타날 수 있고, 탈혈脫血, 탈기奪氣로 기혈이 왕성하지 못하여도 면백이 나타날 수 있다.

면백은 창백蒼白, 담백淡白, 광백㿠白으로 구분할 수 있는데, 면색창백面色蒼白은 양허 또는 이한증裏寒證으로 나타날 수 있고, 면색담백面色淡白은 기허, 혈허, 탈혈脫血, 또는 폐위허한肺胃虛寒일 경우에 나타나며, 면색광백面色㿠白은 기허, 양허하면서 경미한 수습내정水濕內停이 있을 때 나타난다.

5) 흑색

흑색은 신허腎虛, 한증寒證, 통증, 수음水飮, 어혈瘀血을 나타낸다.

신양腎陽이 허쇠虛衰하면 온후기능溫煦機能이 저하되어 음한陰寒이 응체凝滯되고 혈이 온양溫養되지 못하므로 혈행血行이 원활하지 못하여 어혈이 형성되어 면흑面黑이 나타난다. 한사가 혈맥에 침입하면 '한주수인寒主收引', '한주응체寒主凝滯'하므로 기체혈어가 형성되고 면색이 청흑靑黑 또는 자흑紫黑으로 나타난다. 그 외 통증, 수음증水飮證, 혈어증血瘀證에서도 면흑이 나타날 수 있다.

4. 얼굴의 장부 상관 부위

옛 의가들은 얼굴의 각 부위가 체내의 어느 장기와 연관되는지 주목하였다. 『황제내경黃帝內經』에는 이에 대한 두 가지 상이한 설명이 등장한다. 『황제내경黃帝內經·영추靈樞·오색五色』에서는 오장五臟을 주로 얼굴의 정중선에, 육부六腑를 그 외측에 배속하였으며, 『황제내경·소문素問·자열론刺熱論』에서는 오행과 다섯 방위方位의 연관 관계에 따라 오장을 배속하였다.

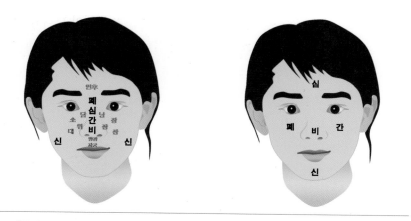

■ 『황제내경黃帝內經』에 나타난 얼굴의 각 부위에 대한 장부 대응 형식. 왼쪽은 『영추靈樞·오색五色』에 보이는 대응 형식. 오른쪽은 『소문素問·자열론刺熱論』에 나타나는 대응 형식.

5. 색·맥·증 상호 참조의 중요성

한의진단에서 일반적으로 환자의 자각증상과 타각소견은 상호 일치하는 연관성을 가지거나 상호 보완적인 의미를 갖는다. 그러나 때로 서로 모순되는 의미를 갖는 증상이나 소견이 동시에 출현하는 경우도 있어 각 증상·소견의 주차主次·경중輕重을 포함한 종합적 판단이 필요하다. 따라서 한두 가지의 특징만 관찰하여 진단 결론을 내리는 것을 피하고 되도록 다수의 증상·소견을 수집하여 비교할 필요가 있다. 특히 환자의 안색[色]과 맥상[脈] 및 자각증상[症]은 전통적으로 함께 관찰하여 서로 참조해야 할 요소인 것이다.

안색과 맥상, 자각증상은 일반적으로 서로 일치하는 의미를 갖는 형태로 나타난다. 예를 들어 간肝이 병들었을 경우 면색은 청색, 맥은 현맥弦脈이 나타나고 자각증상으로는 흉협통胸脇痛, 구고口苦, 목현目眩이 출현하는 것이 일반적인 상황이다. 또한 얼굴 전체가 붉고[面色通紅] 맥이 홍삭洪數할 때는 실열증의 증상인 고열, 구갈口渴 등이 나타나게 되며 양쪽 광대뼈 부위가 붉고[顴紅] 맥이 세삭細數할 때는 허열증의 증상인 조열潮熱, 도한盜汗 등이 나타나는 것이 보통이다.

그러나 안색과 맥상 및 자각증상이 갖는 의미가 불일치할 때도 있다. 이 경우에는 각 요소의 상호관계를 살피거나, 보다 본질적인 요소를 가려내어 치료해야 한다.

예를 들어 안색과 자각증상이 갖는 의미가 일치하지 않을 경우 두 요소의 상생·상극 관계를 통해 예후를 판단한다. 구체적으로 말하자면, 안색과 자각증상이 상생관계를 형성할 때는 예후가 좋은 것으로 판단하고 이 둘이 상극관계를 형성할 때는 예후가 나쁜 것으로 판단한다. 아울러 안색이 생生, 극剋을 유도하는 형국(모母의 역할을 하는 상황)일 때 길흉이 더 분명하게 드러나는 것으로 판단한다. 이런 원칙에 따라, 얼굴이 흑색인데 간肝의 증상이 보이면[水生木] 길吉한 가운데 순증順證인 것으로, 간의 증상이 보이는데 붉은 안색이 나타나면[木生火] 길한 가운데 역증逆證인 것으로 판단한다. 전자는 이른바 '색이 병을 생生하는' 경우이고 후자는 이른바 '병이 색을 생生하는' 경우에 해당한다. 한편 얼굴이 흰색인데 간의 증상이 보이면[金剋木] 흉凶한 가운데 역증인 것으로, 간의 증상이 보이는데 안색이 황색이면[木剋土] 흉한 가운데 순증인 것으로 판단한다. 전자는 이른바 '색이 병을 극剋하는' 경우, 후자는 이른바 '병이 색을 극剋하는' 경우에 해당한다.

1-3 외형과 자세·동태의 망진望診

외형과 자세·동태의 망진[望形態]은 환자의 생김새나 모양, 자세와 움직임을 관찰하여 병을 진단하는 것으로 음양오행학설陰陽五行學說과 장상학설臟象學說 등에 근거한 진단 방법이다. 음양오행학설과 장상학설에 따르면 오장五臟은 각각 오행五行에 배속되고, 인체 외부의 오체五體는 각각 오장에 배속되므로 형체形體의 건장함과 쇠약함, 비만함과 수척함, 내장의 견고함과 취약함 및 성함과 쇠함 등의 생리병리 현상은 모두 서로 밀접한 상관관계가 있으며, 인체의 생김새나 모양, 자세와 움직임은 음양기혈

陰陽氣血의 허실虛實 상태와 밀접한 관계가 있다. 그러므로 환자의 형·태[形·態]를 관찰하여 장부기혈臟腑氣血의 성쇠盛衰와 음양陰陽의 허실虛實, 병세病勢의 순역順逆, 사기邪氣와 정기正氣의 소장消長 상태 및 사기邪氣의 소재가 어디인지 등을 알 수 있게 된다.

1. 형체의 강약과 비만肥滿·수척瘦瘠

형체形體가 강하고 건장하다는 것은 기본 골격이 굵직하고 흉곽이 넓고 두터우며, 기육肌肉이 충실하고 피부가 매끄럽고 촉촉한 상태를 말한다. 대개 형체形體가 강하고 건장하면 내장도 견실하고 기혈도 왕성한 경우가 많으므로 정기正氣가 강하여 병에 잘 이환되지 않고, 이환되더라도 예후가 양호한 경우가 많다. 반면 형체가 쇠약하면 기본 골격이 가늘고 작으며 흉곽이 좁거나 협착되어 있고 기육이 마르고 피부가 건조한 병리적 징후를 나타내게 된다. 대개 형체가 쇠약하면 내장도 취약하고 기혈도 부족한 경우가 많으므로 정기가 약하여 병에 쉽게 이환되고 예후도 불량한 경우가 많다.

소아의 경우는 연령에 따라 기대되는 성장 발육 단계가 있는데 청대淸代의 『장씨의통張氏醫通』과 『의종금감醫宗金鑑』에서는 이를 충족하지 못하는 경우를 오지五遲[1] 오연五軟[2]으로 명명하였다.

오늘날 비만肥滿은 체지방이 정상보다 많은 것을 지칭하고 있다. 남자의 경우 체지방이 체중의 25% 이상일 때, 여자의 경우 체중의 30~35%이상일 때 비만으로 진단한다. 그러나 체지방의 양을 정확히 측정하려면 고가의 장비가 필요하고 측정이 번거로우므로 몇 가지 간단한 측정법이나 대체 지표가 흔히 활용되고 있다. 대표적인 비만의 간이 지표로서 키와 몸무게를 이용하여 계산하는 체질량지수體質量指數(BMI, Body Mass Index)가 있다. 체질량지수는 키의 제곱에 대한 체중의 비(체중(kg)/신장(m)^2)이며 비교적 쉽게 측정할 수 있다는 장점이 있다. 아시아인의 경우 체질량 지수가 20 미만인 경우 저체중, 25 이상인 경우 비만으로 진단한다. 또한 허리둘레를 통해 복부의 비만 여부를 가늠하는 방법도 있는데, 한국인의 경우 허리둘레가 남자는

---

[1] 五遲者, 立遲、行遲、齒遲、髮遲、語遲是也。皆腎主骨, 齒者, 骨之餘, 髮者, 腎之榮。若齒久不生, 生而不固, 髮久不生, 生而不黑, 皆胎弱也。父母精血不足, 腎氣虛弱, 不能榮養而然。(張氏醫通)

[2] 五軟者, 爲頭項軟、手軟、足軟、口軟、肌肉軟, 是也。頭軟者, 項軟無力; 手足軟者, 四肢無力也。肉軟者, 皮寬不長肌肉也; 口軟者, 唇薄無力。此五者, 皆因稟受不足, 氣血不充, 故骨脈不强, 筋肉痿弱, 治宜補氣爲主, 先以補腎地黃丸補其先天精氣, 再以扶元散補其後天羸弱, 漸次調理, 而五軟自强矣。(醫宗金鑑 · 雜證門 · 五軟)

90cm(약 36인치) 이상, 여자는 85cm(약 34인치) 이상일 때 복부 비만으로 진단한다. 비만은 부종과 감별 진단이 필요하다. 부종은 인체 조직 내에 림프액, 삼출물 등의 액체가 과잉 존재하는 것을 말한다. 비폐신脾肺腎의 기화부전氣化不全, 기허氣虛, 양허陽虛, 혈어血瘀 등에 기인하며 임신 중에도 나타날 수 있다. 부종이 있으면 피부 탄성이 떨어져서 피부 압박 시 회복되는 시간이 길어지게 되는데 통상 회복에 3초 이상 걸리게 되면 부종이 있는 것으로 진단하며 비교적 근육이 적은 삼음교三陰交 부위를 사용하는 것이 좋다. 비만의 진단과 관련하여 과거에는 비허脾虛, 담痰, 습濕이 주된 원인이라 여겨졌으나 최근의 연구에 따르면 간울肝鬱, 식적食積, 양허陽虛의 순서로 호발好發하며 비허脾虛는 흔히 식적食積과 함께 나타나는 것으로 밝혀졌다[3].

형체가 수척한 것은 체질량, 체지방량, 근육량 등이 정상보다 부족한 것인데 대개 기氣·혈血·진액津液이 부족한 경우나 음허화왕陰虛火旺하여 형체가 수척해진 경우가 많다.

2. 이상 형체의 망진

이상 형체는 그 모양에 따라 다른 진단적 의미를 갖는다.

계흉鷄胸은 흉골이 앞으로 돌출되고 늑골은 외번外翻되며 흉곽의 전후경이 넓어져 마치 닭의 가슴과 같다 하여 명명되었으며 귀흉龜胸 또는 새가슴이라고도 칭한다. 선천적으로 이상이 있거나 소아의 해천咳喘이 오래되어 담연痰涎이 폐肺에 옹결壅結되었거나 심장성 천식이 있거나 기관지 천식이 있는 경우에 관찰할 수 있다. 계흉鷄胸이란 표현은 명대『유과금침幼科金鍼』에서 보이며 그 이전의 문헌에서는 귀흉龜胸이란 표현이 자주 사용되었다. 이와는 반대로 가슴이 안쪽으로 오목한 것은 누두흉漏斗胸이라고 하는데 대개 선천적인 기형에 의한다. 흉곽은 전후경과 횡경이 1:1.5의 비를 보이는 것이 정상인데 전후경과 횡경이 거의 같아서 1:1의 비율을 보이는 것을 통상흉桶狀胸이라고 한다. 통상흉이 있으면 어깨가 높아지고 목이 짧아지며 늑골 사이가 넓어지고 쇄골위오목이 평탄해지는 특징이 있다. 장기간 폐기肺氣가 옹체壅滯되거나 복음伏飮이나 담적痰積으로 인해 폐기가 모산耗散되는 등 폐의 병변이 있거나 신기腎氣가 상하여 신의 납기納氣가 잘 되지 못한 경우에 많이 나타나며 특히 담음痰飮 환자에게

---

3) 황미자, 문진석, 박경수, 송미연. 과체중 및 비만 성인 여성의 비만변증 설문 결과 분석. 한방비만학회지 2008; 8(2):63-72.

서 쉽게 관찰된다. 편평흉扁平胸은 정상 흉곽을 앞뒤로 압박하여 납작해진 것처럼 전후경이 횡경에 비해 매우 좁은 것을 말한다. 몸이 수척하고 목이 가늘며 늑골이 쳐져있고 늑골 간격이 좁아지며 쇄골이 돌출되고 쇄골위오목이 뚜렷하게 드러나는 특징이 있다. 대개 폐신肺腎이 모두 음허陰虛하거나 폐기肺氣가 부족한 경우 또는 오랜 병으로 인해 정혈精血이 손상된 경우에서 나타나지만 몸이 마르고 신장이 큰 건강인에게서도 관찰될 수 있다.

타배駝背는 척추기형으로 인해 등이 굽어져서 펴지 못하는 것인데, 귀배龜背 또는 곱사등이라고도 한다. 선천적 이상이나 오랜 병을 앓은 경우 또는 노환으로 인한다.

내반슬內反膝은 무릎 관절이 정상보다 안쪽으로 휘어져서 무릎 사이의 간격이 벌어지게 되는 것을 말하며 나권퇴羅圈腿 또는 O자 다리라고도 한다. 외반슬外反膝은 무릎 관절이 정상보다 바깥쪽으로 휘어져서 무릎 사이의 간격이 좁아지게 되는 것으로, X자 다리라고도 한다. 보통 소아는 생리적으로 만 1~2세경에는 O형, 만 3~4세경에는 X형, 만 6~7세경에는 곧게 펴져 성인과 같은 형태를 하게 되는데 다리가 형태상 이상을 동반하거나 휜 정도가 지나치게 심하거나 좌우의 휜 정도가 다른 경우 병리적인 것으로 진단한다. 선천적으로 품부가 부족하여 신腎의 정기가 휴손虧損되었거나 후천적으로 조양調養을 잘못하여 비위脾胃가 허약한 것이 원인이다.

복부가 정상보다 깊이 함몰하여 등에 근접한 것을 주상복舟狀腹이라고 하며 반대로 종대된 것을 고창臌脹이라고 한다. 주상복은 위와 장의 진액津液이 마르고 장부의 정기精氣가 심하게 손상된 좋지 않은 증후이다. 오랜 병으로 정기가 손상되고 영양이 부족한 경우나 비위허약으로 인한 위하수胃下垂, 위무력胃無力에도 많이 나타난다. 고창臌脹은 복부가 종대되는 반면 사지는 반대로 수척해지는데 간울肝鬱, 비허脾虛로 인한 기체氣滯, 혈어血瘀, 수기정체水氣停滯나 대소장의 선천적 기형, 장폐색, 간경화증으로 복수가 발생한 경우 등에서 관찰할 수 있다. 『동의보감東醫寶鑑』에서는 창병을 원인에 따라 한창寒脹, 열창熱脹, 곡창穀脹, 수창水脹, 기창氣脹, 혈창血脹, 고창蠱脹의 7가지로 분류하고 있다.

3. 자세의 망진

눕거나 앉을 때의 자세는 인체 내부의 병리적인 상황을 반영하게 된다. 예를 들어 이불을 두껍게 덮거나 여름에도 두터운 양말을 신는 행태는 한증을, 반대로 수시로 이불을 차내거나 겨울에도 답답하여 양말을 신지 않고 맨발로 지내고 이불 밖으로 발을 내어놓고 자는 행태는 열증을 반영한다. 누울 때 늘 바깥을 향하고 옷을 곧잘 벗으며 몸이 가벼워서 잘 돌아누울 수 있는 것은 양증, 열증, 실증을 반영하는 것이며, 반대로 안쪽을 향하고, 옷을 더 입으려 하고, 몸이 무거워서 돌아누울 수 없는 것은 음증, 한증, 허증을 반영한다. 앉을 때 자주 고개를 숙이거나 엎드리는 것은 폐허肺虛와 기소氣少를 반영하고, 고개를 치켜들고 몸을 곧잘 펴고 있는 것은 폐실肺實 또는 기역氣逆의 병리를 반영한다. 앉아 있을 수는 있으나 누우면 숨이 차서 누울 수 없는 것은 폐창肺脹 또는 수음水飮이 흉복에 정체된 병증으로 볼 수 있고 해수나 천식을 동반하는 경우가 많다.

4. 이상 동작의 망진

이상 동작은 동작의 범위나 형태, 부위 등으로 구별하여 진단한다.

경痙은 좁은 의미로는 항배강직과 각궁반장을, 넓은 의미로는 사지가 경련으로 흔들리거나(추휵抽搐) 경직된 것(구련拘攣)을 말한다. 경이 발생하는 원인으로는 열극생풍熱極生風으로 인한 간풍내동肝風內動, 소아경풍小兒驚風, 간질, 파상풍破傷風, 열사熱邪가 영혈營血에 들어간 온열병溫熱病 등의 실증이나 기혈허氣血虛로 인한 근맥실양筋脈失養, 만비풍慢脾風 등의 허증으로 다양하다.

연동蠕動은 관절의 움직임이 없이 근육이 실룩거리는 것을 말하는데 그 부위는 안검, 구순, 수족 등으로 다양하다. 혈허血虛로 근맥이 영양을 받지 못하여 발생하는데 대개 허증에 속하며 혈허생풍血虛生風의 주된 증상이다.

진전振顫은 근육의 작은 떨림을 말하는데 진전震顫 또는 진전振戰이라고도 칭한다.

근육운동 이상과 관련된 다양한 표현을 구분해보면 구급拘急은 구련拘攣, 근련筋攣, 연급攣急, 급련急攣, 강직强直, 경痙 등으로 표현되는데 근육이 불수의적으로 수축된 상태를 말하고, 추휵推搐, 진전振顫은 계종瘈瘲, 휵닉搐搦, 순계瞤瘲 등으로도 표현되는데, 근육이 불수의적이고 반복적으로 수축, 이완되며 일부 관절의 움직임도 수반되는 것을 말한다. 반면 연동蠕動은, 관절은 움직이지 않고 하나의 근육 또는 일부 근섬유가 수축, 이완을 반복하는 것을 말한다.

한편 근육운동이 제한되는 증상으로는 위痿, 비痺, 반신불수半身不遂 등이 있다.

위痿는 사지에 힘이 없고 근육이 위축되어 움직임이 느리거나 제한되는 것으로 실증인 경우는 열병으로 인해 폐가 진액을 산포하지 못하거나 양명경에 습열이 발생한 것이 원인이고, 허증인 경우는 위기가 허약하여 음혈이 휴허虧虛해진 것 또는 비위기허, 간신부족 등이 그 원인이 된다. 주진형朱震亨(1281~1358)은 폐기부족을 그 원인으로 제시하기도 하였다.

비痹는 흔히 저린 것을 대표로 하는 이상 감각 전체를 지칭하는데, 관절이 저리고 아파서 펴거나 굽히는 등의 운동도 원활하지 못하게 된다. 대개 풍한습사風寒濕邪가 경락의 소통을 막아서 발생하는데 『동의보감東醫寶鑑』에서는 비증을 한증과 열증, 허증과 실증으로 구분하고 있다.

반신불수半身不遂는 편탄偏癱, 탄탄癱瘓, 편고偏枯 등으로도 표현하며 좌측이나 우측 어느 한 쪽 반신의 운동이 제한되고 감각에도 이상이 생기는 것을 말한다. 중풍의 대표적인 후유 증상이다.

반대로 근육운동이 과잉되는 증상으로는 수무족도手舞足蹈, 오한전율惡寒戰慄, 틱 등이 있다.

수무족도手舞足蹈는 손발의 움직임을 스스로 제어하지 못하여 동작이 증가되고 변화가 다양한 것을 말하는데 간신부족肝腎不足, 기혈양허氣血兩虛, 열성熱盛, 외감풍사外感風邪 등으로 유발된다.

오한전율惡寒戰慄은 근육의 떨림에 추위까지 느끼는 것으로 한전寒戰이라고도 하며 학질瘧疾, 상한傷寒, 히스테리 발작[臟躁] 등 여러 질환에서 나타날 수 있다. 학질의 경우 학사瘧邪가 반표반리半表半裏에 잠복해 있다가 안으로 들어가 음과 상쟁하면 오한 전율하고, 표로 나와 양과 상쟁하면 장열壯熱이 나타난다. 상한의 경우 전율은 전한戰汗이 나타나기 전의 전조증상으로 나타나게 된다.

틱tic은 특별한 이유나 자신의 의사와 관계없이 얼굴이나 목, 손, 어깨, 다리 등 신체의 일부분을 반복적으로 움직이거나(운동틱), 이상한 소리나 언어(음성틱)를 반복하는 것을 말하는데 정확한 원인은 아직 밝혀지지 않고 있다.

근육운동의 제한과 과잉이 함께 나타나는 질병으로 파킨슨병Parkinson's disease이 있는데, 이는 뇌 부위 신경의 퇴화로 뇌 내 신경전달물질인 도파민dopamine이 부족하여 신경회로에 퇴행성 변화가 생겨 점진적으로 운동장애가 일어나는 질환이다. 행동이 느려지고 몸의 균형을 잡지 못하며 관절이 경직되는 운동 장애와 더불어 손발이 떨리는 진전증이 함께 나타나게 된다. 한의 문헌에서는 흔히 전진顫振 항목에서 관련 사례를 소개하였으며 『의학강목醫學綱目』(1565)에서는 풍전風顫으로 칭하였다.

1-4 두경부와 모발 및 관규의 망진

1. 두부 형태의 망진

두부頭部는 모든 양기가 모이는 제양지회諸陽之會이자 오장육부의 정기가 눈으로 올라와 겉으로 나타나는 정명이 있는 곳[精明之府]이며 안쪽으로는 수지해髓之海인 뇌를 감싸고 있다. 따라서 두부의 망진을 통해 장부 정기의 성쇠와 뇌의 병변 등 질병의 경중과 예후를 판단하는 데 일정한 의의가 있다.

사람의 머리는 하나의 뼈만으로 구성된 것이 아니라 여러 뼈들이 서로 맞물려 두개골을 이루고 있는데, 정상적인 신생아는 출생 직후에는 뼈 조각의 틈인 천문泉門이 존재하게 된다. 앞쪽의 천문을 대천문(앞 숫구멍)이라 하고, 뒤쪽의 천문을 후천문(뒷 숫구멍) 또는 소천문이라 하는데 천문은 완전히 골화되지 않고 얇은 막으로 구성되어 있으며, 통상적으로 소천문은 생후 2~4개월에, 대천문은 생후 1~1.5년에 폐쇄된다. 일반적으로 머리의 크기는 생후 1년에 45cm, 3년에 48cm 정도이다.

두형과대頭形過大는 머리의 크기가 병리적으로 커진 것으로 뇌수종(뇌척수액 환류 장애, '해로解顱'에 해당함)에서 흔하게 보인다. 대천문이 확장되어 있으며, 안구 하수를 동반하게 된다. 두형과소頭形過小는 반대로 발육불량이나 두개골 기형('첨로尖顱'에 해당함)으로 인해 머리의 크기가 병리적으로 작은 것을 말한다.

해로解顱는 두개골이 봉합되어야 할 시기를 지났는데도 두개골 봉합부가 개방되어 있는 것으로 선천성 뇌수종에 해당한다. 눈의 크기가 작아지고 눈동자가 아래로 향하고 있으며 지능이 저하되게 되는데, 선천지기先天之氣의 부족, 신정부족腎精不足으로 인한다. 첨로尖顱는 두개골이 협소하고 두정부가 뾰족하게 돌기되어 있는 것을 말하는데, 천문泉門 폐쇄가 일찍 나타나게 되고 지능 저하를 동반하게 된다. 이 역시 선천적인 신정부족腎精不足이나 출산과정에서 난산으로 두개골이 손상되어서 발생한다. 현대의학으로는 두개골조기유합증에 해당하는데 머리의 모양에 따라 주상두舟狀頭, 단두短頭, 사두斜頭 등으로 구분한다.

방로方顱는 방두方頭라고도 하는데 이마가 앞으로 튀어나오고 측두부는 돌출되며, 두정부는 편평한 모습을 하게 된다. 두개골이 단단하지 않고 만져 보면 탄력감이 있는데 한쪽으로 오래 누워 지낸 경우에는 편두기형偏頭畸形에 이를 수 있으며 선천적인 신정부족腎精不足이나 후천적인 비위실조脾胃失調에 해당한다. 눈끝에서 대각선 뒤통수의 양쪽 차이가 5mm까지를 정상으로 보는데, 차이가 10mm를 넘을 때는 헬멧 등을 이용한 교정치료를 하게 된다.

신전囟塡은 천문이 융기되어 있는 것으로 대개 온병의 화사상공火邪上攻과 같은 실열증일 때 발생하지만, 아이가 울 때 천문이 일시적으로 융기하는 것은 정상적인 것이다. 신함囟陷은 반대로 천문이 함몰되어 있는 것으로 대개 허한증에 속하는데, 오랜 구토와 설사와 같이 진액津液이 모상耗傷되거나 소화흡수장애와 같이 기혈氣血이 부족해질 때 발생한다. 다만 생후 6개월 이내에 신문이 약간 함몰된 것은 정상이다.

2. 두부의 자세와 그 동태의 망진

정상적인 신생아는 대략 생후 3개월 이후부터 스스로 목을 가누기 시작하며, 정상인은 머리를 중앙에 위치하고 정자세를 유지할 수 있다.

두경頭傾은 힘이 없어 머리를 잘 들지 못하여 머리가 한쪽으로 기울어져 있는 것을 말하는데 중기中氣가 허쇠虛衰하거나 수해髓海가 부족한 경우 또는 경부 손상에 기인한다.

두앙頭仰은 머리를 치켜들고 있으며 눈동자가 위를 향하고 있는 것인데, 주로 파상풍이나 소아의 급경풍急驚風에서 관찰할 수 있다. 영류瘿瘤나 경항부에 옹저가 있는 환자의 경우 머리가 한쪽으로 치우치고 움직임에 어려움이 생길 수 있으며, 중풍이나 기혈氣血이 매우 허쇠虛衰해진 경우 머리가 흔들리는 것을 자제할 수 없거나 그 흔들림을 자각할 수 없는 두요頭搖(=搖頭風, 獨頭動搖)증상이 나타나기도 한다.

3. 경항부의 망진

경항부는 사람의 머리와 몸을 연결하는 부위로 앞부분을 경頸이라고 하고, 뒷부분을 항項이라고 한다. 경항부에는 앞쪽으로는 공기의 통로인 기도가 있고 그 뒤쪽으로는 음식물의 통로인 식도가 존재하며 그 외에도 혈관이나 척수 등이 지나고 있다. 정상인의 경항부는 곧고 바르며 정자세를 유지할 수 있다.

항강項强은 목의 뒷근육이 땅기고 뻣뻣해져 풀어지지 않아 굴곡과 신전이 제한되며 통증을 야기하는 것이다. 항강의 병리적 원인으로는 표한증表寒證, 간양상항증肝陽上亢證, 간풍내동증肝風內動證 등이 있으며 항강을 유발하는 질환으로는 낙침落枕이라 칭하는 수면 자세 불량, 풍한습비風寒濕痺 혹은 노년의 경추 비대, 소아의 급경풍急驚風, 파상풍破傷風 등이 있다. 경연頸軟은 이와는 반대로 목에 힘이 없어 쉽게 기울어지고 고개를 들지 못하는 것인데, 영아의 경우 생후 4개월 이후 목을 가누지 못하면 오연五軟

의 하나로서 두항연頭項軟이라고 하며, 발육지체의 하나로 본다. 두항연은 선천품부先天稟賦가 부족하거나 간신肝腎이 휴손虧損되어 골격 발달이 지체되면 생길 수 있고, 비위脾胃가 허약하여 후천적으로 기혈氣血이 부족하여 근육의 발달이나 근력의 형성이 지체된 경우 또는 난산으로 인해 태아의 뇌가 손상된 경우에도 발생할 수 있다. 성인의 경우 중한 병을 오래 앓은 후에 목에 힘이 없고 안와부가 움푹 들어가는 증상이 나타날 수 있는데 이는 정기쇠패精氣衰敗의 징조이며, 연하 기능이 저하되고 안검이 하수되며, 표정근 장애와 함께 육체적으로 힘을 쓴 후에 증상이 가중되는 양상을 보이는 경우는 중기부족中氣不足으로 인해 청양淸陽이 위로 오르지 못하여 발생하는 것으로 본다.

사경斜頸은 목이 한쪽으로 기울어져 올바르게 움직일 수 없는 것인데, 환측患側의 근육은 뻣뻣하며 굳어 있어 힘을 써도 원래 위치로 회복될 수 없으며, 환측이 위축되어 있으므로 두면부는 건측健側을 향하여 기울어지게 된다. 이는 출산 시 손상을 입었거나 성장기에 자세가 불량했던 경우, 경추부가 손상되었거나 골의 기형이 있는 경우에 나타난다.

경동부지頸動不止는 목이 정자세를 유지하지 못하고 목의 근육이 계속 움직이는 것을 말하는데 내풍內風이 발생하였거나 진액이 손상된 경우 또는 노약자나 산후 과다 출혈과 같이 기혈이 모두 허한 경우에 발생한다.

경맥조동頸脈躁動은 경동맥의 박동이 정상보다 항진된 것을 말하는데 수종이 있는 경우에 관찰되며 특히 누웠을 때 경동맥이 굵게 잡히면 수기능심증水氣凌心證의 징후이다.

영류癭瘤는 목의 앞쪽인 경頸에 덩어리가 생긴 것을 말하는데 현대의학의 갑상선종에 해당한다. 대개 환자 거주 지역의 토양식수와 같은 환경과 유관하며 간기울결肝氣鬱結로 담痰이 응결되어 나타난다.

나력瘰癧은 목의 옆에 콩 모양의 덩어리가 여러 개 발생하여 마치 구슬을 꿰어놓은 것 같은 모습을 보이는 것이다. 현대의학의 경부 임파선 결핵에 해당하며 한의학적으로는 폐신음허肺腎陰虛에 담痰이 겸하여 발생하거나 풍화시독風火時毒으로 인해 발생한다.

4. 모발의 망진

『소문素問·오장생성五藏生成』에서 "신腎은 모발을 관장한다"[4]고 하였고, 『소문素問·육절장상론六節藏象論』에서는 "신腎은 그 활력이 모발에 나타난다"[5]라 하였으며, 『동의보감東醫寶鑑』(1613)에서는 "혈이 왕성하면 모발에 윤기가 있고 혈이 쇠약해지면 모발도 쇠약해지며 혈이 뜨거워지면 모발은 누렇게 되고 혈이 기능을 잃으면 모발이 희게 된다"[6]라 하여 모발이 신腎과 밀접하며 혈血의 성쇠와 밀접한 관련이 있음을 설명하였다.

1) 모발의 색깔과 윤기

황인종을 기준으로 정상인의 모발은 윤기가 있고 치밀하며 검은색인데 이는 신기腎氣가 가득함을 반영한다. 모발이 백색白色 또는 반백색半白色(頒白)이 되는 것은 동반 증상이 없으면 정상적인 노쇠 현상으로 선천적인 차이에 인하지만 동반 증상이 있을 경우에는 신허腎虛인 경우가 많으며 심혈모손心血耗損이나 간울화열肝鬱化熱의 증證에서도 보일 수 있고, 백전풍白癜風(=백반증), 반박병斑駁病(=부분백피증), 반독斑禿과 같은 피부의 질환이나 유전적 질환에서도 나타날 수 있다. 모발이 건조하고 형태가 잡초와 같으면서 황색이 되는 것은 신기부족腎氣不足, 정혈휴손精血虧損 또는 구병실양久病失養인 경우가 많으며, 건조하고 모발이 곧으면서 황색이 되는 것은 온열溫熱 등에 의해 기음氣陰이 모두 상하여[氣竭液涸] 발생한다. 모발이 회황색灰黃色 또는 회백색灰白色으로 변하는 것은 회발병灰髮病이라고 칭하는데 선천부족先天不足 또는 후천실양後天失養으로 정혈精血이 상부에 영양을 공급하지 못하여 발생한다. 모발이 홍색 또는 홍갈색紅褐色이 되는 것은 일부 황인종에게서는 정상적 두발 색깔이다. 이런 사람들은 모발뿐 아니라 모발 외 체모體毛나 눈동자의 색깔 또한 옅은 경우가 많다. 만약 평소 모발의 색이 검던 사람에게서 보인다면 이는 비소나 납과 같은 중금속의 중독으로 인한 것일 수 있으니, 혈액이나 모발 검사 등을 통한 확인이 필요하다.

---

4) 腎主髮。

5) 腎者, 其華在髮。

6) 血盛則髮潤, 血衰則髮衰, 血熱則髮黃, 血敗則髮白。(東醫寶鑑·外形篇·毛髮) ※『의학입문』인용으로 되어 있으나 현행 『의학입문』에 보이지 않음.

2) 모발의 외형

정상인의 모발은 빽빽하여 빈 곳이 없는데, 탈모는 두발의 일부 또는 전부가 빠지는 것으로 현대인에게 많이 발생하는 질환이다. 탈모는 오랜 병이나 산후, 스트레스와 같이 내상으로 인할 수 있고, 신기휴손腎氣虧損이나 혈허血虛와 같은 허증으로 인하거나 화열火熱에 의해 혈조血燥하여 발생하기도 한다. 반독班禿은 원형탈모증이라고도 하는데, 두발의 일부가 원형 혹은 불규칙한 편상片狀으로 탈락하는 탈모의 일종으로 혈허血虛나 혈어血瘀 또는 극심한 정서적 스트레스 등으로 발생한다.

발지髮遲는 소아가 나이가 들어도 두발이 자라지 않고 두발이 성글며 누렇게 마른 것으로 소아오지小兒五遲의 하나인데 선천품부부족先天稟賦不足에 기인한다.

수상발穗狀髮은 소아의 모발이 이삭과 같이 뭉쳐있고, 말라서 황색을 띠는 것을 말하는데, 비허脾虛로 인해 완복팽창脘腹膨脹하고 얼굴이 누렇고 몸이 마르며 대변이 무른 증상이 나타나는 감적疳積의 증상 중 하나이다.

고위발枯萎髮은 두발이 건조하여 쉽게 끊어지고, 끄트머리가 분열되어 그 모습이 잡초나 쑥과 같은 것을 일컫는 말로 선천품부부족先天稟賦不足이나 구병久病으로 인한 영양부족, 음허혈조陰虛血燥에 의한 진액津液의 모손耗損 등이 있을 때 발생한다. 속상발束狀髮은 두발이 오그라들어 뭉치는 것인데 모발의 굵기가 얇아 솜털과 비슷하고 모근 부위에 은백색이거나 황색의 껍질이 있다. 이는 은설병銀屑病(=비듬)과 지루성 습진 및 황선黃癬(=favus)과 같은 질환에서 보인다.

5. 관규의 망진

안면부의 관규는 각각 오장과 서로 관련이 있어, 관규의 질환뿐 아니라 오장의 생리, 병리적인 상태를 판단하는 데 중요한 지표가 된다.

1) 눈의 망진

『소문素問·금궤진언론金匱眞言論』에 "정은 몸의 근본이다"[7]라고 하여 정精이 인체 생명활동의 기본이 된다 하였는데, 눈도 인체의 일부분이므로 정이 그 활동의 기본이 된다. 『영추靈樞·대혹론大惑論』에서는 "오장육부의 정精이 위로 올라가므로 장부의 정기가 모이는 곳이 눈이다. 신腎의 정은 눈동자가 되고, 간肝의 정은 검은자위가 되고,

---

7) 夫精者, 身之本也。

심心의 정은 핏줄이 되고, 폐肺의 정은 흰자위가 되며, 비脾의 정은 눈꺼풀이 된다"[8]
고 하여 눈이 오장육부와 관련이 있음을 설명하였다.『소문素問·금궤진언론金匱眞言
論』에서 "동방은 청색이며 간으로 들어가 연결되고 눈에 개규開竅하며 간에 그 정精을
간직한다"[9]고 하여 눈은 간肝의 외규外竅가 된다 하였고,『영추靈樞·대혹론大惑論』에서
는 또한 "눈은 심心의 심부름꾼이고 심은 신神의 집이다"[10]라고 하여 인체의 정신, 의
식활동이 심心의 지배를 받으며, 눈 또한 심의 영향을 받는다고 하였다. 한편 신腎은
오장육부의 정精을 저장하는데,『소문素問·맥요정미론脈要精微論』에서는 "눈은 사물을
보고 흑백을 구별하며 장단을 살피는 기관이다. 긴 것을 짧은 것으로 인식하고 흰
것을 검은 것으로 인식한다면 정精이 쇠약해져버린 것이다"[11]라 하여 시력이 신腎이
저장하고 있는 정精의 영향을 받는다고 하였다.

  이상을 종합해 보면 고인들은 눈이 오장육부 특히 간肝, 심心, 신腎과 밀접한 관계
를 가진다고 생각하였음을 알 수 있다.

① 눈과 눈 주위 색깔의 망진

  일반적으로 눈이 붉게 되는 것은 열증, 황색이 되는 것은 습열증, 창백하게 되는
것은 혈허증, 어두워지는 것은 어혈증, 담음증으로 볼 수 있다. 눈이 발적되거나 부
어오르며 통증이 있는 것은 대개 실열증에 해당하는데, 눈의 흰자위는 폐와 관련이
있어 흰자위가 붉게 충혈되는 것은 병리적으로 폐화肺火로 보고, 눈구석(내자內眥, 외
자外眥)은 심과 관련이 있어, 눈구석이 충혈되는 것은 심화心火로 본다. 눈이 전체적으
로 발적, 종창되는 것은 간경풍열에 의한 경우가 많고, 눈이 황색이 되는 경우 흰자
위에 가장 잘 나타나게 되는데, 이는 습열이나 한습으로 인한 것이며, 특히 황달의
상견 증상이다. 간혹 고령자이거나 알러지 물질, 먼지 등에 의한 자극으로 인해 결막
부에 지방이나 단백질이 침착되어 흰자위가 황색으로 변하는 것을 볼 수 있는데(검
렬반瞼裂斑), 황달의 경우에는 융기부가 없으므로 감별이 필요하다. 혈허증血虛證이거
나 실혈을 한 경우엔 눈구석이 창백해진다. 눈꺼풀의 색이 흑색인 것은 담음痰飮이나

---

8) 五藏六府之精氣, 皆上注於目而爲之精。精之窠爲眼, 骨之精爲瞳子, 筋之精爲黑眼, 血之精爲絡, 其窠
   氣之精爲白眼, 肌肉之精爲約束。(위의 번역문은 황제내경의 생리학설을 참고하여 의역한 것)
9) 東方靑色, 入通于肝, 開竅于目, 藏精于肝。
10) 目者心之使也; 心者神之舍也。
11) 夫精明者, 所以視物, 別黑白, 審長短。以長爲短, 以白爲黑, 如是則精衰矣。

혈어血瘀, 신허腎虛에 해당한다. 눈동자가 흐릿해지며 때로 은은한 청백색이 나타나되 예막瞖膜은 없는 것을 내장內障이라고 하는데, 이는 혈허血虛나 신허腎虛에 해당한다.

② 눈과 눈 주위 형태의 망진

안포는 안구의 앞부분을 덮고 있는 피부의 일종인데, 인체 중에서 피부가 가장 얇아 인체 진액허실의 상황이 잘 드러난다. 눈꺼풀이 붓는 것을 안포부종이라 하는데, 이는 수종水腫의 일종이다. 다만 안포는 워낙 얇아 머리를 낮게 하여 잠을 자는 것 등으로도 부을 수 있어 일시적으로 나타나는 경도의 부종은 생리적인 것으로 본다. 반대로 인체의 진액이 손상되어 부족하거나 기혈이 부족한 경우 안와함요가 나타날 수 있다. 체중의 2~5% 정도의 수분이 손실된 경도 탈수가 일어나면 눈물이나 소변량은 유지되지만 피부긴장도가 다소 떨어지면서 안와함요가 관찰되기 시작한다.

③ 안구의 자세와 동태의 망진

동공은 홍채의 중심에 위치하고 있는 약 3~4mm 크기의 원형의 비어있는 공간이며 이 부분을 통해 외부의 빛이 망막까지 도달한다. 정상인의 동공은 좌우의 크기가 같고 외부의 빛이 들어가면 망막이 자극을 받아 반사적으로 동공이 축소되고, 빛이 없을 때는 반사적으로 동공이 확대되어 동공의 크기를 조절하는 동공반사를 한다. 동공반사는 인체의 중요한 생리 반응 중 하나이므로 동공의 상태를 살피는 것은 중요하며 동공반사가 정상적이지 않은 것은 대체로 위급한 상황인 경우가 많다. 동공이 정상보다 축소되어 있는 것은 간화가 치성한 병태로 각종 독(천오川烏, 초오草烏, 독버섯, 유기인有機磷, 농약 등)에 중독되었을 때 나타난다. 반대로 동공이 정상보다 산대되어 있는 것은 빈사상태瀕死狀態이거나 신정모갈腎精耗竭의 징후이며, 간담풍화肝膽風火(녹내장), 중독(만다라화, 대마초, 아편 중독 등)에서도 나타날 수 있고, 위중한 환자의 경우는 임종 직전에 관찰 가능하다. 한쪽 눈만 동공산대가 일어나는 것은 중풍이나 두개내 종양과 같이 비대칭적으로 시신경에 문제를 일으킬 수 있는 질환에서 관찰할 수 있다. 환자의 두 눈이 고정되어 움직이지 못하는 것을 목정응시目睛凝視라고 하는데, 특히 눈을 위로 치켜뜨고 움직이지 못하는 것을 양목상시兩目上視라고 한다. 이는 천적天吊, 대안戴眼이라고도 하는데 열극생풍熱極生風으로 인한 간풍내동肝風內動의 경우에 관찰할 수 있으며 대개 의식이 혼미하고 경련을 하는 등 중풍의 다른 증상들과 함께 나타난다. 인체의 눈은 바라보고 있는 곳을 향해 양쪽이 같은 방향으로

향하고 있어야하는데, 한쪽 눈의 시선의 방향이 다른 눈의 시선의 방향과 다른 경우
를 사시斜視라고 한다. 사시는 병리적으로 간풍내동肝風內動한 경우에 해당한다. 신생
아는 안구 주변의 근육이 충분히 성숙하지 못하여 안구 운동이 원활하지 않을 수 있
는데, 신생아에게서 안구 운동 부조화로 나타나는 일시적 사시는 생리적인 경우가
많으며 대략 10주 후 자연 소실되게 된다. 사람은 깊게 잠들었을 때 눈꺼풀이 눈동
자를 충분히 덮어서 눈동자가 밖으로 드러나지 않는 것이 정상인데, 드러나는 것을
수면 중 안정 노출[睡時露睛]이라고 한다. 이는 비기허脾氣虛하여 청양淸陽이 눈으로 올
라가지 못하거나 진액이 크게 손상되면 발생하게 되며, 소아의 만경풍慢驚風에서 비
교적 흔하다. 이와 반대로 위 눈꺼풀이 아래로 쳐져서 눈을 정상적으로 뜨지 못하는
것을 안검하수眼瞼下垂라고 하는데, 한쪽 또는 양쪽에 발생하며, 선천부족이나 비신휴
허脾腎虧虛 등으로 인해 위 눈꺼풀을 당기는 근육의 힘이 충분하지 못할 때 발생한다.

④ 오륜학설

오륜학설五輪學說은 눈의 각 부위를 오행에 배속하여 장부의 상태를 해석하는 학설
이다. 주로 내상질환에 응용하는데, 『황제내경·영추·대혹론大惑論』에 초기 형태가 나타
났으며 송대의 『비전안과용목론秘傳眼科龍木論』에서 오륜의 명칭이 확정되었다. 다음의
표에 그 내용을 요약한다(秘傳眼科龍木論·龍木總論·五輪歌).

부위	윤輪	연계 조직	연계 장부	오행
검은자위黑睛	풍륜風輪	근筋	간	목木
눈구석兩眥	혈륜血輪	혈血	심장	화火
눈꺼풀眼胞	육륜肉輪	육肉	비장	토土
흰자위白睛	기륜氣輪	기氣	폐	금金
눈동자瞳仁	수륜水輪	골骨	신장	수水

오륜학설에 따라 눈의 병리적 상태를 구분해 보면, 눈구석은 심장에 배속되고 흰
자위는 폐에 배속되므로 눈구석에서 흰자위쪽으로 충혈된 혈관이 나타나는 것은 심
화心火가 폐를 침범한 것으로 볼 수 있으며 간에 배속되는 검은자위가 돌출되어 통증
이 있고 비장에 배속되는 눈꺼풀이 붉게 부어 있는 것은 간기가 비장을 침범한 것으
로 볼 수 있다.(『안과천미眼科闡微』)

⑤ 팔곽학설

팔곽학설八廓學說은 눈의 각 부위를 팔괘에 배속하여 장부의 상태를 해석하는 학설이다. 주로 외감질환에 응용하는데, 모세혈관의 상태를 주로 본다. 『비전안과용목론』에 처음으로 나타났으나 이후 문헌에 따라 부위별 배속에 다소 차이를 보인다. 여기에서는 『의종금감』에 소개된 팔곽학설의 대강을 아래 표에 요약한다(醫宗金鑑·卷七十七·八廓部位歌).

부위	곽廓	이명	연계 장부	팔괘
흰자위	천곽天廓	전도곽傳導廓	대장	건乾 ☰
외측눈구석(하)	택곽澤廓	청정곽淸淨廓	삼초	태兌 ☱
내측눈구석(상)	화곽火廓	포양곽抱陽廓	소장	이離 ☲
내측눈구석(하)	뇌곽雷廓	관천곽關泉廓	명문	진震 ☳
검은자위	풍곽風廓	양화곽養化廓	담낭	손巽 ☴
눈동자	수곽水廓	진액곽津液廓	방광	감坎 ☵
외측눈구석(상)	산곽山廓	회음곽會陰廓	심포	간艮 ☶
눈꺼풀	지곽地廓	수곡곽水穀廓	위	곤坤 ☷

2) 귀의 망진

『의학강목醫學綱目·음양장부부陰陽臟腑部·음양陰陽』에서는 "귀와 눈의 청각·시각 기능은 혈과 기가 서로 의지하는 것을 기초로 해야만 발휘될 수 있다"[12]라 하여 귀가 기氣, 혈血과 밀접함을 설명하였고, 『소문素問·음양응상대론陰陽應象大論』에서는 "신腎은 귀를 관장한다"[13], "신은, 관규에 있어서는 귀가(그 관규가) 된다"[14]고 하였고 『난경難經』에서는 "신腎의 기는 귀로 통한다. 신이 조화로우면 귀는 오음五音을 들을 수 있다"[15]라 하여 신腎이 귀와 밀접함을 말하였으며, 『증치준승證治準繩』, 『의관醫貫』, 『의학정전醫學正傳』, 『혈증론血證論』 등에서는 "심心은 귀에 관규官竅를 의탁한다"[16], "귀는 심

---

12) 耳目之聰明, 必須血氣相須始能視聽也。

13) 腎主耳。

14) 腎在竅爲耳。

15) 腎氣通於耳。腎和則耳能聞五音矣。

16) 心寄竅於耳。

心과 신腎의 구멍이다"[17]라 하여 심心 또한 귀와 밀접한 연관이 있다고 하였다. 또한 귀는 족궐음간경과 족소양담경이 분포하므로 간담肝膽과도 밀접한 연관이 있어, 귀는 인체 전신과 밀접한 연관이 있다고 할 수 있다.

① 이곽耳廓의 망진

이곽은 귓바퀴, 이개耳介라고도 하며, 외이도外耳道 밖에 붙어 있어 소리를 모아 외이도로 보내는 역할을 하는 구부러진 조가비 모양의 구조물이다. 정상 이곽의 색깔은 약간 붉고 광택을 띠고 있는데, 이곽이 백색을 띠는 것은 주로 한증寒證인 경우가 많고 청흑색을 띠는 것은 한증이 극심하거나 동통을 수반하는 경우가 많다. 이곽이 흑색이면서 윤기가 없는 것은 신정腎精이 휴손虧損된 결과며, 이곽의 바깥쪽 가장자리인 이륜이 적색을 띠면서 붓는 것은 소양상화少陽相火나 간담肝膽의 습열濕熱 또는 화독火毒이 상부로 올라 귀에까지 미쳐 발생하게 된다. 귀 뒤의 모세혈관이 충혈되고 이근부耳根部(귓볼과 두면의 연접 부위)가 싸늘한 것은 마진麻疹의 전조증이다.

정상 이곽은 적당한 크기와 두께를 가지고 있는데, 정상 이곽에 비해 두텁고 큰 이곽은 대개 체격이 건실한 사람에게서 관찰되며, 얇고 작은 이곽은 대개 선천지기가 부족하여 체격 또한 취약한 사람에게서 나타날 수 있다. 이곽이 붓는 것은 사기가 침범하여 왕성한 것을 의미하며, 반대로 이곽이 위축되고 건조한 것은 정기正氣가 허하고 병이 위중한 것을 의미한다. 귓바퀴에 갑착부甲錯部가 보이는 것은 어혈이 오래된 경우나 장옹腸癰인 경우에서 관찰 가능하며 이곽에 마찰이 많은 운동을 하는 사람에게서도 관찰이 가능하다.

② 외이도의 망진

외이도는 귀의 입구에서부터 고막에까지 이르는 관이다. 이 외이도에는 여러 형태적인 병변이 생길 수 있다. 정이聤耳(耳瘡)는 이농耳膿, 이습耳濕이라고도 하는데, 각종 외감병으로 사기邪氣나 간담肝膽의 습열濕熱이 혈맥을 따라 귀에까지 이르러 고름이 생기는 것을 말한다. 이치耳痔는 외이도 내부에 작은 종괴가 생긴 것이며 이심耳蕈은 이치의 모양이 대추씨와 같은 것을, 이정耳挺은 이치가 앵두나 오디 모양인 것을 말한다.

---

17) **耳爲心腎之竅。**

③ 고막의 망진

고막은 외이도와 중이의 경계에 있는 진주빛이 도는 회백색의 얇은 막이며 외이도를 통해 전해진 음파를 진동시켜 이소골을 통해 내이의 달팽이관으로 전달하는 역할을 한다. 고막과 내이 사이인 중이에는 중이강이라는 빈 공간이 있는데, 고막의 색깔과 형태를 통해 중이강의 상태를 진단할 수 있다. 중이강에 삼출물이 들어차면 고막 안쪽을 통해 삼출액을 망진할 수 있으며, 삼출액의 양에 따라 고막이 팽륭되기도 한다. 중이강에 염증이 생기는 것을 중이염이라고 하는데, 급성 중이염은 주로 실증으로 풍열사기風熱邪氣가 소양담경少陽膽經이나 소음신경少陰腎經을 따라 상승하거나, 간담경肝膽經의 습열濕熱, 화열火熱이 상승하여 농膿을 만들어 발생하게 되는데 고막과 그 주변이 붉게 부어오르고 통증과 열감이 생긴다. 만성 중이염은 주로 허증으로 음허화왕陰虛火旺하거나 기혈氣血이 부족하여 발생하며 고막이 천공될 수도 있다.

3) 코의 망진

『소문素問·금궤진언론金匱眞言論』에서는 "서방西方은 백색이고 폐로 진입하여 연결되며 코에 그 구멍을 연다[18]"고 하였고, 『영추靈樞·맥도脈度』에서는 "폐의 기는 코로 통하며 폐가 정상을 유지하면 코는 냄새를 감지할 수 있다[19]"라 하여 코가 폐와 밀접한 연관이 있음을 설명하였고, 족양명위경足陽明胃經이 코의 옆에 분포하므로 코를 통해 비위脾胃의 병변도 알 수 있다. 코를 다른 말로 명당明堂이라고도 하는데, 『영추靈樞·오색五色』에서는 "오색은 오직 명당에서 결정된다[20]"라 하여 코가 망진에 있어 매우 중요함을 말하였다.

① 외비의 망진

정상 코는 선홍색을 띠며 윤기가 있는데, 코끝이 약간 붉은 것은 비의 허열을 의미하고, 코끝이 선명하게 붉은 것은 비와 폐의 실열을 의미한다. 콧구멍 변연부의 바깥쪽이 적색을 띠는 것은 장관腸管 질환이나 장관에 기생충이 있는 경우가 많으며, 여성의 콧날[鼻翼] 부위가 발적되는 것은 월경부조나 경폐經閉인 경우가 많다. 코가 황

---

18) 西方白色, 入通於肺, 開竅於鼻。
19) 肺氣通於鼻, 肺和則鼻能知臭香矣。
20) 五色獨決於明堂。

색을 띠는 것은 습열의 소치이며, 백색인 것은 주로 기혈양허로 빈혈 환자에게서 볼 수 있다. 코끝이 희고 흰색의 좁쌀 모양 돌기가 있을 때는 월경주기가 연장되거나 묽은 생리혈이 보이는 등의 혈허로 인한 부인과 질환인 경우가 많다. 청색인 것은 안면이 청색인 것과 마찬가지로 동통인 경우가 많으며, 코끝이 푸르면서 좁쌀 모양의 돌기가 있는 것은 간담의 화열이나 하초습열下焦濕熱로 인한 것으로 현대의학적으로는 내분비부조에서 볼 수 있고, 여성의 경우에는 검붉고 양이 많은 생리혈과 함께 하복부 통증이 나타나기도 한다. 코가 청황색인 것은 임증淋證, 코끝이 자람색紫藍色인 것은 심장병의 징후로 볼 수 있다. 흑색은 위胃의 질병에서 많이 보이는데, 남자에게 비익鼻翼에 흑색이 나타나서 아래로 인중까지 이어지는 경우는 복통腹痛과 음경 및 고환이 빠지듯 아픈 증상(음경고환추통陰莖睾丸抽痛)이 있을 수 있고 여자에게 비익에 흑색이 출현할 경우에는 월경부조 또는 통경痛經이 있을 수 있다. 코 중심 및 양쪽에 충혈과 붉은 발진이 나타나는 것을 주사비酒渣鼻라고 하는데 이는 위화胃火가 폐를 훈증하였거나 과도한 음주로 습열이 발생한 것으로 후기에는 코끝이 비후해지고 암홍색을 나타내며 모공이 커지고 결절상의 증식이 일어날 수 있다. 콧구멍이 건조하거나 흑색인 것은 양명열성陽明熱盛이나 양독陽毒(상한의 반진)에 의한 것이고, 코끝이 마르는 것은 비위가 허손虛損되었거나 중병인 것을 의미하는데, 코가 연기로 그을린 듯한 흑색을 띠는 것은 질병이 위중한 징후이다.

② 코 내부의 망진

코의 안쪽인 비강은 주로 비경鼻鏡을 사용하여 진찰한다. 비강은 비중격에 의하여 좌우 둘로 나누어져 있으며, 각 비강의 측벽에는 각각 하비갑개(아래코선반), 중비갑개(가운데코선반), 상비갑개(위코선반)가 존재한다. 정상적인 비강은 선홍색이며 평활한데 풍한, 풍열에 외감外感되거나 비위습열脾胃濕熱이 있거나 간담울열肝膽鬱熱이 있으면 붉고 건조해지며 때로 출혈(비뉵鼻衄)이 있을 수도 있다. 반대로 폐허하거나 신기가 부족하면 비강이 창백하고 건조하며 위축되어 있기도 하다. 간혹 매독 환자의 경우 콧구멍 안쪽 변연부가 적색이고 비중격에 궤양이 보이기도 한다.

③ 코의 움직임과 분비물

코는 외부 공기의 온도와 습도를 일정하게 조절하여 폐로 들어가도록 하는 역할을 하므로, 늘 촉촉함을 유지하고 있다. 하지만 이열裏熱이 심하거나 진액이 부족하면 코가 건조해지고 가려움을 느끼게 되며 풍한風寒에 외감되면 맑고 투명한 콧물이, 풍열風熱에 외감되거나 담경膽經에 열이 쌓이면 비릿하고 진하며 누런 콧물이 분비되게 되는데, 중증의 경우를 뇌루腦漏라고 하며 두통·코막힘·기억력감퇴 등의 증상이 같이 나타나게 되는데 이는 현대의학의 부비동염副鼻洞炎(코곁굴염=축농증蓄膿症)에 해당한다. 코가 막히거나 뇌루 등의 질병으로 인해 호흡이 원활하지 못해 콧날을 벌렁거리는 것을 비익선동鼻翼煽動이라 하는데 주로 폐열肺熱의 소치이며 천喘이 있는 환자에서도 관찰할 수 있다.

4) 입과 입술의 망진

『소문素問·금궤진언론金匱眞言論』에서는 "중앙은 황색으로서 비脾로 들어가 연결되며 입에 개규開竅한다"[21]고 하였고, 『난경難經』에서는 "비脾의 기는 입과 통한다. 비기脾氣가 안정되면 음식의 맛을 감지할 수 있다"[22]라 하여 입과 입술은 비와 밀접한 관련이 있다고 하였다. 또한 양명경陽明經이 입술 주위에 분포하므로 입과 입술의 망진을 통해 비위脾胃의 상태를 진찰할 수 있다.

① 입술의 색깔

입술은 붉고 윤기가 있는 것이 정상이다. 하지만 기혈이 부족하거나 실혈失血이 있는 경우 담백淡白 또는 창백蒼白의 색깔이 나타나고, 열이 있는 경우는 심홍색深紅色이 나타난다. 습이 있거나 비허脾虛한 경우에는 황색이, 한증인 경우에는 청색이 나타나며 어혈이 있거나 위가 허한虛寒하면 자색이 나타난다. 간혹 내분비 질환이 있는 환자에게서는 오색이 섞여 입술색이 균일하지 않은 증상을 관찰할 수 있다.

② 입의 자세와 동태

입모양이나 움직임을 망진하여 병리적인 상태를 진단할 수 있다. 입을 벌리고 다물지 못하는 것을 구장口張이라고 하는데 이는 폐기 또는 비기 단절의 징후이며, 입을 다문 상태에서 벌리기 어려운 것은 구금口噤으로 경痙이나 경풍驚風, 중풍中風(중장증中臟證)인 경우에 나타난다. 구촬口撮은 아래 위의 입술을 모으고 앞으로 내밀고 있

---

21) 中央黃色, 入通於脾, 開竅於口。(黃帝內經 · 素問 · 金匱眞言論)
22) 脾氣通於口, 脾和則能知穀味矣。(難經 · 37難)

는 듯한 자세인데, 입이 오므라들어 젖을 빨지 못하는 상태로 소아의 제풍臍風(신생아파상풍)의 징후이고, 구벽口僻은 구각口角이 좌측 또는 우측으로 비뚤어진 것으로 구각왜사口角歪斜라고도 하는데 풍사가 간경을 침범한 소치이다. 입술의 상하가 떨리거나, 몹시 추워서 턱을 마주치며 떠는 것은 구진口振이라 하는데, 양기陽氣가 부진不振하거나 학질을 앓는 경우 나타나고, 입을 벌렸다 다무는 것을 자제할 수 없는 것은 구동口動인데, 이는 위기胃氣 단절의 징후이다. 구각철동口角掣動은 간풍내동肝風內動하거나 비허생풍脾虛生風(예컨대 소아의 만경풍慢驚風)으로 인하여 입구석[口角]의 근육이 비자발적으로 수축하고 이완하는 것을 반복하는 것이다. 구각유연口角流涎은 소아에게서 많이 나타나는 것으로 입 밖으로 침을 잘 흘리는 것을 말하는데 비허습성脾虛濕盛으로 인한 경우가 많다.

③ 입과 입술의 외형 변화

입과 입술의 외형적인 변화는 기본적으로 안면의 변화와 유사하다. 다만 입술점막은 안면의 피부보다 얇고, 혈관이 많아 그 변화가 뚜렷하므로 병리적인 상황을 진단하는데 많은 도움이 된다. 구순건열口脣乾裂은 입술이 건조하여 갈라지는 것으로 진액이 손상되었음을 의미하고, 구순미란口脣糜爛은 입술에 헌 데가 생긴 것으로 비위적열脾胃積熱 또는 외감열사外感熱邪로 인한다. 순종脣腫은 입술이 부은 것을 말하는데 색이 붉으면서 부은 것은 실증, 열증에 속하고, 색이 창백하면서 부은 것은 허증·한증에 속한다. 순위脣萎는 입술이 위축된 것으로 기혈양허氣血兩虛, 비허습곤脾虛濕困이나 어혈이 있는 경우에 나타나며, 순반脣反은 윗입술이 위쪽으로 뒤집어져 인중을 덮는 것으로 비기가 쇠절衰絶된 소치이다. 순창脣瘡은 입술의 화농성 염증으로 비위脾胃의 온열蘊熱에 의하며, 뿌리가 깊은 정疔은 주로 입술의 위아래나 입꼬리 옆에 좁쌀만 한 크기로 생기는데 아프고 가려운 것이 일정하지 않으며 화독火毒으로 인한다. 견순繭脣은 입술 위에 처음에는 콩만하다가 점차 누에고치만큼 커지는, 단단하게 잡히는 동통성의 덩어리가 생기는 것을 말하는데, 비위적열脾胃積熱로 인하며 오래된 것은 허열증인 경우가 많다. 구창口瘡은 입술과 입안에 하얀 소포小疱가 생기고 터진 후에는 백색 혹은 담황색淡黃色을 띠며 콩알 크기로 작은 궤양 부위가 생기고 주위가 부어 작통灼痛과 함께 간간이 미열이 있는데, 선홍색 미란부가 입에 가득한 것은 심비적열心脾積熱에 해당하고 염증 부위가 비교적 연하고 백색의 미세한 병소가 가득한 것은 양허증 또는 음허증에 해당한다. 구창口瘡이 소아의 감질疳疾에 수반하여 나타난 경우에는 구감口疳이라 칭한다.

5) 치아와 잇몸의 망진

『세의득효방世醫得效方』에 "이는 뼈의 여분[齒者, 骨之餘]"이라고 하였고『인재직지방론仁齋直指方論』[23]과『의학입문醫學入門』[24]에서는 치아가 신腎과 관련이 있음을 설명하였다. 또한 치아와 잇몸은 수양명경맥과 족양명경맥이 지나는 곳으로 윗잇몸은 위경胃經이, 아랫잇몸은 대장경大腸經이 지나가므로 치아와 잇몸은 신腎과 위胃, 대장大腸 등과 연관이 깊다.

① 치아의 망진

정상 치아는 색이 하얗고 광택이 나며 견고하다. 하지만 열성상진熱盛傷津하면 이가 누렇고 건조하게 되고, 양명열성陽明熱盛하면 진액의 손상이 더 커져서 치아에서 광택이 나고 건조하여 마치 매끈한 차돌과 같은 느낌을 준다. 신음휴허腎陰虧虛하면 정기가 치아로 오르지 못해 치아가 건조하여 마치 마른 뼈와 같게 된다.

② 잇몸의 망진

정상 잇몸은 담홍색을 띠며 윤기가 있고 광택이 나는데, 잇몸의 색이 담백淡白한 것은 혈허하여 혈이 잇몸의 낙맥을 충분히 채우지 못한 결과이다. 위음胃陰이 부족하거나 위화胃火가 상염上炎하면 잇몸이 위축되고 색이 붉어지고 출혈이 생길 수도 있는데 잇몸이 담백하고 붓지 않으면서 출혈이 있는 것은 비불통혈脾不統血의 결과이다. 또한 붉지는 않으나 이가 흔들리고 이뿌리가 드러나는 것은 신음허腎陰虛의 소치이다.

6) 인후부의 망진

『소문素問·태음양명론太陰陽明論』에서 "후喉는 하늘의 기氣를 관장하고 인咽은 땅의 기를 관장한다"[25]고 하였고,『세의득효방世醫得效方』에서는 "후喉는 살핌을 의미한다. 인咽은 삼킴을 의미한다. 인은 상완上脘·중완中脘·하완下脘의 3완으로 이어져서 위로 통

---

23) 齒者, 骨之所終, 髓之所養, 腎實主之。(仁齋直指方 · 卷二十一 · 齒)
24) 牙齒骨屬, 腎之標也。(醫學入門 · 外集 · 卷四 · 雜病 · 外感 · 牙齒)
25) 喉主天氣, 咽主地氣。

하므로 사람은 이를 통해 음식물을 삼킨다. 후는 오장에 통하고 폐에 이어지므로 이를 통해 기를 살핀다"[26]라 하여 인咽은 음식물의 통로로 위胃로 통하고, 후喉는 숨을 쉬는 문으로 폐肺로 통한다고 하였다. 또한 족소음신경은 인후부咽喉部 및 설본舌本을 지나므로 인후는 폐肺, 위胃, 신腎의 장부와 밀접한 관련이 있다.

인후부는 공기나 음식물 등 외부와 많이 접촉하는 곳으로, 세균 등의 외부 물질로부터 우리 몸을 방어하는 림프조직의 하나인 편도를 관찰할 수 있다. 편도는 인두편도, 귀인두관편도, 구개편도, 설편도 등이 있는데, 대개 망진을 통해서 관찰하기 쉬운 편도는 목젖 양 옆의 구개편도이고, 이외에도 아데노이드라 불리는 인두편도 등을 관찰할 수 있다. 편도는 면역학적으로 4~10세 때 그 기능이 가장 활발하며 대개 만 5세 전후까지 점차 커지다가 이후 작아진다.

정상인의 인후부는 담홍색이며 윤기와 광택이 있다. 인후부가 홍적색인 것은 열증에 속하고, 암홍색인 것은 기체혈어氣滯血瘀하여 발생하며, 창백한 것은 허한 또는 기음양허氣陰兩虛하여 발생한다. 인후부가 붓고 아픈 것은 모두 화열의 소치인데, 실화, 허화 모두로 인할 수 있다. 인후부가 붓고 아프면서 동시에 화농되는 것은 대개 실열증에 속하고 홍적紅赤하긴 하지만 붓지 않는 것은 음허증에 속하며 색은 담홍색으로 정상이지만 오랫동안 부어 있는 것은 담습이 응취된 소치이다. 인후부에 화농이나 궤란이 생기면 그 표면에 황백색이나 회백색의 얇은 막이 생길 수 있는데, 이를 위막僞膜이라고 한다. 위막을 문지르면 쉽게 없어지는 것은 위열상범胃熱上犯한 것으로 비교적 경증에 속하고, 단단하고 질겨서 문질러도 쉽게 벗겨지지 않는 것은 역독疫毒으로 폐위열독肺胃熱毒이 상음傷陰하거나 백후白喉(디프테리아)로 인한 것으로 중증에 속한다. 유소아는 면역학적으로 편도의 기능이 활발하므로 편도에 염증이 생기기도 쉬운데 이를 유아乳蛾라 한다. 목구멍 양쪽이 붉게 부어오르거나, 궤파되어 미란부가 보이고 농점膿點이 나타나기도 하는데, 농점이 생기긴 하지만 문지르면 제거된다는 점에서 백후와 감별이 되며 이 역시 폐위열독肺胃熱毒으로 인한다.

---

26) 喉者候也, 咽者嚥也。咽接三脘以通胃, 故以之嚥物; 喉通五藏以繫肺, 故以之候氣。(世醫得效方 · 卷七十 · 總論)

1-5 피부의 망진

1. 피부의 색깔 및 외형적 이상

1) 전신 피부의 관찰

피부의 색깔이 황색인 것은 비위기허脾胃氣虛, 습사곤비濕邪困脾, 간담습열肝膽濕熱 등의 병리로 인하는데, 대표적인 질병은 황달黃疸이다. 황달은 얼굴뿐만 아니라 눈의 흰자위, 피부, 손발톱 등 전신이 모두 황색으로 변하게 되는데, 양황과 음황으로 구별한다. 양황은 황색이 귤껍질과 같이 선명한 황색을 띠는데, 습열이 훈증하여 발생하게 되며 맥과 증상이 모두 양증의 형태이다. 음황은 황색이 어두워서 연기에 그을린 것처럼 어두운 황토색을 띠게 되는데 한습이 울체되어 발생하게 되며 맥과 증상 모두 음증의 형태를 나타내게 된다. 황달이 전신 모두 황색을 띠는 것과 달리, 위황은 얼굴이 누렇고 피부가 건조해지지만 눈의 흰자위는 황색으로 변하지 않고 눈꺼풀 안쪽이 백색이며 입술과 혀도 흰 편이다. 이는 몸속에 십이지장충과 같은 기생충이 있거나 소모성 질환을 앓고 있을 때 주로 나타난다.

피부가 창백한 것은 허증이나 한증인 경우가 많은데 주로 혈허나 기혈부족으로 나타나는 경우가 많다. 특히 갑작스러운 대량의 출혈이 있는 경우 피부는 창백하며 핏기가 없고 심하면 푸르스름한 색까지 관찰되기도 한다.

피부의 색깔이 홍색인 것은 열증의 병리를 반영하는 것인데, 얼굴 전체에 심한 홍색이 나타나는 것은 실열이나 외감으로 인한 발열로 볼 수 있고, 광대뼈 주변으로 연한 홍색이 나타나는 것은 허열로 진단할 수 있다.

수종이 있으면 피부의 외형적 이상을 초래하는데, 특히 눈꺼풀과 같이 피부가 얇은 곳에서 두드러지게 나타난다. 전신의 피부나 종아리 등에 종창이 생기며, 피부의 탄성이 떨어지게 되어 눌렀을 때 빠르게 회복되지 않아 오목한 상태를 유지하고 있는 외형적 변형이 있다. 만약 수종이 있는데, 결분이나 발바닥과 같이 오목해야 하는 부위가 편평하거나 복부에 정맥이 노출되어 있거나 등이 편평하거나 입술이 검은 등의 증상이 보이면 이는 위급한 징후이다.

지주치蜘蛛痣는 고창(두면과 사지에는 부종이 없으면서 복부만 북처럼 팽창하여 높이 솟은 것)에서 종종 나타나는 복부 피부의 게무늬를 일컫는데, 홍루적흔紅縷赤痕이라고도 한다.

피부갑착皮膚甲錯은 피부가 거칠고 두터워져서 마치 비늘처럼 되는 것인데 혈어血瘀가 원인인 경우가 많다.

소아골수기리小兒骨瘦肌羸는 소아가 감적 등을 앓아 피부가 뼈에 붙을 정도로 심하게 마르고 피부에 탄력이 없으면서 건조한 병이다.

2) 사지 피부의 망진

수족은 인체의 말단으로 모세혈관이 많이 분포해 있어 색깔의 변동이 많으며 관절 수가 많고 움직임이 많아서 형태의 변동도 쉽게 초래된다. 한사寒邪가 응체凝滯되거나 어혈瘀血이 낙맥에 정체된 것 또는 기체氣滯한 경우 수족의 피부색이 청자색으로 변하는 것을 관찰할 수 있다.

현대의학적으로는 류머티스 관절염(관절 구축拘縮), 동창凍瘡, 통풍痛風(관절 부종 및 발적), 탈저脫疽(말단의 흑색 변성, 괴사) 또는 심장·폐·간의 질환으로 인한 곤봉지棍棒指 등의 질환에서 수족의 형태와 색깔 변화를 관찰할 수 있다.

또한 레이노증후군Raynaud's syndrome에서도 피부 색깔의 변화를 관찰할 수 있는데 이는 외상이나 폐색성 동맥질환, 추위나 심리적인 요인으로 인해 손, 발 등의 동맥에 발작성 경련이 일어나 혈관이 수축하여 손, 발이 창백해지고 청색증과 함께 피부 온도에도 변화가 생기며 자극이 제거되면 혈관이 도리어 확장되어 붉게 변하게 되는 질환이다. 조갑주름의 모세혈관경 검사에서 말초 혈관 변형 및 혈액순환 장애가 관찰된다. 20~50대 여성에게 호발하며 전신성 홍반성 낭창, 류머티스 관절염 등 자가 면역질환과 함께 나타나는 경향이 있다.

2. 피부병의 진단

피부병은 그 구분이 매우 다양한데 병정이 중복되기도 하고 때로는 뚜렷하게 구분되어 나타나기도 하는 특징이 있다.

1) 피부 병소病巢의 명칭

창瘡은 피부 얕은 곳에 발생하는 구진, 포진과 이들이 궤파潰破된 후 피부가 미란된 것까지를 모두 포함한다. 감疳은 여러 가지 질병에 해당되나 피부과 영역에서는 피부 얕은 곳에 생기는 농액이 많지 않은 궤양을 말하며 주로 구강이나 잇몸과 같은 점막에 발생한다. 구감口疳, 후감喉疳, 이감耳疳, 감창疳瘡 등이 그 예다.

반斑과 진疹은 모두 붉은 색의 작은 반점들이 생기는 병인데, 반은 피부의 진피층에서 발생하는 색소 변화로, 피부 아래에 평탄하게 존재하므로 손으로 만졌을 때 걸리는 느낌이 없으나, 진은 피부 위로 약간 돌출되므로 손으로 만졌을 때 작은 좁쌀을 만지는 것과 같이 걸리는 느낌이 있다. 반은 양명陽明의 열독으로 인하고 진은 태음太陰의 풍열로 인하는데, 일반적으로 반이 진보다 증상이 심하며, 사기가 더 깊숙이 침범했다고 본다. 반과 진은 모두 붉은 색인 경우가 보통인데, 혹 담홍색이나 담자색으로 엷은 색깔을 띠는 것은 기혈양허氣血兩虛한 것이며, 진이 심홍색으로 마치 닭의 벼슬과 같은 모양을 하는 것은 열독이 치성한 병리이고 자암색인 것은 열독이 음분을 침범한 것이다. 만약 흑색을 띠면서 어두운 빛이 돌고 건조한 징후가 있다면 이는 사후死候로 진단한다. 반과 진은 그 양상에 따라서 순증과 역증으로 구분하는데 색이 홍활윤택하여 밝고 분포가 비교적 고르고 성글며, 피부 겉으로 드러나 있는 것이 순증으로 병이 비교적 가벼운 경우이다. 반면 색이 자홍색으로 어둡고 분포가 고르지 않고 조밀하며, 그 뿌리가 깊어서 손으로 눌러보아도 그 색이 변하지 않는 것은 역증으로 병이 깊은 경우이다. 반진은 병리적으로 양반과 음반으로 나누기도 하는데, 양명의 열독에 의한 양증의 반진은 양반으로, 혈소판감소성 자반병이나 재생불량성빈혈 등과 같은 난치 질환에서 자주 나타나는 허증, 한증의 반진은 음반으로 칭한다.

배痱는 땀구멍이 막혀서 발생하는 땀띠(한진汗疹)를 말한다. 두痘는 장액성 물질을 함유한 직경이 1cm미만인 소수포이며, 선癬은 피부가 비후되거나 삼출액이 나오면서 인설이 생기는 질환을 말한다. 개疥는 소양감이 극심하며 전염성이 있는 발진질환을 총칭하는 것으로 옴진드기로 인한 피부질환이 대표적이다. 우疣는 흔히 사마귀라고 부르는 병소病巢를 말하며 양성종양에 해당한다.

옹癰은 직경이 3~4촌 정도로 비교적 크며 발적, 종창 부위가 높이 돌출되면서 발열과 통증이 있고 뿌리가 분명하게 잡힌다. 대개 체질이 비교적 양호한 사람에게서 나타나며, 이와 함께 오한, 발열, 두통, 무기력[乏力], 홍설舌紅, 황태黃苔, 홍삭맥洪數脈 등의 증상이 나타나기도 한다. 병변 부위가 쉽게 화농되어 터지기도 하고 쉽게 유합되기도 하는 급성 질환이다. 저疽는 넓게 퍼져 있으면서 평탄하고 단단하면서 발적이 분명하지 않은데, 대개 노약자에게서 많이 나타나며, 이와 함께 면색창백面色蒼白, 정신부진精神不振, 담백설淡白舌, 백태白苔, 침맥沈脈과 허맥虛脈 등의 증상이 나타나기도 한다. 직경이 3~4촌 정도로 비교적 큰 편이나 근골 사이에서 발생하여 옹에 비해 발병부위가 깊다. 잘 가라앉지 않고 잘 터지지도 않는데, 한번 터지면 잘 유합되지 않는 특징이 있다.

절癤은 일종의 뾰두라지이다. 직경이 1촌 이내로 작으며 둥글고 꼭대기에 농두膿頭가 보인다. 발적, 통증이 심하지 않으며 화농이 되면 연해지고 증상이 경미해지지만 반복해서 발생하기 쉽다. 정疔은 좁쌀이나 쌀 같은 것이 돌출되어 있고 직경이 1촌 이내로 크기가 작으나 뿌리가 단단하고 깊으며, 꼭대기가 희고 통증이 강하다. 병소의 피부 감각 저하나 가려움증이 있으며 오한, 발열, 두통, 오심구토, 식욕부진 등과 같은 전신증상을 동반하기도 한다. 그 뿌리가 깊어 근골을 손상하여 흉터를 남기는 경우가 많다.

2) 피부의 질병과 증상

단독丹毒은 『천금요방』에 기재되어 있는데, 마치 붉은 색칠을 한 것 같이 급속하게 피부가 붉어지면서 주변과 뚜렷한 경계를 가진다. 진피층을 침범하는 비화농성 홍반으로 병소가 화끈거리고 통증이 있다. 가려움증은 나타날 수도 있고 나타나지 않을 수도 있으며 작은 수포가 발생하기도 한다. 얼굴 특히 뺨에 잘 나타나고 사지나 기타 부위에도 출현한다. 대개 열독熱毒으로 인하는데 특히 허리나 늑간에 나타나는 것은 간경화열肝經火熱로 변증하고, 홍반 위에 황백색의 소진小疹이 있고 진물이 흘러 피부가 미란되는 것은 습열濕熱로 변증한다. 고전에 기재된 단독은 현대의학의 단독丹毒, erysipelas과 대부분 일치하며 일부 증례는 연조직염(봉와직염蜂窩織炎, cellulitis)에 해당한다.

마진麻疹은 홍역을 말하는데 홍역 바이러스의 감염에 의한다. 발열, 기침, 콧물, 재채기와 같은 전신증상과 결막염, 홍반성 반점과 구진 등의 증상이 복합적으로 나타나며 점막진이 나타나는 것이 특징인데, 뺨 안쪽의 구내 점막에서 고리 모양의 발적부에 둘러싸인 회백색의 작은 반점을 관찰할 수 있다. 2~3일 후에는 귀 뒤에서 점 모양의 반진이 나타나고, 이어서 머리(발제髮際)와 얼굴, 목에 발진이 나타나고 점차 체간부와 사지의 순서로 파급된다. 진의 형태는 삼씨와 같고 붉은색인데, 발진이 시작된 지 2~5일 후 진이 확장되어 손바닥이나 발바닥에까지 이르게 되면 진이 터지고 점차 융합하여 껍질을 이루고 떨어져서 밀기울 모양의 가루[片狀粉垢]가 된다. 7~10일 이후가 되면 색이 점차 희미해지고 차츰 진이 없어지게 되는데 발진의 순서를 거슬러 가며 차차 사라지게 되며 발열, 기침, 콧물, 재채기의 증상은 발진이 가장 심할 때 함께 최고조에 이른다. 질병 진행 도중 반진이 갑자기 숨어서 보이지 않으면서 의식이 혼미하고 천식이 있으면 이는 병사가 안으로 함몰한 것이다. 마진은 한 번 걸렸다가 회복되면 평생 면역을 획득하게 되어 다시 걸리지 않게 된다. 마풍麻風은 나병(한센씨 병)을 지칭하는 것으로 명칭은 유사하나 다른 질병이므로 혼동하지 않도록 주의가 필요하다.

풍진風疹은 풍진 바이러스의 감염에 의하는데, 진의 크기가 작고 일정하지 않으며 분포가 성글고 담홍빛을 띤다. 귀나 목 뒤의 림프절이 비대되면서 통증을 유발하고 이어서 얼굴과 체간부에 발진이 나타나게 되는데, 발진 부위가 가렵고 발진 부위에 바람을 맞거나 온열 자극이 있으면 가려움이 심해진다. 발진이 될 때는 미열이 수반되며 임상 증상들은 대체적으로 경미하고 마진보다 경과가 짧다. 풍진은 2군 법정 감염병으로, 임신 초기에 감염되면 태아에게 백내장, 난청, 심장 질환, 신경계의 이상 등을 일으키는 선천성 풍진 증후군이 나타날 수 있다.

은진隱疹은 가려움과 피부의 팽륭膨隆을 보이는 일체의 피부증상을 말하며 담마진蕁麻疹(두드러기)이 대표적이다. 비교적 흔한 피부증상으로 가려움증이 비교적 심하고 긁으면 부풀어 올라 큰 구진을 형성하는데 구름모양으로 피부 위로 얇게 솟아오른다. 간헐적으로 나타났다가 사라지며 색은 담홍색이고 때로 백색을 함께 띠기도 한다. 고서에 등장하는 풍진이란 표현 중에는 오늘날의 풍진이 아닌 은진을 지칭하는 예도 있다.

단사丹疹는 현대의학의 성홍열猩紅熱, scarlet fever을 말한다. 성홍열은 A군 사슬알균(연쇄상구균) 중 외독소를 생성하는 균주에 의해 발생하는 급성 감염성 질환으로, 인후염, 인후통, 발열 및 전신에 퍼지는 발진을 보인다. 단사라는 용어는 청대 고옥봉顧玉峰의 『단사천개丹疹闡介』에 처음 보이는데, 그 이전의 문헌에 나타나지 않으나 『금궤요략金匱要略』의 양독陽毒이 이에 해당한다고 보는 견해도 있다. 단사는 인후부에 염증이 있으므로 난후사爛喉疹, 난후단사爛喉丹疹라고도 한다. 주증상은 오한惡寒, 장열壯熱, 흉민胸悶, 구갈口渴이 있고 인후가 붓고 아프며 미란되고 피부에 편상片狀의 붉은 색 무늬[丹]가 보이며 그 위에 조밀한 작은 붉은 점[疹]이 나타난다. 단사의 가장 큰 특징으로는 혀의 모양을 들 수 있다. 양매설楊梅舌 또는 딸기 모양 혀라 부르는 특징적인 모습을 나타내는데, 진홍색을 띠고 혀 위에 소귀나무 열매[楊梅] 모양의 작고 붉은 돌기들이 나타난다. 단 발병 초기에는 담백설에 옅은 색의 돌기(이상유두李狀乳頭의 팽륭)가 보인다.

백배白㾦는 온병에서 출현하는 좁쌀 크기의 투명한 소수포를 말한다. 주로 목과 가슴에 다발하지만 얼굴에는 나타나지 않는 것이 특징이다. 온병에서 발한이 잘 되지 않을 때 나타나며 습열濕熱이 있음을 의미한다. 소수포에 액체가 가득하고 반짝이는 것은 정배晶痦라고 하며 순증에 해당하고, 마른 뼈와 같은 색이고 액체가 투출되지 않는 것은 고배枯痦라고 하며 역증에 해당한다. 심한 경우 의식 저하로 이어질 수 있다. 백배를 땀띠[汗疹]를 포괄하는 개념으로 보는 견해도 있다.

두진痘疹은 천연두天然痘, smallpox와 수두水痘, chicken pox = varicella를 포괄하는 명칭인데, 천연두는 열성 전염병으로 한 때 전 세계 사망 원인의 10%를 차지했을 정도로 사망률이 높은 반면, 수두는 자주 발생하는 병으로 예후가 좋다. 천연두는 두창 바이러스 감염으로 인하는데, 『제병원후론諸病源候論』에서는 두창豆瘡으로, 『유유집성幼幼集成』에서는 두창痘瘡이란 표현으로 기재되어 있으며, 근래에는 천화天花라는 표현도 사용되었다. 우리말 표현으로는 '마마'라고 하며 천연두 자체를 '두痘'라고 표현하는 경우도 있다(예 : 『장씨의통張氏醫通』). 천연두의 경과를 보면, 먼저 적색의 구진이 나타나다가 장액漿液이 충만해지면서 팽진의 형태로 나타난 후 팽진이 궤란되면서 딱지[痂皮]가 형성되고, 딱지가 떨어지고 나면 반흔(곰보 자국)이 남게 된다. 두진은 전신에 나타날 수 있으며 두면과 사지에 밀도가 높은 편이다. 현재는 소멸된 상태다.

수두는 『경악전서景岳全書』에 수두水痘라는 이름으로 등장하였으며, 수두水豆(『의설醫說』), 수포水泡(『세의득효방世醫得效方』), 수진水疹(『의학정전醫學正傳』)의 표현으로도 기재되었고, 우리나라에서는 '작은 마마'라고 했다는 견해가 있다. 수두는 현대의학적으로는 수두 대상포진 바이러스varicella zoster virus (VZV)에 의해 발생하는 질환으로, 한의학적으로는 풍열風熱에 외감되어 발생하는 것으로 본다. 수두는 먼저 발열, 두통 증상을 나타내고, 곧이어 두면부의 피부 위에 홍색 구진이 발생하며 이것이 변하여 타원형의 수포를 이루게 된다. 사지로 퍼져나가기도 하지만 대개는 체간부에서 많이 나타나며 입안 점막에도 병변이 발생한다. 수포의 꼭대기는 둥글고 장액이 찬 엷은 물집이 생긴 후 약간 혼탁해지면서 딱지를 이루어 탈락되며 반흔을 남기지 않는데, 이를 서구에서는 '장미꽃잎 위의 이슬방울dew drop on a rose petal'이라고 한다. 수포의 크기는 다양한데, 이는 한 시점에 여러 단계의 병변이 동시에 관찰되기 때문으로 수두의 중요한 특징 중 하나이다. 수포는 6일 정도면 모든 병변에 딱지가 생기며 약 1~3주 후 떨어진다. 두진의 분포가 희소하면 순증, 밀집되어 있으면 역증으로 보며, 5~9세, 특히 4세에서 6세 사이의 어린이에게 호발한다.

사관창蛇串瘡은 현대의학의 대상포진帶狀疱疹, herpes zoster으로 『의종금감醫宗金

鑑』(1739)에 기록되어 있다. 과거 수두에 걸렸었거나 수두 예방접종을 했던 사람에게서 감각신경절에 잠복해 있던 수두 대상포진 바이러스(VZV)가 재활성화하여 발생하게 된다. 침범된 감각신경절이 지배하는 피부분절에 따라 수포가 나타나며 통증이 매우 심하다. 가슴신경의 침범이 가장 흔하여 50% 이상이 몸통에 생기며 20%정도는 얼굴에서 발생하는데 특히 이마 부위가 흔하다. 허리에 나타난 경우 전요화단纏腰火丹, 두면부에 나타난 경우 두화단頭火丹이라고 하였다.

내선奶癬은 현대의학의 아토피 피부염이며, 『외과정종外科正宗』(1617)에 기재되어 있다. 다른 말로는 태선胎癬, 태렴창胎歛瘡이라고도 한다. 대개 유아기나 소아기에 초발하는 만성 재발성 피부질환인데, 생후 2개월부터 2세 사이에는 주로 머리, 얼굴, 몸통 부위에 붉고, 습하고 기름지고 딱지를 형성하는 병변으로 나타나고 3세 이후부터 사춘기 이전의 기간에는 팔, 다리, 손목, 발목 등 구부러지는 부위에 피부 비후, 구진, 인설, 색소 침착, 소수포 등이 보이며 이마의 태선화, 눈 주위의 발적 및 인설, 귀 주위의 피부 균열 및 딱지 등이 생기는 전형적인 증상을 나타낸다. 성인기에는 대체로 호전되나 일부는 자극성 피부염 및 피부 건조증의 증상이 잔존하게 된다.

1-6 표재 혈관과 손발톱의 망진

표재 혈관의 색깔과 형태 변화는 안면의 색진과 유사한 진단적 정보를 제공한다. 전통적으로 이러한 진단에 활용되었던 부위는 어제 부위와 식지(제2지) 부위였다.

1. 엄지두덩 부위 정맥의 망진

엄지손가락 손목손허리관절(수근중수관절)과 손허리손가락관절(중수지관절) 사이 내측의 근육이 충만한 부위인 엄지두덩의 정맥에 대한 망진 방법이다. 이 부위가 어제혈魚際穴이 있는 부위이기 때문에 어제락맥진법魚際絡脈診法이라고 한다.

어제락맥魚際絡脈을 관찰할 때는 단순히 색택色澤만을 보는 것이 아니라, 길이와 변화 속도를 함께 살펴야 한다. 이 진단법은 『영추靈樞·경맥經脈』에 "낙맥의 진찰 방법은 다음과 같다. 핏줄의 색이 푸르면 한기가 있으면서 통증이 있는 것이고 붉으면 열이 있는 것이다. 위장 속이 차면 엄지두덩의 핏줄이 푸른 경우가 많다. 위장에 열이 있으면 엄지두덩의 핏줄은 붉어진다. 엄지두덩이 검어지는 경우는 오랜 비증痺症이 있는 것이다. 붉은 색도 있고 검은 색도 있고 푸른 색도 있는 것은 한열왕래가 있는 것이다. 푸른 핏줄이 짧게 나타나는 것은 기가 줄어든 것이다"[27]라고 하여 처음으로 등장한다. 어제혈魚際穴은 수태음폐경手太陰肺經에 속하고, 소아추나小兒推拿에서는 비위脾胃에 속한다. 질병을 진단하는 원리는 맥진脈診에서 독취촌구맥법獨取寸口脈法의 원리와 동일하다. 또 폐경肺經은 중초中焦에서 시작되기 때문에 위胃 및 비脾와 밀접한 관련이 있는데, 어제락맥魚際絡脈의 기혈氣血은 비위脾胃의 화원化源이 된다. 위기胃氣는 위로 수태음폐경手太陰肺經에 이른 다음에 전신全身에 퍼지게 되기 때문에 어제락맥을 관찰하여 위기胃氣의 상태를 살필 수 있고, 위중胃中의 한열寒熱을 진찰할 수 있다.

당대唐代의 의가 손사막孫思邈은 『천금요방千金要方·소아부유방小兒婦孺方』에서 후간법候癇法을 설명하면서 "손의 엄지두덩이 검은 것은 간질의 징후다. 엄지두덩의 핏줄이 붉은 것은 열이 있는 것이고 엄지두덩의 핏줄이 푸른 것은 한寒이 있는 것이며 핏줄이 가느다란 것은 정상이다"[28]라고 하여 어제락맥의 진단 의의를 설명하였다. 손사막이 소아의 간질을 진찰하는 어제락맥 관찰을 이용한 것처럼, 후세의 의가들은 소아질병의 진단에 이 방법을 주요하게 사용하였다.

『사진결미四診抉微·진혈맥診血脈』에는 "적색이 많으면 열이 많고 청색이 많으면 통증이 많으며 흑색이 많으면 비증痺症이 많고 적색·흑색·청색이 함께 보이는 것은 한열왕래에서 자주 나타난다"[29]라고 하여, 어제락맥진법魚際絡脈診法에 대해 종합하여 정리하였다. 일반적으로 임상에서 어제락맥의 색이 적赤할 때는 이열증裏熱證에 속하는 경우가 많은데, 이는 열熱이 낙맥絡脈을 확장시켜 기혈氣血이 가득하기 때문이다. 어제락맥의 색이 청靑할 때는 한寒, 통痛에 속하는 경우가 많은데, 이는 한사寒邪가 혈맥血脈을 응삽凝澁하거나 통증으로 낙맥絡脈이 울체鬱滯되어 불통不通하기 때문이다. 어제락맥의 색이 흑黑할 때는 혈락血絡이 울체鬱滯되거나 비병痺病이 오래된 경우, 병이 중한 경우가 많다.

어제魚際와 손가락의 끝 장측掌側의 색이 선홍색鮮紅色을 나타내며 피부가 얇게 변하고 압박하면 선홍색이 창백하게 변하는 것을 주사장朱砂掌이라 부르는데, 이는 간울혈어肝鬱血瘀 환자에게서 많이 나타난다.

27) 凡診絡脈, 脈色靑則寒且痛, 赤則有熱。胃中寒, 手魚之絡多靑矣; 胃中有熱, 魚際絡赤。其魚黑者, 久留痺也; 其有赤·有黑·有靑者, 寒熱氣也; 其靑短者, 少氣也。
28) 手白肉魚際脈黑者是癇候, 魚際脈赤者熱, 脈靑大者寒, 細者平也。
29) 多赤多熱, 多靑多痛, 多黑多痺, 赤黑靑色, 多見寒熱。

어제락맥진법魚際絡脈診法은 다른 진단법에 비해 명확하고 쉬워서 소아질병의 진단에 더욱 중요한 진단방법이다.

2. 소아 제2지 정맥의 망진

망소아식지락맥望小兒食指絡脈, 소아지문망진법小兒指紋望診法이라고도 하며, 소아의 식지食指 장측掌側 전연前緣에 나타나는 천표부淺表部 낙맥絡脈의 변화를 관찰함으로서 병정病情을 진찰하는 방법이다. 대개 3세 이하의 소아에게 적용된다.

1) 진단의 이론적 배경

식지食指 외측의 낙맥絡脈은 촌구맥寸口脈의 분지가 되고 촌구맥과 함께 수태음폐경手太陰肺經에 속한다. 수태음폐경은 분지가 식지를 따라 유주한다. 따라서 식지 형색의 변화는 촌구맥의 변화와 일반적으로 일치하며, 인체 내부 병정의 변화를 나타낸다.

3세 이하의 소아는 촌구맥위寸口脈位가 단소短小하고, 진찰 시 협조를 구하기 어려우므로, 맥진법을 통해 정확한 맥상脈象을 구하기 어렵다. 따라서 식지로써 삼관三關을 정하여 병정을 살핀다. 또 소아의 피부는 얇고 연하여 맥락脈絡이 뚜렷이 나타나므로 관찰하기가 쉽다. 따라서 소아식지락맥의 망진은 절진切診을 보조하는 방법으로 활용된다.

2) 방법

소아의 식지食指는 지절肢節에 따라 삼관三關으로 나눠지는데, 제일절第一節이 '풍관風關'이고, 중절中節이 '기관氣關'이며, 말절末節이 '명관命關'이다.

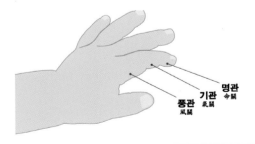

■ 유소아 식지의 삼관三關

망진할 때 보호자가 소아를 감싸서 밝은 곳을 향하도록 하고, 진찰자는 왼손의 무지拇指와 식지食指를 이용하여 소아의 식지 끝을 잡은 다음 오른손 무지로 소아 식지의 외측을 손가락 끝에서 손바닥 쪽으로 몇 차례 밀면서 살피는데, 이때에 적당한 힘을 가하면 낙맥絡脈의 모양이 나타나게 된다.

3) 임상적 의의

망소아식지락맥望小兒食指絡脈은 낙맥의 형색변화形色變化를 관찰하는 보조적인 진찰 방법으로서, 소아과에서 주로 활용된다. 낙맥의 형색변화를 통해 장부기혈臟腑氣血의 성쇠盛衰와 병정의 표리表裏, 한열寒熱, 허실虛實을 살펴서 병정의 경중輕重과 예후豫後를 판단하는 데 활용된다.

① 낙맥의 정상 지문指紋

옅은 홍자색의 선조가 황색(피부색)에 덮여 있는 모습이며 풍관風關을 넘지 않는다.

② 낙맥의 병적 지문指紋과 주병主病

병리적 지문을 관찰함에 있어서 지문의 부침浮沈, 색택色澤, 장단長短, 형상의 변화에 주의하여야 한다.

㉠ 부침浮沈

부현浮顯 : 병사病邪가 표표表表에 있는 것으로서, 외감표증外感表證에서 나타난다. 외사外邪가 표표表表를 침습하여 정기正氣가 사기邪氣에 항쟁抗爭하게 되면 기혈氣血이 표표表表로 몰리게 되어 지문이 부현浮顯하게 된다.

침은沈隱 : 병사病邪가 이裏에 있는 것으로서, 내상이증內傷裏證에서 나타난다. 사기邪氣가 내부에 침입하여 기혈氣血이 조체阻滯되어 외표外表에 도달하지 못하게 되어 지문指紋이 침은沈隱하게 된다.

㉡ 색택色澤

일반적으로 지문의 색이 깊으며 어둡고 탁하면 실증實證에 속하는 경우가 많고, 색이 옅고 윤기가 없으면 허증虛證에 속하는 경우가 많다.

선홍鮮紅 : 외감표증外感表證에 속한다. 정기正氣가 사기邪氣에 항쟁抗爭하게 되면 기혈氣血이 표표表表로 몰리게 되어 지문이 부현浮顯하게 되므로 지문이 선홍鮮紅하게 된다.

자홍紫紅 : 이열증裏熱證에 속한다. 이열裏熱이 항성亢盛하여 맥락을 확장시켜 기혈氣血이 옹체壅滯하므로 지문에 자홍색紫紅色이 드러나는 것이다.

청색靑色 : 동통, 급성 경풍驚風에서 나타난다. 통증이 있는 것은 불통不通하기 때문이니 맥락脈絡의 기혈氣血이 울체鬱滯되거나, 간풍肝風이 내동內動하여 근맥筋脈을 구급拘急하고 맥락이 울체鬱滯되어 청색이 나타나는 것이다.

자흑紫黑 : 혈락血絡이 울폐鬱閉된 것이니 병정이 위중한 징후이다. 실사實邪가 항성亢盛하여 심폐의 기가 쇠하여 맥락이 어체瘀滯되어 지문에 자흑색紫黑色이 나타나는 것이다.

담백淡白 : 비허脾虛, 감적疳積에서 주로 나타난다. 비위기허脾胃氣虛하여 기혈생화氣血生化가 부족하면 맥락에 기혈氣血이 충만하지 못하게 되어 지문의 색이 옅어지는 것이다.

ⓒ 장단長短

지문이 풍관風關에 국한되어 나타나는 것은 사기邪氣가 초범初犯하여 병위病位가 얕고 병정이 가벼운 경우이니 외감초기外感初起에 주로 나타난다. 지문이 기관氣關에까지 나타나는 것은 사기가 점점 깊어지는 것이니 병정이 점차 심해지는 양상이고, 명관命關에까지 나타나는 것은 사기가 장부臟腑에까지 들어온 것이니 병정이 엄중한 상태이다. 만약 지문이 손가락 끝까지 나타나며 지문의 색이 자흑색紫黑色을 띠게 되면 병정이 매우 위험한 것이니 예후가 불량한 경우가 많은데, 이를 가리켜 '투관사갑透關射甲'이라고 한다.

ⓔ 형상

지문의 분지가 뚜렷하게 나타나는 것은 실증實證, 열증熱證에 속하는 경우가 많은데, 이는 정기正氣가 사기邪氣와 상쟁相爭하여 기혈氣血이 옹체壅滯된 상태이다. 반대로 분지가 불분명한 것은 허증虛證, 한증寒證에 속하는 경우가 많은데, 이는 기혈부족氣血不足으로 기혈이 맥락에 충만하지 못하기 때문이다.

망소아식지락맥望小兒食指絡脈의 요점을 총괄하면, "부·침으로 표리를 구분하고 홍·자로 한열을 변별하며 담·체로 허실을 확정하고 삼관으로 경중을 헤아린다[浮沈分表裏, 紅紫辨寒熱, 淡滯定虛實, 三關測輕重]"라고 표현할 수 있다.

3. 손발톱의 망진

망조갑望爪甲, 조갑진법爪甲診法이라고도 하며, 손톱과 발톱의 색택色澤, 형태形態 등의 변화를 관찰하여 질병을 진단하는 망진의 한 종류이다.

1) 진단의 이론적 배경

① 조갑과 간肝

조갑은 손가락과 발가락을 덮고 있는 근筋의 연신延伸이고, 오장五臟 중에서 간肝과 가장 밀접한 관련이 있으며, 간담肝膽의 외후外候가 된다. 『소문素問·오장생성론五藏生成論』에 이르기를 "간과 합치되는 요소는 힘줄이며 간의 왕성함이 드러나는 곳은 손톱이다"[30]라고 하였고, 『소문素問·육절장상론六節藏象論』에서는 "간은 …… 그 왕성함이 드러나는 곳은 손톱이고 간의 기가 채워지는 곳은 힘줄이며 간을 통해 혈기가 생긴다"[31]라고 하였다. 『영추靈樞·본장本藏』에서는 "간은 손톱에 대응된다. 손톱이 두껍고 색이 노란 사람은 쓸개가 두껍고, 손톱이 얇고 색이 붉은 사람은 쓸개가 얇으며, 손톱이 단단하고 색이 푸른 사람은 쓸개가 수축되어 있고, 손톱이 부드럽고 색이 붉은 사람은 쓸개가 늘어져 있으며, 손톱이 곧고 색깔이 희며 주름이 없는 사람은 쓸개가 곧고, 손톱이 추하고 색이 검으며 주름이 많은 사람은 쓸개가 뭉쳐 있다"[32]고 하였는데 이는 조갑이 근지여筋之餘이며, 근筋은 간肝의 혈기血氣가 생하는 곳이므로, 조갑의 영양은 간으로부터 오며 간담肝膽의 병변과 근의 허실虛實 상태는 조갑의 변화에 반영된다는 것을 전제로 한 설명이다.

② 조갑과 기타 장부

조갑은 폐肺, 심心 등 기타 장부와도 밀접한 관계를 가지는데, 『영추靈樞·경맥經脈』에 이르기를 "수태음의 기가 끊어질 때는 …… 기가 순환되지 않으면 살갗이 그을리고 살갗이 그을리면 진액이 피부와 관절에서 빠져나가며 진액이 피부와 관절에서 빠져나가면 손톱이 마르고 터럭이 끊어진다"[33]고 하였고, 『소문素問·오장생성론五藏生成

---

30) 肝之合筋也, 其榮爪也。

31) 肝者 …… 其華在爪, 其充在筋, 以生血氣。

32) 肝應爪. 爪厚色黃者, 膽厚; 爪薄色紅者, 膽薄; 爪堅色靑者, 膽急; 爪濡色赤者, 膽緩; 爪直色白無紋者, 膽直; 爪惡色黑多紋者, 膽結。

33) 手太陰氣絶 …… 氣不榮則皮毛焦, 皮毛焦則津液去皮節, 津液去皮節者則爪枯毛折。

論』에 이르기를 "간과 합치되는 요소는 힘줄이며 간의 왕성함이 드러나는 곳은 손톱이고 간을 조절하는 주체는 폐다. …… 손가락은 혈을 받아들임으로써 쥐는 동작을 할 수 있다"[34]라고 하였다. 이는 조갑의 영윤榮潤이 폐기肺氣를 받아서 혈맥血脈이 통해야 유지될 수 있으며, 만약 폐기가 쇠하여 혈맥이 잘 통하지 못하면 조갑이 마른다는 것을 설명하는 것이다.

『영추靈樞·궐병厥病』에서는 "진심통眞心痛의 증상은 다음과 같다. 손발이 푸르게 되어 무릎과 팔꿈치 관절까지 이르며 심장의 통증이 심하다. 아침에 발생하면 저녁에 죽고 저녁에 발생하면 다음날 아침에 죽는다"[35]라고 하였는데, 이는 임상에서 구순口脣이나 지갑指甲이 청자색青紫色으로 변하는 것이 진심통眞心痛의 응급한 증후임을 설명한 것이다.

『제병원후론諸病源候論』에서는 "손발톱 주변의 피부가 벗겨져 일어나는 것을 역로逆臚(거스러미)라 한다. 이는 풍사가 살의 결로 침입하여 혈과 기가 안정을 잃은 데 기인한다"[36]고 하였고, 또 청대淸代 유근초俞根初의 저서『통속상한론通俗傷寒論』에서는 "피부가 희면서 몸이 마르고 손톱이 선홍색인 것은 기허氣虛에 화火가 있는 것이다. 피부가 희되 생기가 없고 습윤하지 못하며 손톱에 핏기가 없는 것은 폐肺와 위胃가 허한虛寒한 것이다. 피부가 희되 약간 푸르거나 팔뚝에 푸른 핏줄이 많이 보이는 것은 기허氣虛하여 통혈統血하지 못한 것이다. 손톱의 색이 푸르다면 음한陰寒의 징후다"[37]라고 하였다. 이는 조갑과 인체 장부臟腑, 기혈氣血의 성쇠盛衰가 밀접한 관련이 있으며, 조갑의 생김새는 장부, 기혈 상태를 외부에 반영하는 표지임을 설명한 것이다.

③ 조갑은 십이경맥十二經脈이 기지교결起止交結하는 근원

조갑은 경락계통에서 매우 중요한 역할을 하는데, 십이경맥이 기지교결起止交結하는 근원이 되고, 수족삼양경手足三陽經과 수족삼음경手足三陰經이 모두 조갑에서 상교相交하여 표리表裏의 기가 구통溝通한다. 따라서 조갑에는 풍부한 경락망經絡網이 분포하여 기혈이 매우 충만하여, 경락 및 장부의 상태를 관찰하는 좋은 창窓과 같은 역할을 한다.

---

34) 肝之合筋也, 其榮爪也, 其主肺也 …… 指受血而能攝。
35) 眞心痛, 手足靑至節, 心痛甚, 旦發夕死, 夕發旦死。
36) 手足爪甲際皮剝起, 謂之逆臚。風邪入于腠理, 血氣不和故也。
37) 白而消瘦, 爪甲鮮赤, 氣虛有火也; 白而夭然不澤, 爪甲色淡, 肺胃虛寒也; 白而微靑, 或臂多靑脈, 氣虛不能統血也; 若爪甲色靑, 則爲陰寒之證也。

2) 임상운용

① 색택色澤

백색白色 : 손톱이 연위광백軟萎胱白하고 누르면 창백蒼白해지는 경우는 원기휴손元氣虧損 간혈불영肝血不榮인 경우가 많다. 일반적으로 색이 창백한 것은 비신양쇠脾腎陽衰로 인한 허한증虛寒證의 경우가 많고, 색이 담백淡白한 것은 혈허血虛나 기혈양허氣血兩虛인 경우가 많다.

홍색紅色 : 조갑이 홍적紅赤한 것은 열증熱證인 경우가 많은데, 일반적으로 기분氣分에 열이 있는 경우이다. 색이 선홍鮮紅한 것은 혈분血分에 열이 있는 경우가 많고, 색이 홍紅하면서 자색紫色이 나타나거나 강絳하면 풍열독風熱毒이 성하여 사기邪氣가 심경心經을 범한 것이거나 비증痺證, 역절풍歷節風 등인 경우가 많다. 색이 홍자紅紫하면서 어둡거나 자감紫紺한 것은 사혈死血이 어체瘀滯된 것이니 비증痺症이 오래되거나 담화풍열痰火風熱이 흉폐胸肺에 조체阻滯되어 기혈이 울폐鬱閉된 경우가 많다. 다만 조갑의 색이 음주, 목욕 후에 홍紅한 것은 정상적인 반응이다.

황색黃色 : 조갑의 색이 황黃한 것은 황달黃疸, 간담습열肝膽濕熱인 경우가 많다. 만약 갑판甲板의 색이 황黃하고 가장자리가 흑색黑色을 띠고, 복창변당腹脹便溏, 핍력기단乏力氣短, 음식무미飲食無味, 면목지체부종面目肢體浮腫 등의 증상이 함께 나타나면 '황갑증후군黃甲症候群'이라 한다. 이는 비기부족脾氣不足, 음식실절飲食失節이나 비위중기脾胃中氣가 손상을 받아 편기오미偏嗜五味함으로써 발생하는 경우가 많다. 손톱의 표면에 회황색晦黃色이 나타나면서 황달黃疸이 아닌 경우는 구혈嘔血, 혈루血漏 등과 같은 만성질환이나 비신양허脾腎兩虛한 경우가 많다.

청색靑色 : 조갑이 청자靑紫하면서 광택을 잃어버리는 것을 말한다. 조갑의 색이 청靑한 것은 한증寒證인 경우가 많다. 색이 남색藍色에 가까우면 실증實證인데, 어혈瘀血이나 심혈어조心血瘀阻인 경우가 많고, 허증虛證의 경우에는 탁한 남색·청자색을 띠는데 예후가 나쁜 경우가 많다. 만약 병이 오래되고 조갑과 수족이 모두 청색을 띠게 되면, 이것은 간기肝氣가 절絶한 징후로서 예후가 매우 불량하다. 조갑이 청자靑紫하면 사열邪熱이 중하고 기혈氣血이 울체鬱滯된 경우가 많다.

흑색黑色 : 조갑에 대상帶狀의 흑색 부위가 나타나거나 조갑 전체가 흑색이나 흑갈색으로 변하고, 눌러도 흑색이 없어지지 않는 것을 말한다. 조갑의 색이 매우 검은 색[烏黑]을 띠는 것은 어혈瘀血이 있거나 사혈死血이 내응內凝한 경우이고, 색이 흑색을 띠면서 고고枯槁한 것은 예후가 나쁜 경우가 많은데, 병이 오래된 경우에는 신기腎氣가 절絕한 징후이다. 조갑이 흑黑하면서 지궐肢厥, 구역嘔逆, 안면암청顔面暗靑하면 예후가 나쁘다.

② 형태

건고갑乾枯甲 : 조갑이 건고乾枯한 것은 간열肝熱인 경우가 많으며, 심음부족心陰不足, 간혈휴허肝血虧虛, 혈운불창血運不暢인 경우에도 나타난다. 조갑이 건고乾枯한 것은 일반적으로 예후가 나쁜 경우가 많은데, 특히 조갑이 건고하여 물고기의 비늘처럼 변하는 것을 '어린갑魚鱗甲'이라고 하는데, 신기쇠갈腎氣衰竭이나 비실건운脾失健運, 기화불리氣化不利, 수액체류水液滯留로 인해서 발생한다.

위축갑萎縮甲 : 갑체甲體가 위축되어 알에서 방금 깨어난 벌레껍질[初生蟲翹]처럼 변하는 것은 심음허손心陰虛損하여 혈행장애가 발생하거나 여풍대독癘風大毒으로 발생하는 경우가 많다. 선천성조갑발육불량증先天性爪甲發育不良症은 선천품부부족先天稟賦不足, 정혈휴손精血虧損으로 조갑이 윤양潤養을 받지 못하기 때문에 발생한다.

박리갑剝離甲 : 갑판甲板과 갑상甲床이 점차 분리되어 죽순 모양으로 벗겨지는 것으로 '죽순갑竹筍甲'이라고 칭하기도 한다. 처음에는 손톱의 가장자리 부분이 백색을 띠면서 틈이 생기며 떨어지다가, 점점 심해지면 손톱의 뿌리 부분까지 넓게 번지게 되어 손톱이 회백색을 띠면서 광택이 없어지고 연하면서 얇아진다. 박리갑剝離甲은 흔히 한 손톱에 발생하지만 경우에 따라서는 여러 손톱에 발생하기도 한다. 실혈과다失血過多, 영혈휴손營血虧損으로 인해 주로 발생하는데, 평소 간혈부족肝血不足, 간경혈조肝經血燥, 기혈부제氣血不濟, 음양실조陰陽失調, 기기불창氣機不暢한 경우에 조갑이 영윤榮潤을 받지 못하여 나타나는 경우도 있다. 일반적으로 각종 출혈성 질환이나 영양실조 등에 의한 빈혈에서 나타난다.

탈락갑脫落甲 : 손톱이나 발톱이 빠지는 것은 탈저脫疽, 한센병(여풍癘風), 손·발가락에 발생하는 급성 악성종기(사정蛇疔) 등의 질환이 있는 경우가 많다. 외과질환 후에 손·발톱이 빠지는 것을 제외하고 빠진 손·발톱이 다시 재생되지 않는 것은 위험한 징후인데, 명문화命門火가 쇠쇠衰하거나 신체허약이 극심해서 회복이 어려운 경우이다.

연박갑軟薄甲 :   생리적으로 조갑이 연박軟薄한 것은 견인성堅靭性을 잃어버린 것을 말한다. 병리적인 연박갑은 인성靭性을 잃어서 조갑의 보호기능을 상실하여 갑상甲床이 담淡하고 반월半月이 부정不整하고 손톱의 주름도 가지런하지 않은 것을 말한다. 이는 기약혈휴氣弱血虧, 혈행장애血行障碍로 인해 음정陰精이 불포不布하여 조갑이 자양을 받지 못하기 때문인데, 출혈증, 칼슘 결핍, 한센병(여풍癘風), 구비久痺 등의 질환에서 잘 나타난다.

조후갑粗厚甲 :   손톱이나 발톱의 끝이나 가장자리가 점차 비후해지면서 손·발톱의 표면이 광택을 잃고 회백색을 띠며 표면이 울퉁불퉁해지고, 갑질甲質이 고고枯槁해지면서 잘 부러져 가루 모양의 주식蛀蝕이나 결손이 나타나고, 갑상甲床에 황반黃斑이 생기면서 족부 진균류 감염을 동반하게 된다. 조후갑은 손발톱 무좀 환자에게서 흔히 관찰되는데, 기허혈조氣虛血燥한 상태에서 풍風을 받아 조갑이 자양을 받지 못하여 고후枯厚해지거나, 수습水濕에 물들거나 습독濕毒에 외침外侵 당하여 기혈이 조체阻滯되어 발생한다.

구상갑鉤狀甲 :   갑판甲板이 손가락 끝을 따라 굽어져서 중간 부분이 융기되어 산처럼 불룩해지며, 심한 경우 매의 발톱 모양으로 변하고, 조갑의 표면이 거칠어지고, 흑색, 회흑색, 흑록색이 나타나면서 불투명해지고 광택이 없어지는 것이다. 구상갑鉤狀甲은 외상으로 인해 발생하는 경우가 많으나 선천품부先天稟賦에 의해 발생하기도 하는데, 기울혈어氣鬱血瘀로 낙맥絡脈이 조체阻滯되어 조갑을 유양濡養하지 못하기 때문에 발생한다. 풍비風痺, 근련筋攣 환자에게서 자주 관찰된다.

작형갑勺形甲 :   반갑反甲이라 칭하기도 한다. 갑판이 얇아지고 연해지면서 조갑의 가장자리가 말려서 일어나 중앙부위가 오목해져 주걱 모양으로 변하는 것이다. 갑하甲下의 한쪽이 창백해지고 조갑의 표면이 울퉁불퉁해지고 때때로 작은 백점白點이 나타나는 것으로서, 손톱에서 주로 나타나지만 발톱에 나타나는 경우도 있다. 기허혈휴氣虛血虧나 간혈부족肝血不足, 비실건운脾失健運, 영양불량으로 조갑을 자양하지 못하기 때문에 발생하는 경우가 많다. 일반적으로 대병후나 평소 비위脾胃가 허약하여 심하게 야윈 경우, 징가癥瘕 적취積聚로 인한 구비久痹 환자에게서 많이 관찰된다.

횡구갑橫溝甲 : 조갑의 표면에 오목한 가로로 불규칙한 간격의 도랑이 나타나면서 조갑의 투명도가 떨어지는 것이다. 사열邪熱로 폐조肺燥하여 기진氣津이 불포不布하거나, 간기肝氣가 울결鬱結하거나, 기허혈어氣虛血瘀로 조갑이 자양을 받지 못하기 때문에 발생한다. 일반적으로 간기능장애에서 나타나지만, 갑하甲下에 어혈을 동반하는 것은 외상에 의한 경우가 많다.

척릉갑嵴棱甲 : 조갑의 표면에 오목한 세로로 불규칙한 간격의 도랑이 나타나는 것으로서 "종구갑縱溝甲"이라 칭하기도 한다. 간신부족肝腎不足, 간양상항肝陽上亢, 기혈쌍휴氣血雙虧에 의해 발생하거나 갑상손상甲床損傷으로 음양실조陰陽失調, 기혈실화氣血失和된 소치인 경우가 많다.

1-7 배출물의 망진

배출물의 망진은 환자의 분비물과 배설물의 형태, 색깔, 성질, 양의 변화를 관찰하여 변증辨證의 근거를 마련하는 과정이다. 분비물은 인체의 관규管竅에서 분비되는 액체를 말하며, 눈물[淚], 콧물[涕], 침[唾와 涎] 등이 있으며 이의 색, 형태, 양의 변화는 장부의 기능 변화와 밀접한 관계가 있다. 배설물은 인체에서 배설되는 대사산물로 대변, 소변, 월경혈, 대하, 땀, 구토물 등을 포함한다.

일반적으로 배출물의 색이 희고, 맑고 묽으며, 양의 많은 경우는 허증虛證, 한증寒證에 속하고, 색이 노랗고 진하고 성질이 농후하면 실증實證, 열증熱證에 속한다.

1. 침·가래·콧물의 망진

입과 코에서 배출되는 분비물로 침과 가래, 콧물이 있는데 한의서에서는 침을 두

가지로 구분하여 점도가 낮은 묽은 침을 연涎, 점도가 높은 침을 타唾라고 하였다. 가래는 담痰, 콧물은 체涕라고 하였다.

분비물의 명칭	의미
담痰	가래. 폐와 호흡기에서 배출되는 점액
체涕	콧물. 비강에서 분비되는 점액
연涎	맑고 묽은 침
타唾	침 중에서 다소 끈적끈적한 점액성의 침

아래에 이 각각에 대한 진찰 내용을 설명한다.

1) 가래의 망진[望痰]

담痰, 즉 가래는 폐와 기도에서 배출되는 점액으로, 담의 색, 질, 양의 변화를 관찰하면 병사病邪의 성질을 판단할 수 있다.

담이 희고 묽은 것은 한담寒痰에 속하는 경우가 많다. 이는 한사寒邪가 폐를 막아 진액이 응고되어 담을 형성하거나, 혹은 비양脾陽이 부족하여 습濕이 모여 담을 형성하고 위로 올라와 폐로 침입하여 발생하게 된다.

담이 누렇고 농후하여 덩어리를 이루는 것은 열담熱痰에 속하는 경우가 많다. 이는 폐화肺火나 기타 열사熱邪로 인해 진액이 말라 담이 생성된 것이다.

담의 양이 적고, 끈적끈적하여 뱉어내기 어려운 것은 조담燥痰에 속한다. 이는 조사燥邪가 폐로 침입하여 폐의 진액을 손상시키거나 혹은 폐음허肺陰虛로 인해 진액이 부족해져 발생하게 된다.

담이 희고 미끌거리면서 양이 많으며 쉽게 뱉어낼 수 있는 것은 습담濕痰에 속한다. 이는 비의 운화運化 기능이 실조되어 습사濕邪가 한곳에 모여 담을 형성하고 폐로 침입하여 발생하게 된다.

담에 선홍색 혈액이 섞여 있는 경우는 객혈喀血에 해당하는데, 폐결핵, 폐암 등에서 볼 수 있다. 이는 폐음肺陰이 허虛하고, 간화肝火가 폐로 침입하여 화열火熱이 폐락肺絡을 상하게 하여 발생하게 된다.

담에 비린내 나는 피고름이 섞인 경우는 폐옹肺癰이며, 열독熱毒이 폐를 막아 농을 형성한 것이다.

2) 콧물의 망진[望涕]

콧물은 비강에서 분비되는 점액이며, 폐의 액이다. 때문에 콧물의 형태와 성질을 살펴서 폐기肺氣의 허실과 사기의 성질을 판단할 수 있다.

코가 막히고 맑은 콧물이 흐르는 것은 외감풍한外感風寒이 원인이다.

콧물이 탁하고 노란색을 띠면 외감풍열外感風熱이거나 풍한風寒이 안으로 들어와 열熱로 변화한 것이다.

많은 양의 맑은 콧물이 줄줄 흐르고, 재채기가 빈번한 것은 비구鼻鼽라 하며 풍한이 폐위肺衛에 묶여 발생한다.

오랫동안 탁한 콧물이 흐르고, 콧물 속에 농이 섞여 나오고 냄새가 심하게 나는 것은 비연鼻淵이라 하며 습열濕熱이 정체되어 나타난다.

콧물 속에 피가 섞여 나오면 조사燥邪나 열사熱邪가 경락을 상하게 한 것이다. 하지만 피가 섞여 나오는 횟수가 잦은 경우는 비강내의 악성 종양이나 다른 원인이 있을 수 있으므로 추가 검사가 필요하다.

3) 침의 망진[望涎唾]

연涎은 구강에서 흘러나오는 맑고 묽은 점액으로 비脾에 속한 체액이다. 침은 구강에서 분비되어 입안을 습윤하게 하고, 음식물이 넘어가는 것을 도우며 소화를 촉진시키는 작용을 한다. 침을 관찰하면 비와 위의 병변을 진찰할 수 있다.

맑은 침이 다량 분비되는 경우는 비위허한脾胃虛寒 혹은 비위양허脾胃陽虛하여 기가 진액을 화생하지 못하여 발생하게 된다.

끈적끈적한 침은 비위습열脾胃濕熱로 인한 경우가 많다.

입에서 저도 모르게 맑은 침이 흐르거나 잘 때 더 심한 것은 비의 기가 허하여 수렴하지 못하기 때문이다. 어린이에게 위열胃熱이 있거나 충적蟲積이 있을 때도 많은 침을 흘리게 된다.

타唾는 구강에서 나오는 끈적끈적한 포말형 점액으로 신腎의 액液이지만 위胃도 관련되어 있다.

위가 허랭虛冷하고, 신양腎陽이 부족하여 수액水液을 따뜻하게 운화하지 못하면 수시로 타말唾沫을 토해내게 된다.

위에 숙식宿食이 있거나 습사濕邪가 있어 타액이 위기胃氣를 따라 상역上逆하여 입으로 흘러넘치면 타액이 많아지게 된다.

2. 구토물의 망진

구토물은 위기胃氣가 상역上逆하여 구강에서 토해내는 위의 내용물을 말하는 것으로 외감, 내상에서 모두 발생 가능하다.

구토물이 맑고 시큼한 냄새가 없는 경우는 한증寒證인 경우가 많다. 위의 양기가 부족하여 수곡이 소화되지 못하거나, 한사寒邪가 위胃로 침입하여 위양胃陽을 손상시켜 위가 화강和降하지 못하여 발생하게 된다.

구토물이 지저분하고 시큼한 냄새가 나는 것은 주로 열사熱邪가 위로 침입하여 위가 정상적으로 기능을 발휘하지 못해 열사가 위 속의 음식물을 썩힘으로써 발생하게 된다.

소화되지 않은 음식물이나 시큼하게 부패된 음식물을 토해내는 것은 주로 식상食傷에 속하고, 이는 폭음폭식으로 인해 비위脾胃가 상하여 발생하게 된다.

황록색을 띤 쓴 물을 토해내는 것은 주로 간담울열肝膽鬱熱 혹은 습열濕熱로 인해 담즙이 역상한 경우에 발생하게 된다.

맑은 침을 토하는 경우는 비의 운화기능이 소실되어 위에 담음痰飮이 정체되고 담음이 위기를 따라 역상하므로 발생하게 된다.

혈액이나 핏덩어리를 토하고, 그 안에 음식물 찌꺼기가 섞여 있는 것은 위열胃熱이거나 혹은 간화肝火가 위로 침입하거나 위의 어혈로 인해 발생한다.

구토할 때 농과 혈이 섞여 있으면 위옹胃癰이다. 이는 위에 열독이 쌓여서 발생한다.

3. 대소변의 망진

1) 대변의 망진

대변은 비, 위, 대장, 소장 기능과 밀접한 관련이 있다. 또한 간의 소설疏泄, 신양腎陽의 온후溫煦기능과도 관련이 있다. 대변의 형태, 성질을 살피는 것은 한열허실의 감별에 도움을 줄 수 있다.

대변이 물처럼 묽은 것은 외감한습外感寒濕이거나 찬 음식을 먹어 비의 운화運化기능에 이상이 생겨 발생하게 된다.

대변이 황갈색을 띠고 찐득하며 냄새가 심한 것은 습열濕熱 혹은 서습暑濕에 의해 대장의 전도傳導기능이 실조되어 발생하게 된다.

소화되지 않은 음식물이 섞여 있는 대변은 비허脾虛 혹은 신허腎虛로 인하여 발생하게 된다.

끈적이면서 농혈이 섞인 변은 이질痢疾인 경우가 많다.

대변이 회백색을 띠는 경우는 황달 환자에게서 간담소설肝膽疏泄의 이상에 의해 나타나게 된다.

대변이 건조하여 양의 똥처럼 변하여 배변이 곤란한 것은 주로 열이 왕성하여 진액을 손상시키거나, 음허로 장이 윤택함을 잃고 전화傳化가 잘 되지 않아 발생하게 된다.

대변에 선홍색 피가 섞여 있는 경우는 결장부 이하의 출혈이 대부분이며 치질痔疾, 장풍하혈腸風下血 등에서 나타나고, 혈색이 암홍, 자흑색인 경우는 결장 상부 출혈이 대부분이며 내상노권內傷勞倦, 비허脾虛, 간위불화肝胃不和 등에서 나타난다.

2) 소변의 망진

소변은 특히 신, 방광 기능과 밀접한 관련이 있다. 정상적인 소변은 담황색이며, 맑고 깨끗하여 혼탁함이 없다.

소변이 맑고 양이 많은 것은 주로 허한증虛寒證에 속한다.

소변이 노랗고 양이 적은 것은 주로 실열증實熱證에 속한다.

소변에 피가 섞여 있는 것은 결석으로 인해 혈락血絡이 상하거나, 습열이 방광에 뭉치거나, 음허화왕陰虛火旺이나 역독疫毒 또는 약물로 인해 신腎이 상하거나, 비신脾腎이 튼튼하지 못해서 발생한다. 석림石淋, 열림熱淋, 신장암, 방광암, 일부 혈액병, 전염병 등에서 볼 수 있다.

소변이 쌀뜨물처럼 혼탁하거나, 기름처럼 미끌미끌한 것은 요탁尿濁이라고 한다. 주로 비신휴허脾腎虧虛하여 청탁淸濁을 분리하지 못하거나, 혹은 습열이 하래로 흘러 기화가 순조롭지 못하여 발생한다.

소변에 모래가 섞여 나오는 것은 석림石淋인데 이는 습열이 하초에 뭉쳐서 발생하게 된다.

1-8 설진

설진은 망진의 하나로서 혀의 상태는 기혈의 성쇠, 진액의 충만 여부, 장부의 허실, 병의 깊이를 반영하며 예후의 양호 여부를 알려주는 지표가 된다.

1. 혀의 구조와 기능

설상면(배면)은 설첨舌尖, 설중舌中, 설변舌邊, 설근舌根으로 구분된다.

설상면 전체에 유두乳頭가 분포하고 있다. 유두乳頭, papilla는 혀나 입천장에 분포하는 돌기로서 입천장 쪽의 유두를 구개유두, 혀의 유두를 설유두라 지칭한다. 유두의 측면에 미각 조직인 미뢰味蕾가 존재한다.

사상유두絲狀乳頭(모상유두毛狀乳頭, 실유두)는 실과 같은 모양이며 혀의 전면(설근을 제외한 설면 전체)을 가장 넓게 덮고 있는 유두다. 혀에서 관찰되는 유두의 대부분은 사상유두다. 원래의 형태는 실 모양이나 대개 설태가 사상유두를 둘러싸고 있기 때문에 둥근 모양으로 보인다.

이상유두李狀乳頭(용상유두茸狀乳頭, 담상유두蕈狀乳頭, 버섯유두)는 구형의 돌기이며 사상유두 사이에 드문드문 분포하고 보다 큰 형태의 돌기로 보인다.

엽상유두葉狀乳頭(잎새유두)는 설근부에 분포하고 있는 길고 비교적 큰 유두이고 유곽유두有郭乳頭(성곽유두)는 가장 큰 지름의 유두로서 테두리를 가지고 있다. 설근부에 일렬로 분포한다.

설근을 제외한 부분에 사상유두絲狀乳頭(실유두)와 이상유두李狀乳頭(버섯유두)가 분포하며 설근부에는 유곽유두有郭乳頭(성곽유두)와 엽상유두葉狀乳頭(잎새유두)가 존재한다.

설하면에는 중앙에 설소대舌小帶가 지나가고 양쪽으로 설하정맥이 주행한다.

2. 혀와 장부·경락의 관계

1) 혀와 심心의 관계

혀는 심장의 '싹'과 같은 존재[舌爲心之苗]로서, 심장의 기가 혀로 통하므로 심장이 편안하면 혀가 오미를 구분할 수 있게 된다[38].

2) 혀와 비위脾胃의 관계

비장의 기가 입으로 통하므로 비장이 편안하면 입이 오곡을 감지하게 된다[39]. 혀는 비의 외후外候라 할 수 있다.

---

38) 心氣通於舌, 心和則舌能知五味矣。(黃帝內經・靈樞・脈度)
39) 脾氣通於口, 脾和則口能知五穀矣。(黃帝內經・靈樞・脈度)

3) 혀와 진액

혀에는 항상 침이 덮여 있으므로 혀의 건조 여부는 체내 진액의 충만·부족을 살필 수 있는 단서가 된다.

4) 혀의 부위별 장부 배속

과거 몇 가지 배속 형태가 있었으나, 오늘날에는 설근부가 신장, 설중은 비위, 설첨과 그 주변은 심폐, 설변은 간담의 상태를 나타내는 것으로 보고 있다.

3. 설진의 방법과 주의사항

1) 광선과 조명

충분한 광량의, 직사광선이 아닌 자연광이 비치는 곳에서 관찰한다. 주변에 유색 물체의 반사광이 강한 곳은 혀와 설태의 외견상의 색깔에 영향을 줄 수 있으므로 피해야 한다. 광원은 태양광의 색깔과 유사한 백색 광원이 적절하며 황색, 적색 등 특정 색깔의 인공 광원은 피해야 한다.

2) 자세

설체를 충분히 노출하도록 지시해야 한다. 먼저 입을 최대한 벌리도록 지시하고 이어 설첨부가 아랫입술을 향해 내려오도록 지시한다. 의식적으로 혀를 고정하려 할 경우 혀의 흔들림이 오히려 강해질 수 있으므로 자연스럽게 혀를 내밀도록 해야 한다. 한편 설하부를 관찰할 때는 혀끝을 윗니에 접촉하거나 가까이하되 설하면이 충분히 넓게 보이도록 입을 크게 벌리게 한다.

3) 염태染苔

음식물의 섭취는 설진 소견에 큰 영향을 미친다. 따라서 설진을 하기 전에 음식물 섭취 상황을 확인하여 잘못된 진단을 하지 않도록 주의해야 한다. 과도하게 차거나 뜨거운 음식은 설체의 색깔에 변동을 초래하며 진단 직전 물을 마신 경우 혀의 습윤 도에 영향을 준다. 음식물 섭취량과 혀를 움직이는 정도에 따라 설태의 두께가 달라 진다. 특히 특정 색깔의 음식물 섭취는 설태의 색깔에 큰 영향을 미치는데 이처럼 음식물에 의해 변색된 설태를 '염태染苔'라고 한다. 흔히 염태를 유발하는 음식으로는 우유, 한약, 과즙 음료, 초콜릿, 아이스크림 등이 있다.

4) 치아의 상태

치아의 일부가 탈락되었을 때는 설태 후박厚薄의 불균등이 나타날 수 있다.

5) 혀의 선천적 변이

혀의 선천적인 변이에 주의해야 한다. 예를 들어 선천적인 설소대 단축, 선천적인 혀의 주름·고랑 등이 있을 수 있으므로 주의한다.

6) 체질의 문제

체질적인 문제로 특정 설상을 장기간 유지하는 사람이 있다. 비위습열脾胃濕熱 체질인 자는 흔히 백후태白厚苔가 나타나며 체질적으로 위의 진액이 부족한 자는 평소에도 무태無苔, 홍설紅舌인 경우가 있다.

7) 병리 소견이 아닌 설상

건강인에게도 설변에 치흔齒痕이 존재하는 경우가 있으며 정상인 200명당 1인 정도는 설면에 열문裂紋이 보인다.

4. 설진의 관찰 요소

1) 관찰 요소

① 설체(설질)

설체는 혀 자체를 말하며 설질舌質이란 표현으로 지칭하기도 한다. 설체의 변동은 장부의 허실, 한열과 질병의 경중 및 예후를 판단하는 데 활용된다. 설체는 상대적으로 혈병血病을 잘 반영하는 요소라 할 수 있다. 설체에서 관찰하는 주요 특성은 색깔, 형태, 자세와 동태다.

② 설태

설태는 설유두에 형성되는 유색의 부착물을 말한다. 위기胃氣·위음胃氣의 허실虛實, 존망存亡과 병사病邪의 성질, 병위의 천심淺深을 판단하는 데 활용된다. 설체에 비해 상대적으로 기병氣病을 주로 반영하는 요소라 할 수 있다. 설태에서 관찰하는 주요

지표는 색깔, 형태, 질 및 천이 과정이다.

③ 설하락맥

설하정맥sublingual vein을 말한다. 과도한 팽륭이나 연장[舌下絡脈怒張]이 있는지, 지나치게 어두운 색깔은 아닌지를 관찰한다.

2) 각 요소의 정상 소견

정상적인 상태에서 설체는 담홍설淡紅舌, 설태는 박백태薄白苔를 형성한다.

① 설체

색깔은 담홍淡紅이며 습윤도가 적절하고[潤澤] 자세가 바르며 움직임이 자유로운 것이 설체의 정상 소견이다.

② 설태

색깔은 희고 두께는 얇은 설태 즉 박백태薄白苔가 정상적인 상황에서 보이는 설태다. 습윤도 역시 적절하고 설태가 뭉친 부분 없이 얇고 고르게 덮여 있다.

③ 설하락맥

정상적인 설하정맥의 길이는 설첨舌尖에서 설소대 기시부까지 연결한 선의 3/5을 초과하지 않으며 맥관 직경이 2.7㎜ 미만이다. 정맥이 굽었거나 자흑색紫黑色으로 보이는 이상 소견이 없다.

5. 설체의 관찰

설체를 관찰할 때 눈여겨보아야 할 요소는 설체의 색깔과 형태, 그리고 자세 및 움직임이다. 설상면뿐만 아니라 설하면도 관찰해야 한다.

1) 설체의 색

설체의 색은 담백淡白, 담홍淡紅, 홍紅, 강絳, 자紫, 청靑의 6종으로 구분한다. 이 가운데 담홍색이 정상 설체의 색깔이다.

① 담백설

담백설淡白舌은 핏기가 없는 엷은 색깔의 혀를 말한다. 담백설은 허증, 한증의 지표가 되며 허한증虛寒證에서 전형적으로 나타난다. 기혈양허증氣血兩虛證에서도 흔히 볼 수 있다.

② 담홍설

담홍설淡紅舌은 진하지도 엷지도 않은 적정 색상을 띤 혀를 말한다. 건강한 사람에게서 보이는 혀지만 병사病邪가 있더라도 이부裏部로 전입되지 않은 상태인 표증表證 단계에서는 혀에 병리적 변동이 없어서 담홍설이 나타난다.

③ 홍설

홍설紅舌은 정상 상태의 혀보다 핏기가 진해진 붉은 빛깔의 혀를 말한다. 실열증實熱證과 허열증虛熱證을 포함한 모든 열증熱證에서 보인다.

④ 강설

강설絳舌은 붉은 빛이 나지만 홍설보다 강렬한 느낌의 진한 색이 나타나는 혀를 말한다. 마치 공기 중에 방치되어 변색된 적색 과육의 색깔과 같다. 이열裏熱의 항성亢盛을 나타낸다.

⑤ 자설

자설紫舌은 자줏빛이 섞인 혀로서 대개 탁하고 어둡게 보인다. 이열裏熱의 항성, 혈어증血瘀證을 나타내지만 설면이 습윤한 상태에서 다른 한증 증상과 함께 나타날 때는 음한내성陰寒內盛의 지표가 되기도 한다.

⑥ 청설

청설靑舌은 푸르스름한 혀로서 혈어증血瘀證에서 나타날 수 있으며 열증이 종말 단계에 접어들었을 때(소위 열극熱極)나 한증이 종말 단계에 접어들었을 때(소위 한극寒極)도 보인다. 기혈양허氣血兩虛에서도 나타날 수 있다.

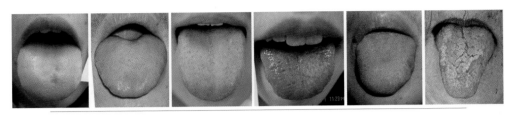

■   설체의 색. 왼쪽으로부터 각각 담백설, 담홍설, 홍설, 강설, 자설, 청설.

2) 설체의 형태적 특징

색깔 외에 혀에서 관찰해야 하는 것으로 혀의 형태적 특징이 있다. 기본적으로 평가해야 할 형태적 요소는 혀의 매끈한 정도와 두께이며 전통적으로는 움직임의 자유도와 외관상의 습윤도도 이와 함께 파악하였다. 병증에 따라 나타날 수 있는 형태적 지표로는 열문裂紋, 점點(홍점紅點, 어점瘀點), 자刺(망자芒刺), 치흔齒痕 등이 있다.

① 기본적 비교 요소

설체 형태의 계량적 비교 요소는 설체의 두께와 표면의 굴곡 정도이다. 그런데 과거에는 여기에 더하여 혀의 활동성, 즉 설신舌神과 혀의 습윤도(택澤)를, 두께 및 굴곡 여부와 함께 관찰해야 할 요소로 함께 언급하였다. 여기서도 이를 포함하여 설체에서 관찰해야 할 대대적對待的 비교 요소를 설명한다.

㉠ 영고榮枯

본래 영고는 습윤 여부를 말하는 용어지만 설진 영역에서 영고란 표현은 습윤도와 함께 혀가 자유로운 활동을 할 수 있는지도 아울러 나타내는 의미로 사용하였다. 즉 설진에서의 영고는 혀의 신神과 택澤을 함께 나타내는 용어라 할 수 있다.

• 영설

붉은 색이 선명하고, 설체의 움직임이 활동적일 때 이러한 혀를 영설榮舌이라 부른다. 혀에 생기가 있다는 표현이며, 기혈이 충만하고, 장부의 기능이 쇠퇴하지 않았음을 나타낸다.

• 고설

설질이 건조하며 거칠고[乾澁] 혀의 색이 지나치게 담백淡白하거나 지나치게 자암색紫暗을 띠며 설체의 움직임이 활동적이지 않은 경우 이러한 혀를 고설枯舌이라 부른다. 혀에 생기가 없다는 것을 표현하며 기혈이 크게 손상되고 장부의 기능이 쇠패衰敗된 것을 나타낸다. 예후가 불량하다.

ⓛ 노눈老嫩

혀의 육질이 나이 들어 보이는지 아니면 어리게 보이는지를 구분하여 노설과 눈설을 정하였다. 대체로 혀 표면의 굴곡이 적은 경우 눈설, 굴곡이 많은 경우 노설에 해당하며 외관상의 강경·유연 여부도 노·눈의 구분에 참고한다.

• 노설

설질이 거칠고, 단단하며 굳고 나이가 들어 보이는 혀를 노설老舌이라고 한다. 실증에서 많이 볼 수 있다.

• 눈설

설질이 윤기가 있으며, 두툼하게 살쪄 있고 살이 약해 보이는 혀를 눈설嫩舌이라고 한다. 허증에서 나타날 때가 많다.

ⓒ 비수肥瘦

정면 관찰과 함께 혀의 측면 관찰을 통해 혀가 두꺼운지 얇은지 관찰해야 한다. 혀의 두께에 따라 수박설과 반대설이 나뉜다.

• 수박설

설체가 얇고 위축된 모양일 때 이러한 혀를 수박설瘦薄舌이라 한다. 홍설 또는 강설에서 나타날 때가 많은데 이는 음허화왕陰虛火旺을 나타낸다. 담백설에서 나타나는 수박설은 한열과 무관하며 허증의 지표가 된다. 보통 기혈양허氣血兩虛에 해당한다.

• 반대설

설체가 두텁고 팽창된 모양일 때 이러한 혀를 반대설胖大舌이라고 한다. 반대설의 존재는 수습水濕의 정체를 나타낸다. 허증일 경우에는 양허陽虛로 수습이 정체된 것으로서 대표적으로는 비신양허증脾腎陽虛證에서 보인다. 이 경우 담백淡白, 반대胖大의 특징과 함께 치흔齒痕이 나타난다. 실증일 경우에는 실사實邪로서 습이 있는 것을 나타내며 한습증寒濕證에서는 백니태白膩苔와 함께, 습열증濕熱證에서는 황니태黃膩苔와 함께 나타날 때가 많다. 비위습열증脾胃濕熱證이 반대설, 황니태가 형성되는 대표적인 증이다.

② 특징적 소견

혀에서 살펴야 할 특징적인 형태적 지표로 열문裂紋과 점자點刺, 치흔齒痕이 있다. 이 밖에 혀의 출혈, 염증, 종양 등도 주의해서 살펴보아야 할 소견이다.

㉠ 열문裂紋

혀 표면의 갈라진 무늬를 말한다. 주로 열증의 표현이다. 전형적으로 홍설이나 강설에서 나타나며 이는 열의 항진으로 진액이 손상되었음[熱盛傷津]을 나타낸다. 담홍설에서 열문이 나타났을 때는 진액부족津液不足이나 기혈양허氣血兩虛를 의미한다. 담백설에서 나타났을 때는 혈허血虛, 비습脾濕 등에 해당한다.

㉡ 점자點刺

혀 표면의 돌기를 망자芒刺라고 한다. 망자에는 팽창·동출된 유두(이상유두李狀乳頭)와 혀 표면의 염증 병소(소위 '혓바늘')가 포함된다. 망자는 사열항성邪熱亢盛의 표현으로서, 망자의 크기는 열사熱邪의 경중을 지시하며 망자의 부위는 열사의 소재 장부를 지시한다. 설첨부에 망자가 나타나면 심화항성증心火亢盛證, 혀의 중앙에 나타나면 위열증胃熱證, 설변부에 나타나면 간담화성증肝膽火盛證을 나타낸다. 맵고 자극적인 것을 과식하거나 야간 작업으로 긴장한 사람에게도 망자설이 나타난다.

한편 이상유두의 색깔이 진한 홍색으로 바뀌어 두드러져 보일 때 이를 홍점紅點이라 하며 이상유두가 검붉은 색을 띨 때는 어점瘀點이라고 한다. 홍점은 망자와 동일한 임상적 의의를 가지고 있으며 어점은 혈어증血瘀證의 지표가 된다. 홍점, 어점, 망자를 합쳐서 혀의 점자點刺라고 한다.

㉢ 치흔齒痕

설변부에 나타나는, 이에 눌린 듯한 자국을 말한다. 작은 찻숟갈로 누른 듯한 형태를 보인다. 기본적으로 수습水濕의 지표가 된다. 반대胖大한 담백설淡白舌에서 치흔이 보일 경우 허증에서는 양허陽虛로 인한 수습내정水濕內停, 실증에서는 한습寒濕을 지시한다. 반대한 홍설紅舌에서 치흔이 보일 경우에는 습열濕熱이 있거나 열과 담痰이 병존하는 것으로 해석한다. 담홍설에서 치흔이 나타나는 것은 소아의 가벼운 질환에서 볼 수 있으며 평소 기혈부족 경향이 있는 사람에게서도 볼 수 있으며 일부는 무증상이다.

치흔이 나타나는 가장 대표적인 증은 비신양허증脾腎陽虛證이다.

㉣ 중설重舌

혀 아래에서 설체가 중첩된 모양을 보이는 것을 말한다. 침샘의 염증이나 설하혈관종(소위 연화설蓮花舌)에 해당한다. 심화상염心火上炎, 심비경心脾經의 열, 사려태과思慮太過, 풍담상박風痰相搏 또는 국소의 열독熱毒에 기인한다.

㉤ 설창舌瘡

혀에 나타난 화농성 염증이다. 혀의 상하 사방에 흩어져 나타날 수도 있다. 대개 동통이 있으나 간혹 없는 경우도 있다. 심화心火, 위열胃熱 및 기타의 음허에서 출현하며 일시적으로 과로한 경우에도 나타난다.

설감舌疳으로도 칭하였다. 단, 옛 문헌의 설감 가운데 일부는 설암에 해당하므로 주의해야 한다.

㉥ 설뉵舌衄

혀에서 나타나는 출혈을 말한다. 백혈병, 재생불량성빈혈 등의 혈액질환에서 자주 보인다. 심心·비脾의 열 또는 기타 허열을 나타낸다.

㉦ 설치舌齒(설란舌爛)

연꽃 모양의 육아肉芽가 생긴 것이다. 표면은 헐어 문드러져서 격심한 통증이 있다. 혀의 양성·악성 종양에 해당한다. 심心·비脾의 열을 나타낸다.

3) 설체의 자세와 동태

설체에서는 색깔 및 형태적 특징 이외에 그 자세와 움직임도 진단적 의의를 갖는다. 설체의 자세와 동태는 특히 설신舌神과 관계가 깊다.

① 강경설

뻣뻣하여 자유롭게 움직이지 못하는 혀를 강경설强硬舌이라고 한다. 실증 징후로서 외감에서는 열입심포熱入心包 또는 열성상진熱盛傷津에서 나타날 수 있으며 내상에서는 전간癲癇 및 간풍내동肝風內動, 담미심규痰迷心竅, 풍담조락風痰阻絡에서 보인다. 이와 반대로 혀의 정상 소견으로서 혀가 부드럽고 자유롭게 움직이는 것은 설연舌軟이라 부른다.

② 위연설

설체가 연약하고 무력하게 펴져 있으며 동작이 활발하지 않은 것을 위연설痿軟舌이라고 한다. 오랜 병에서 담백설, 윤태潤苔와 함께 나타날 때는 심한 기혈부족을 나타내며 오랜 병에서 홍·강설, 조태燥苔와 함께 나타날 때는 음허, 특히 간신음허와 진액부족을 지시한다. 새로 걸린 병에서 홍·강설, 조태와 함께 나타날 때는 열성상진熱盛傷津을 의미한다.

③ 왜사설

한쪽으로 치우친 혀를 왜사설歪斜舌이라고 한다. 중풍 및 그 전조증, 후유증에서 흔히 보인다.

④ 설전동

혀가 떨리는 것을 설전동舌顫動이라고 한다. 고혈압, 중풍, 알코올중독 등에서 나타난다. 담백설·담홍설에서 나타난 경우에는 오랜 질병 이환으로 인한 기혈양허氣血兩虛를 나타내며 홍설에서 나타난 경우는 열극생풍熱極生風, 망음亡陰, 심비허손心脾虛損 등에 해당한다.

⑤ 토롱설

혀를 내놓고 있는 것을 토설吐舌이라 하고 혀를 쉴 새 없이 움직이는 것을 농설弄舌이라 한다 이 둘을 합쳐 토롱설吐弄舌이라 한다. 두 가지 현상이 함께 나타날 수도 있다. 심비열성心脾熱盛 또는 소아발육부전에서 보인다.

⑥ 단축설

길게 내밀지 못하거나 짧게 보이는 혀를 단축설短縮舌이라 한다. 질병 상황에서 보일 때는 질병이 엄중함을 나타내는 표현이 된다. 허증일 경우에는 심한 기혈부족氣血不足 또는 비허脾虛, 실증일 경우에는 한응寒凝, 열성상진熱盛傷津을 나타낸다. 선천적인 설소대 단축에 기인한 경우도 있다.

4) 설하락맥

설배면(설상면)을 관찰한 이후에는 혀를 구부려 혀의 아래쪽이 관찰자에게 보이도록 하여 설하면을 관찰한다. 설하면에서는 설태에 덮이지 않은 설체 본래의 색깔을 관찰할 수 있으며 설하락맥, 즉 설하정맥sublingual vein을 통해 혈어증의 징후를 확인할 수 있다. 설하락맥에서 관찰해야 할 주된 요소는 그 색깔과 형태다. 형태에 있어서는 정상보다 굵게 보이는가가 주된 관찰 요소가 된다.

① 설하락맥노장舌下絡脈怒張

설하정맥의 팽대, 확장을 말한다. 설하락맥노장이 보일 때 그 색깔 역시 정상보다 어두운 색깔로 나타날 때가 많다. 혈어血瘀의 표현이다.

② 설하락맥어체舌下絡脈瘀滯

설하정맥 또는 기타 모세혈관에 불규칙한 점상, 선상, 편상片狀으로 피가 맺힌 것이 보인다. 어떤 것은 물고기 알 모양처럼 보인다. 설하락맥노장과 마찬가지로 혈어의 표현이다.

6. 설태의 관찰

설태에서는 설태의 색과 형태를 관찰하고 설태의 변동 양상을 확인한다.

1) 설태의 색

설태는 그 색에 따라 백태白苔, 황태黃苔, 회태灰苔, 흑태黑苔로 나눈다. 이 밖에 황태에 더하여 미황태微黃苔, 초황태焦黃苔의 세부 구분을 하기도 하며 갈태褐苔, 녹태綠苔 등의, 백·황·회·흑 4개 범주에 포함되지 않는 색깔이 보이기도 한다.

설태의 망진을 통해 환자에게 침범한 외사外邪의 천심深淺, 질병의 경중, 소화 능력의 강약 및 정기와 사기의 세력을 변별할 수 있다.

① 백태白苔

표증, 한증, 허증, 습증을 지시한다. 열성병의 회복기나 만성기관지염, 천식, 만성 신염 등에서 볼 수 있지만 일반적으로 질병 초기나 가벼운 질병에서 많이 나타나며 예후도 비교적 양호하다.

② 황태黃苔

이증裏證, 열증을 지시한다. 폐렴, 장관 감염, 간염, 충수염, 소화기능실조 등에서 많이 나타나며, 급성열병에서 사기가 왕성한데 정기가 약해지지 않았거나 사기와 정기의 충돌이 격렬할 경우에 나타나다.

③ 회태灰苔

이증, 담습, 한증, 이열증을 지시한다. 열극진고熱極津枯한 경우 또는 역으로 양허한성陽虛寒盛한 경우에도 보일 수 있다. 회태, 흑태 모두 질병을 오래 앓은 환자나 중병 환자에게서 많이 나타난다. 환자의 저항력이 극도로 저하되었음을 의미하며 예후도 비교적 불량하다.

④ 흑태黑苔

이증, 열극상음熱極傷陰, 한성寒盛, 신음휴손腎陰虧損을 지시한다. 흑태가 나타날 때는 태색 이외의 소견과 동반 증상에 따라 한열허실을 구분한다. 허증의 경우에는 정신이 또렷하나[神淸] 피로감을 느끼며[身倦], 실증의 경우에는 의식이 저하되지만[神昏] 목소리는 강하다[言壯]. 물을 마시려 할 경우[喜飮]는 열증, 반대의 경우[不喜飮]는 한증이다.

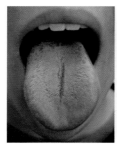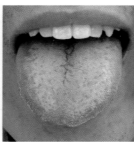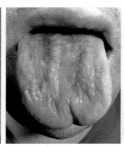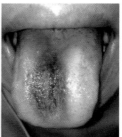

■ 설태의 색. 왼쪽부터 백태, 황태(설근부 및 혀 중앙), 회태, 흑태(혀 중앙).

⑤ 겸색兼色

한 가지 색깔의 설태가 혀를 덮고 있을 때도 있으나 두 가지 색이나 여러 가지 색의 설태가 혀를 덮고 있는 경우가 있다. 백태에 다른 색이 겸해진 경우와 회·흑태에 다른 색이 겸해진 경우를 나누어 설명한다.

㉠ 백태의 겸색

- 황백태黃白苔

  풍한風寒이 화火로 변하는 경우 또는 사기가 양명陽明으로 들어가는 경우에 나타난다.

- 회백태灰白苔

  활滑한 것은 한습寒濕, 탁탁濁한 것은 한습이 담痰을 겸한 것이며 백태에 반변이 회백색인 것은 상한의 반표반리증이다.

- 흑백태黑白苔

  표사입리表邪入裏의 여러 가지 경우에 보인다. 습윤도와 진태·가태 여부에 따라 한열을 구분한다.

- 흑백황태黑白黃苔

  병병倂病 혹은 합병合病 등 증의 이행 과정이나 증의 상겸相兼이 있을 때 보인다.

- 회백흑태灰白黑苔

  태음경의 습사濕邪가 있을 때 보인다.

㉡ 회태와 흑태의 겸색

- 박회흑태薄灰黑苔

  엷은 검댕을 칠한 것 같은 회흑색의 설태다. 활윤滑潤한 것이 많다. 양허 또는 한습을 지시한다.

- 회흑태灰黑苔

  회흑색이고 건조하면 대체로 열성상진熱盛傷津·음허화왕陰虛火旺을 의미한다.

- 황회태黃灰苔

  습이 오래되어 열이 발생된 경우에 해당한다.

- 황흑태黃黑苔

  태음의 습열내결濕熱內結을 지시한다.

2) 설태의 형태적 특징

설태의 형태와 관련된 계량적 특성으로 설태의 두께와 습윤도가 있다. 이 밖에 설태의 군집 형태와 탈락 여부도 설태에서 관찰해야 할 형태적 특징이다.

① 설태의 후박厚薄

설태의 두께에 따라 후태厚苔와 박태薄苔를 나눈다. 후태와 박태를 판별하는 육안적 기준은, 설태를 통해서 설질이 보이는가 그렇지 않은가 하는 것이다. 즉 설태가 두터워 설질이 보이지 않을 때[不見底] 후태라 하며 설태 사이사이로 설질이 보일 때[見底]는 박태라 한다. 박태의 단계를 지나 설태가 거의 보이지 않을 때는 소태少苔, 설태가 사라졌을 때는 무태無苔라고 한다.

설태의 후박은 병사病邪의 천심淺深과 병정病情의 진퇴進退를 반영한다.

㉠ 박태薄苔

정상 소견. 증상이 있을 때는 표사表邪가 이부裏部로 전입되지 않은 표증表證 단계임을 의미한다. 이증의 경우에는 보통 후태가 형성되나 비위허손脾胃虛損에서는 설태가 줄어들어 박태가 형성될 수 있다.

㉡ 후태厚苔

이증裏證을 의미한다. 특히 식적食積, 담습痰濕을 지시한다.

② 설태의 윤조潤燥

설태의 습윤도는 진액津液의 허실虛實과 존망存亡을 반영한다.

㉠ 윤태潤苔

설태 표면이 습윤한 경우를 말한다. 진액이 손상되지 않았음을 표시한다. 습윤한 정도가 정상을 벗어난 경우에는 활태滑苔라고 하며 습濕, 특히 한습寒濕과 담痰의 존재를 나타낸다.

㉡ 조태燥苔

설태 표면이 건조한 경우를 말한다. 진액의 손상이나 열증熱證을 나타낸다.

③ 설태의 부니腐膩

일반적인 설태는 적당한 밀도로 유두에 부착되어 있으나 때에 따라 설태가 커다란 덩어리를 형성하는 경우도 있고 이웃한 유두 사이에서 설태가 연결되어 치밀한 설태의 층을 형성하는 경우도 있다. 이와 같은 설태의 특수한 군집 형태 가운데 주목해야 할 것으로 부태腐苔와 이태膩苔가 있다.

㉠ 이태膩苔

끈끈한 물질로 덮여 있는 듯 보이며, 외견상 과립 모양이 없어질 정도로 설태가 치밀한 상태를 말한다. 습濕, 담痰, 식적食積을 나타낸다.

㉡ 부태腐苔

과립이 크고 두꺼워서 두부 비지 같은 모습이다. 쉽게 벗겨진다. 위열胃熱, 식적, 담을 나타낸다.

④ 설태의 박락剝落

설태에 결손 부위가 생긴 것을 말한다. 설태는 위기胃氣, 위음胃陰의 성쇠를 표시하며 설태의 박락이 있을 경우 위기허손胃氣虛損, 위음부족胃陰不足으로 해석한다.

㉠ 화박태花剝苔

박락 부위가 혀의 여러 곳에서 보일 때 화박태라고 한다. 설근부, 설중앙, 설첨부에 한정해서 나타나날 때는 각각 근박태根剝苔, 중박태中剝苔, 전박태前剝苔라고 한다.

㉡ 유박태類剝苔

설태가 결손된 듯 보이나 설체가 그대로 드러나 있지 않고 얇고 미세한 설태가 유두를 덮고 있는 경우 유박태라고 한다.

㉢ 지도설地圖舌

박락부의 경계가 돌기되어 뚜렷하게 보이며 박락 부위의 경계가 불규칙하다. 박락 부위가 때때로 이동한다. 기음양허증氣陰兩虛證에서 나타날 수 있고 과민체질의 아동에게도 잘 나타난다. 질병과 무관하게 나타날 수도 있는데 이 경우에는 다른 증상과 소견을 살펴 변증시치를 해야 한다.

ⓔ 경면설鏡面舌

설태가 벗겨진 후 재생되지 않고 태가 없는 상태가 되어 거울과 같이 빛나는 것을 말한다. 위음허胃陰虛, 위기대상胃氣大傷 또는 기음양허氣陰兩虛를 의미한다.

3) 설태의 동태

① 설태의 진가眞假와 유근有根·무근無根

설태가 유두에 잘 부착되어 있는지 그렇지 않은지를 살펴 진태眞苔, 즉 유근태有根苔와 가태假苔, 즉 무근태無根苔를 구분한다. 이는 위기胃氣의 존망과 사정성쇠邪正盛衰를 반영한다.

㉠ 진태眞苔(유근태有根苔)

설태가 혀 표면에 굳게 붙어서 잘 떨어지지 않는 것을 말한다. 실증, 열증에서 보이며 위기가 아직 쇠약해지지 않았음을 표시한다. 질병의 후기에 무근태 밑에 새로운 설태가 생성되는 것은 질병의 호전 징후다.

㉡ 가태假苔(무근태無根苔)

닦으면 쉽게 떨어져 나가는 설태를 말한다. 허증, 한증에서 보이며 위기가 쇠약해진 것을 나타낸다. 질병이 가벼운 경우에도 가태가 나타날 수 있다. 식사 후에 태가 없어지는 것은 이허裏虛 또는 정상 소견이다.

② 설태 유무의 변동

㉠ 설태의 갑작스런 출현

질병 이환 중 무태無苔에서 갑자기 유태有苔로 변하는 경우는 위의 탁기濁氣가 범람하거나 열사熱邪가 점차로 왕성해지는 상황이다.

㉡ 설태의 갑작스런 소실

질병 이환 중 유태에서 갑자기 무태로 변하는 경우는 위음胃陰의 고갈을 의미한다. 위의 생발지기生發之氣가 부족한 상황이다.

③ 설태 분포의 변동

㉠ 혀 중앙의 설태 소실

혀 주변부는 유태, 가운데는 무태인 경우로서 병사病邪가 이부裏部로 들어갔으나 아직 깊지 않고 위기胃氣가 먼저 손상되었음을 나타낸다.

㉡ 혀 중앙의 설태 잔존

가운데는 유태, 주변부는 무태인 경우로서 표사表邪가 줄었지만 여전히 위와 장에 적체가 있거나 담음이 있을 때 나타난다.

㉢ 편측의 설태 잔존

한쪽으로 설태가 치우쳐 존재하는 것은 병사가 반표반리半表半裏에 있을 때 보인다.

④ 설태의 변화 유형

질병의 진행에 따라 설태의 특징은 일정한 순서로 변화되는 것이 보통이다.

㉠ 외감열병의 설태 변화

질병이 진행됨에 따라 설태가 점차 진해진다. 전형적으로는 다음의 순서를 따른다 : 박백태薄白苔 → 황백태黃白苔 → 박황태薄黃苔 → 심황태深黃苔 → 초황태焦黃苔 → 회태灰苔(건조하며 망자芒刺 동반) → 회태灰苔(태의 질이 거침[粗糙]) → 흑태黑苔(태의 질이 거침)

㉡ 내상잡병의 설태 변화
 • 기허와 양허에서

  박백태薄白苔 → 박백습윤薄白濕潤 → 활태滑苔의 순서로 변화된다.
 • 혈허와 음허에서

  박백태薄白苔 → 소태少苔 → 화박태花剝苔 → 경면설鏡面舌의 순서로 변화된다.

2 문진聞診

문진聞診은 글자 그대로 '문聞'의 행위를 통해 진찰하는 것을 말하는데 이에는 소리를 듣는 것 이외에 냄새를 맡는 것(문향聞香, 문취聞臭)도 포함된다. 또한 넓게는 맛을 통해 진찰하는 일체의 행위도 문진에 포함되는데, 다만 미각을 통한 진찰은 여러 가지 제약으로 인해 충분히 확립되지 않은 상태다. 따라서 이 책에서는 문진聞診의 내용으로서 소리를 통한 진찰과 냄새를 통한 진찰, 이 두 가지를 소개한다.

2-1 성음 진단

성음聲音은 체내의 공기의 흐름이 기관이나 기타의 빈 공간을 통과하면서 발생되는 소리를 말하며, 성음의 진찰에는 단순히 목소리뿐만 아니라 언어의 유창성이나 논리성 등에 대한 관찰도 포함된다. 즉, 소리를 통해 표현되는 일체의 행위에 대한 진단을 수행하는 것이 바로 성음 진단이다.

성음聲音은 주로 기氣의 활동에 의해 발현되는 것으로서, 이는 폐肺, 심心, 신腎과 밀접한 관계가 있다. 장지총張志聰(1616~1674)은 이에 대하여 "음성의 기관을 말해 보자면, 심장은 언어를, 폐는 소리를 담당하지만, 양 신장 사이의 동기[腎間動氣]가 혀로 나오는 것을 거쳐야만 목소리가 나올 수 있다"[40]고 하였다. 목소리는 이처럼 심신心神의 직접적인 지배를 받으며 폐肺는 모든 기氣를 주관하고, 신腎은 모든 기氣를 거두므로[肺主諸氣 腎主納氣] 폐, 심, 신과 관련이 있다고 하는 것이다. 물론 이 밖에 목구멍[喉], 후두개[會厭], 코, 혀[舌], 입술[脣] 등과 같은 발음기관들도 목소리와 직접적인 관련이 있을 뿐만 아니라, 기타 장부의 기능도 역시 종기宗氣의 성쇠盛衰에 영향을 미치기 때문에 목소리와 유관하다고 할 수 있다. 특히 심心은 정신을 주관하므로 정신이상으로 인한 목소리의 억양 변화 및 논리성 부족 등과 매우 밀접한 관련이 있다. 그러므로 외감外感으로 인한 경우이든 내상內傷으로 인한 경우이든 장부와 발음 기관에 병변이 발생했을 때는 반드시 목소리에 이상한 변화가 일어나게 되므로 이를 통하여

40) 音聲之器, 在心主言, 在肺主聲, 然由腎間動氣上出於舌, 而後能發其聲音。(黃帝內經素問集注 · 奇病論篇第四十七)

96

병변을 판단할 수 있게 되는 것이다.

성음聲音을 진단함에는 소리의 강약에 주의해야 하며 표현의 논리성 여부와 일관성을 확인해야 한다. 또한 발성할 때 소리가 명료하고 유창한지도 살펴야 한다. 정상적인 사람의 소리는 발음이 자연스럽고 음조가 매끄러우며 표현이 명료하고 논리의 일관성을 보여준다. 또한 폐기肺氣와 원기元氣가 충분하여 목소리가 높고 힘이 있다. 하지만 정상적인 사람이라도 성별, 타고난 체질, 육체적인 강인함 등의 개인의 특성 차이에 있음을 감안하여 진단을 시행하여야 한다.

1. 언어이상

언어이상은 비정상적인 언어를 구사하는 것으로 폐肺, 심心, 신腎과 밀접한 관련이 있다. 이는 기질적器質的인 측면과 기능적機能的인 측면에서 살펴볼 수 있다. 기질적인 측면은 주로 폐肺, 신腎과 관련이 있으며 언어의 강약이나 중탁重濁, 실음失音 등과 관련되고, 기능적인 측면은 심心과 관련이 있으며 언어의 논리, 유창성, 논리적인 측면과 관련된다. 언어이상을 세부적으로 살펴보면 섬어譫語, 정성鄭聲, 독어獨語, 광언狂言, 착어錯語, 언어건삽言語謇澁 등으로 나누어 볼 수 있다.

1) 섬어譫語

혼미하여 정신이 맑지 못하고[神志不淸], 언어가 뒤섞여 어수선하며 알 수 없는 이야기를 하며[言語錯亂], 목소리가 높고 힘이 있는 것[聲高有力]으로 실증實證에 속한다. 이는 온병溫病의 사기邪氣가 심포心包에 침입하거나 양명부실증陽明府實證인 경우에 나타나며, 사열邪熱이 정신상태를 어지럽힌 까닭이다. 이에 관하여『형색외진간마形色外診簡摩』에서는 "섬어란 언어가 어그러지고 망녕되어 평소의 모습과 달라진 것으로서 사열邪熱이 신명神明을 어지럽힌 결과다. 조시燥屎가 있는 경우에도 나타나고 혈열血熱이나 열입혈실熱入血室의 경우에도 보이는데 모두 실증[有餘之證]으로서 사하瀉下하고 청열淸熱하면 나으며, (아울러) 진액을 기르고 심포락을 소통시키는 것이 좋다"[41]고 하였다.

---

41) 譫語者, 言語謬妄, 非常所見也。 邪熱亂其神明故也。 有燥屎、有血熱、熱入血室, 皆有餘之證, 下之清之而愈, 宜養津液疏心包絡。

2) 정성鄭聲

정신이 흐리고[神志恍惚], 몇 가지 말을 계속해서 반복하고[言語重複] 목소리가 낮고 힘이 없는 것[聲低無力]으로서 허증虛證에 속한다. 이는 오래된 병으로 인하여 정精이 고갈되고 심기心氣가 크게 손상되며 그에 따라 정신이 착란된 상태를 나타낸다. 이에 관하여 『상한론傷寒論』에서는 "실實하면 섬어譫語를 하고 허虛하면 정성鄭聲을 하는데 정성이란 말을 거듭하는 것이다"[42]라고 하였다.

3) 독어獨語

중얼거리며 혼잣말을 하고[喃喃自語], 의식은 정상이나 정신상태가 침울한 상태로 비정상적이며 조용히 있으려 하는 것[痴呆喜靜]으로서 전증癲證에서 나타난다. 이는 우울憂鬱과 사려思慮로 인하여 기氣가 울결鬱結되고 담痰이 응체되어 이것이 심신心神을 막은 까닭이며 음증陰證에 속한다. 언어에 일관성이 결여되고 혼자서 주절주절 이야기하다가 사람을 보면 말을 중단하는 모습을 보인다. 간질 환자에서 자주 볼 수 있다. 이에 관하여 『의종금감·잡병심법요결醫宗金鑑·雜病心法要訣』에서는 "전증은, 처음 나타날 때 기분이 유쾌하지 못하다가 심해지면 지력에 장애가 나타나고[神痴] 언어가 조리에 맞지 않게 된다"[43]고 하였다.

4) 광언狂言

미친 소리로 고함을 치며 욕하고[狂言罵詈] 안절부절 못하여 행동이 격하고 편치 못한 것[躁擾不寧]으로서 광증狂證에서 나타나는데, 이는 폭노暴怒로 인하여 기氣가 울체鬱滯되거나 담화痰火에 의하여 신명神明이 어지럽혀진 까닭이며 양증陽證에 속한다. 이에 관하여 『의종금감·잡병심법요결醫宗金鑑·雜病心法要訣』에서는 "광증은, 성을 내고 흉포하게 미쳐 날뛰며 흔히 잠을 자지 않고, 시선은 경직되며 욕을 해 대는데 양친도 알아보지 못한다"[44]고 하였다.

---

42) 實則譫語, 虛則鄭聲, 鄭聲者, 重語也。
43) 癲疾始發意不樂, 甚則神痴語不倫。
44) 狂怒凶狂多不臥, 目則直, 罵詈不識親。

5) 착어錯語

환자의 정신상태는 정상이나 의미가 결여된 말을 하고, 말을 한 뒤에 본인이 스스로 잘못되었음을 깨닫는 경우를 말한다. 주로 심기心氣가 부족하여 정신이 자양되지 않아서 생기는데 오랜 병을 앓거나 노인들에게서 자주 볼 수 있다.

6) 언어건삽言語蹇澁

일종의 말더듬으로 말을 유창하게 하지 못하여 어눌하고 늘어지며 말이 분명치 않다. 주로 중풍中風이나 중풍후유증 환자에게서 볼 수 있다. 풍담風痰이 낙맥絡脈, 특히 혀의 낙맥을 침범해서 혀를 자양하지 못하게 해서 나타나는 설강舌强상태에서 볼 수 있다. 만약 열병 후기에 열이 음陰을 상해서 나타난 경우에는 혀를 자음滋陰하지 못해서 나타난 경우이다.

7) 음아音啞와 실음失音

음아音啞는 목소리가 쉬고 잘 나오지 않는 것이며, 실음失音은 전혀 발음하지 못하는 것을 말한다. 이 둘의 병변은 대체로 비슷하여 쉰 목소리가 심해지면 실음失音으로 발전할 수 있다. 새로 발병한 병에 음아 증상이 있는 경우는 실증實證에 속하며 외사外邪가 폐肺를 공격한 것이나 담탁조체痰濁阻滯로 인해 폐기肺氣의 선발숙강宣發肅降 기능이 저해되어 나타난 실증이다. 오래된 병에 실음하는 경우는 허증虛證에 속한다. 이는 폐신음허肺腎陰虛로 인하여 정精이 위로 오르지 못한 까닭이다. 장시간 노래를 하거나 화를 낸다든지 연설을 할 때에도 실음失音이 나타날 수 있으며 이는 기음이 손상되어 인후를 유양하지 못하여 나타난 것이다. 또한 임신 9개월에 실음失音하는 경우를 가리켜 '자음子瘖'이라고 하며 이는 태아가 점차 성장함에 따라 신腎의 낙맥絡脈을 압박하여 신정腎精이 인후와 혀뿌리를 영양하지 못한 까닭에 나타나는 것으로서 치료하지 않아도 분만 후에는 자연히 낫게 된다.

2. 호흡 이상

폐肺는 기氣를 주관하고 호흡을 담당하며 날숨인 호기呼氣를 주관한다. 반면 신腎은 들숨인 납기納氣를 주관하므로 호흡의 이상을 통하여 폐와 신의 병변을 진찰할 수 있다. 호흡 이상 시 볼 수 있는 증상은 효천哮喘과 단기短氣, 소기少氣이다.

1) 천喘

천은 호흡이 촉급하고 심하면 숨이 차서 입을 벌리고 어깨를 들썩거리며[張口攝肩] 콧구멍을 벌렁거리는 것[鼻翼煽動]으로 호흡곤란의 표현이다. 또한 평평하게 눕지도 못한다. 이는 다시 실천實喘과 허천虛喘으로 나뉜다. 실천實喘은 발작이 급격하고 목소리가 높고 호흡이 거칠며[聲高氣粗] 숨을 내쉬어야 편안해지는 것인데, 이는 외사外邪가 폐를 침범하여 폐의 선강宣降 기능이 상실되고 기도氣道가 불리不利해진 까닭이다. 이에 관하여 『경악전서·천촉편景岳全書·喘促篇』에서는 "실천은 호흡이 길고 과다하며 …… 흉부에 팽만감이 있고 숨이 거칠며 목소리는 높고 호흡이 용솟음쳐 오르며 팽만감에 힘들어 하기도 하는데 내쉬어야만 편해진다"[45]고 하였다.

허천虛喘은 발작이 완만하고 목소리가 낮고 호흡이 짧으며[聲低氣短] 숨을 깊이 들이쉬어야만 편안해지는 것으로서 이는 폐신기허肺腎氣虛로 인하여 기가 섭납攝納되지 못한 까닭이다. 이에 관하여 앞서 인용한 『경악전서·천촉편』에서는 "허천은 호흡이 짧아 연결되지 못하며 …… 안절부절 못하고 소극적이며 목소리가 낮고 호흡이 짧다. 불안스레 숨이 끊어질 듯하고 내뱉어도 잘 나오지 않고 삼켜도 속까지 미치지 못하며 힘든 일을 하면 심해지는데 촉급하게 가쁜 숨을 이어간다. 단지 크게 한숨을 쉬어야 시원해질 뿐이다"[46]라고 하였다.

2) 효哮

효는 숨이 차 앉아서 호흡을 하며[端坐呼吸] 숨을 들이쉴 때 힘들고(날숨 시간이 길어짐) 목구멍에서 가래 소리가 나는[喉間有痰鳴聲] 등의 증상을 나타내는, 간헐적으로 되풀이되는 호흡곤란의 증상이다. 이는 외사外邪의 감수感受로 인하여 담痰으로 기도가 좁아지고 호흡이 불리해진 결과로서 나타난다. 기관지천식 환자에게서 볼 수 있다. 임상적으로 천喘과 효哮는 동시에 나타나지 않을 때도 있으나 동시에 나타나는 경우를 효천哮喘이라고 부른다. 효천은 호흡이 짧고 급하며 숨 쉴 때마다 특별한 소리가 나고 호흡이 곤란하며 동시에 어깨를 들썩이고 콧날[鼻翼]을 벌렁거리는 증상을 말한다.

---

45) 實喘者, 氣長而有餘 …… 胸脹氣粗, 聲高息涌, 膨膨然若不能容。惟以呼出爲快也。
46) 虛喘者, 氣短而不續 …… 慌張氣怯, 聲低息短, 皇皇然若氣欲斷, 提之若不能升, 呑之若不相及, 勞動則甚, 而惟以急促以喘, 但得引一長息爲快也。

3) 단기短氣

단기는 호흡이 짧고 급하며 이어지지 못하고[短促而不接續] 천喘과 비슷하지만 어깨를 들썩거리지는 않으며[似喘而不擾肩] 앓는 소리 같으며 통증은 없는 것[似呻吟而無苦痛]을 가리킨다. 효哮와는 달리 가래 소리는 나지 않는다. 이는 폐기肺氣가 허虛하거나 흉중胸中에 유음留飲이 있기 때문이다.

4) 소기少氣

소기는 호흡이 미약하며 짧고 소리가 낮은 것이다. 말할 때 기력이 없으며 말하는 것을 매우 힘들어 한다. 이는 기허氣虛인 경우로 신체가 쇠약한 상태를 나타낸다. 이에 관하여『경악전서景岳全書』에서는 "소기란 기운이 없어 충분한 힘으로 숨 쉬지 못하는 것이다"[47]라고 하였다. 단기短氣와의 차이점은 단기가 호흡이 짧고 끊어질 것 같은 반면 소기는 이러한 느낌은 별로 없다는 것이다. 단기는 실증과 허증이 존재하지만 소기는 허증에서 비롯된다는 점도 차이다.

3. 기침과 재채기

1) 기침

기침은 해수咳嗽라고 부른다. 해수는 폐질환에서 나타나는 주요증상 중 하나로서, 폐의 청숙기능清肅機能이 실조되어 폐기肺氣가 상역上逆한 결과다. 주단계朱丹溪 (1281~1358)는『활법기요活法機要』에서 말하기를 "해咳란 가래가 없되 소리는 있는 것을 말하는데 폐기가 손상되어 맑지 못한 것이다. 수嗽는 소리는 없되 가래가 있는 것을 말하며 비습脾濕이 동동動하여 가래를 만들어 낸 것이다"[48]라고 하였다. 이처럼 해수는 외감外感에 의해서 일어날 수도 있고 내상內傷에 의해서 일어날 수도 있다. 그 한열허실寒熱虛實을 파악하려면 대개 기침의 소리와 가래의 유무 및 겸증兼證을 근거로 하게 된다.

원래 해수咳嗽는 별도의 증상을 말하는데 가래가 없는 소리 중심의 기침을 '해咳'라고 하며, 소리보다 가래의 비중이 많은 것을 '수嗽'라고 한다. 하지만 임상에서는 가

---

47) 少氣者, 氣少不足以息也。

48) 咳謂無痰而有聲, 肺氣傷而不清也; 嗽謂無聲而有痰, 脾濕動而生痰也; 咳嗽是有聲有痰, 因傷肺氣, 復動脾濕也。

래가 나오는 기침을 통칭하여 해수咳嗽라고 부르고 가래가 없는 기침을 '건해乾咳'라고 부른다. 이처럼 해수는 대개 가래와 밀접한 관계가 있기 때문에 진단 시 기침과 관련된 시간, 기간, 소리 이외에 가래의 색깔, 성질, 양 등을 면밀히 따져 진단하여야 한다. 증에 따라 구분하면 다음과 같다.

① 해성咳聲이 무겁고 탁하며[重濁] 코가 막히며 콧물이 흐르는 것[鼻塞流涕]하는 것은 실증實證에 속한다. 이는 외부의 사기가 표表를 침범하여 폐기肺氣가 선발宣發하지 못한 까닭이며 외감해수外感咳嗽에서 나타난다.

② 해성이 낮고 약하며[低微] 호흡이 짧고 잘 놀라는 것[息短氣怯]은 허증虛證에 속한다. 이는 폐기肺氣가 허약하여 힘없이 소리를 내기 때문이며 내상해수內傷咳嗽에서 나타난다.

③ 기침에 담성痰聲이 섞여 있고 가래가 많으며 쉽게 뱉는 것은 담습해수痰濕咳嗽로서, 이는 습담濕痰이 폐를 침범하여 폐의 청숙기능清肅機能이 상실된 까닭에 나타난다.

④ 기침 소리가 짧고 가래가 적거나 없는 것[乾咳聲短]은 조해燥咳로서, 이는 폐음肺陰이 허虛하거나 조사燥邪가 폐를 침범하여 폐의 청숙기능清肅機能이 상실된 결과다.

2) 돈해頓咳

해수咳嗽가 간헐적으로 반복되어 멈추지 않으며 기침에 백로의 울음소리와 같이 특이한 울부짖는 소리[吸吼音]가 나는 것은 돈해頓咳라 하며 오늘날의 백일해百日咳에서 볼 수 있다. 이는 주로 소아에게 발생하며 외감시사外感時邪로 인하여 담痰이 기도를 막아 폐의 청숙기능清肅機能이 상실된 까닭에 발생한다. 화울火鬱로 변증되는 경우가 많다.

3) 후풍喉風

해성咳聲이 흐느끼는 듯 소리가 잘 나지 않고[嘶啞] 호흡이 곤란한 것은 후풍喉風으로서 오늘날의 급성후두염에 해당한다. 환자에서는 흡기성 호흡곤란 증상이 나타나고, 흡기 시에는 쇄골상와와 흉골상와가 함몰되며 심한 경우에는 입술이 감색紺色을 띠고 호흡 질식현상이 나타나기도 하므로 주의하지 않으면 안 된다.

4) 백후白喉

개가 짖는 것 같은 기침소리와 함께 거친 소리가 나면 백후白喉를 의심해 볼 수 있다. 이는 폐신음허肺腎陰虛인 상태에서 외사가 목과 기로를 침범한 것으로 오늘날의 디프테리아에 해당한다. 이는 소아에게 발병하기 쉬운 급성 전염병 중의 하나로 디프테리아 균Corynebacterium diphtheriae이 목과 기도, 귀에 침입한 것이다. 인후부의 점막에 회백색의 위막僞膜이 생기고 전신에 중독 현상이 나타난다. 봄과 겨울에 많이 발생하고 건조한 기후에서 더욱 유행하며 전염이 쉬운 병이므로 격리 치료가 필요하다. 다만, 국내에서는 점차 감소하여 현재(1988~2023)는 발생 보고가 없다.

5) 재채기

이물질의 기도 자극에 의해 급작스레 기도로 숨이 토출되는 현상으로 분체噴嚏라 부른다. 주로 외감풍한外感風寒에서 나타난다.

4. 구토, 애기 및 애역

1) 구토嘔吐

구토는 위胃의 화강기능和降機能이 실조됨으로써 위기胃氣가 상역上逆하여 발생하는 현상인데, 대개 구토 시 발생하는 소리의 강약과 기세의 완급緩急에 따라서 그 허실한열虛實寒熱을 판단하게 된다.

① 구토의 기세가 완만하고 소리가 낮고 무력한 것은 허한증虛寒證에 속하는데, 이는 비위脾胃의 기氣가 허虛하여 운화기능運化機能이 무력해짐으로 말미암아 위胃의 화강和降이 실조된 까닭에 발생한다.

② 구토의 기세가 비교적 맹렬하고 소리가 높고 유력한 것은 실열증實熱證에 속하는데, 이는 열사熱邪가 위를 침범하여 위기가 상역한 까닭이다.

③ 만약 토하기 전에는 메스꺼움[惡心]이 없으나 구토 시에 뿜어내는 듯한 형태가 나타난다면 이는 일본뇌염과 같은 뇌질환에 의한 것이므로 일반적인 구토에서 먼저 메스꺼움이 있은 후에 구토가 나타나는 것과는 구별이 된다.

2) 애기噯氣

트림을 말한다. 애기噫氣로 표현하기도 한다. 위중胃中에 가득 찬 기체가 인후부로 올라와 나오면서 발생하는 소리를 말하는데, 길고 완만한 것이 특징이다. 종종 식후에 트림이 나오는 경우는 과식으로 인한 것으로 병증이 아니다.

① 상한傷寒에서 한토하汗吐下 후에 위기胃氣가 조화롭지 못하거나 노령, 신체허약 등으로 인하여 위기胃氣가 허하고 기氣가 상역하는 경우 나타난다. 이에 대해서『상

한론傷寒論』에서는 "상한에 발한을 하거나 토법을 쓰거나 사하하여 병사가 풀어졌으나 명치가 단단해지고 트림이 멈추지 않는 경우는 선복화대자석탕旋覆花代赭石湯으로 주치한다"[49]고 하였다.

② 소리가 크고 트림과 함께 시큼하고 부패한 맛이 느껴지는 경우는 음식이 안에서 정체하여 소화기능이 불량해진 까닭에 발생하는 것으로서 완복부 창만脹滿과 거안拒按, 설태후니舌苔厚膩 등의 증상이 나타난다. 이에 관하여『제병원후론諸病源候論』에서는 "음식이 창만하면서 기가 역상하므로 자꾸 트림을 하고 신물을 삼킨다"[50]고 하였다.

③ 한편 트림을 하기는 하지만 시큼하거나 상한 맛이 느껴지지 않는 경우는 위기胃氣가 조화롭지 못하거나 위기가 허한 상태에서 기氣가 상역하는 경우로 노령, 신체 허약자에게서 나타나는 일이 많다.

④ 큰 소리와 더불어 지속적인 트림과 함께 협하창만脇下脹滿, 위완부 통증, 맥현脈弦 등이 나타나면 간기범위肝氣犯胃로 인한 경우이며 감정 상태에 따라 증상의 호전이나 악화가 발생한다.

3) 애역呃逆

애역이란 '딸꾹질[噦]'을 말하며 위기胃氣가 상역上逆하여 인후부를 통해 밖으로 배출되는 불수의적 충격음을 말하는데, 짧으면서도 빈발하는 것이 특징이다. 음식물을 급히 삼키거나 식후에 한기寒氣를 맞아 일시적으로 발작하는 경우는 병변에 속하지 않으나, 만약 지속적으로 발작하는 경우라면 변증시치辨證施治할 필요가 있다. 애역을 변증할 때 주의할 점은 애역 시 나타나는 소리의 장단과 함께 다른 증상들을 동시에 고려해야 하는 것이다.

① 애역 소리가 높고 짧으면서 힘이 있는 경우는 실열증實熱證에 속하는데 이는 위화胃火가 위로 올라 발생한다. 주로 외사에 의한 경우[邪熱客胃]다.

② 애역 소리가 낮고 힘이 없는 경우는 허한증虛寒證에 속하는데 이는 비위양허脾胃陽虛로 인하여 허虛한 기氣가 상역上逆된 결과다. 또한 오래된 병에서 애역이 그치지 않는 경우는 위기胃氣가 극히 쇠한 것으로 위태로운 증후에 속한다. 이에 관하여

---

49) 傷寒發汗, 若吐, 若下, 解後, 心下痞鞕, 噫氣不除者, 旋覆代赭湯主之。
50) 穀不消則脹滿而氣逆, 所以好噫而吞酸。

『소문·보명전형론素問·寶命全形論』에서는 "병이 깊어진 자는 딸꾹질 소리를 낸다"[51]고 하였고, 『영추·열병靈樞·熱病』에서는 "땀이 나지 않으며 광대뼈 부위가 붉어지고 딸꾹질을 하는 자는 죽는다"[52]고 하였다.

5. 장명腸鳴

장명腸鳴은 장내에서 나는 꾸르륵 하는 소리를 의미하는데 주위에 있는 사람이 들을 수 있는 정도의 큰 소리가 수시로 날 때 장명이라고 한다. 주로 비기허脾氣虛, 비양허脾陽虛, 한습내성寒濕內盛, 간비불화肝脾不和, 수음내정水飮內停, 장부기기불화臟腑氣機不和 등에서 비롯된다. 장명을, 연관된 증證에 따라 구분하면 다음과 같다.

① 장명과 함께 설사와 복통이 있으면서 배를 따뜻하게 하거나 지그시 누를 때 편하게 느끼면[喜按] 이는 비양허脾陽虛로 인한 장명이다.

② 장명과 함께 복부의 장기가 축 처진 느낌(추창감墜脹感)이 나타나면 이는 중기하함中氣下陷에서 비롯된 장명이다.

③ 장명 소리가 천둥소리처럼 매우 크고 복부에 냉통冷痛이 나타나며 신체와 사지가 차갑고 따뜻한 것을 선호하면 이는 외한습사外寒濕邪로 인한 것이다.

④ 장명 소리가 입을 헹구는 소리와 비슷하게 나타나면 이것은 수음내정水飮內停으로 인한 소치다.

6. 계치齘齒와 소아제곡小兒啼哭

1) 계치齘齒

계치는 이를 가는 것을 말한다. 성인이 열병을 앓을 때 심心과 위胃의 화열火熱로 인하거나 혈기血氣가 허한 경우로 인하여 나타나는 경우 이외에는 일반적으로 소아가 잠을 자다가 치아를 가는 경우가 많다. 『제병원후론諸病源候論』에서는 "계치란 잠을 자며 이를 가는 것이다. 이는 혈기가 허한데 풍사가 악관절의 근맥 부위에 침범한 까닭에 수면 중 호흡이 원활하지 못하고 사기가 근맥을 건드림으로써 위 아래의 치아를 서로 갈며 소리를 내는 것이다. 이를 계치라고 부른다"[53]고 하였다.

---

51) 病深者, 其聲噦。

52) 汗不出, 大顴發赤, 噦者死。

53) 齘齒者, 睡眠而相磨切也。此由血氣虛, 風邪客于牙車筋脈之間, 故因睡眠氣息喘而邪動, 引其筋脈, 故上下齒相磨切有聲, 謂之齘齒。

2) 소아제곡小兒啼哭

소아가 주야로 계속 울거나 갑자기 경기驚氣를 일으킨다든지, 심한 경우 얼굴색이 이상하게 변하는 증상을 보일 때가 있다. 이때는 주로 비경脾經의 허한증虛寒證이나 심경心經의 열증熱證, 심장 기능허약, 식적食積 등이 원인이다.

2-2 후각 진단

병적인 냄새는 장부의 기능이 상실되거나 기혈진액氣血津液의 흐름이 원활하지 않을 때, 또는 수곡운화水穀運化가 이루어지지 않을 때 발생하게 된다.

1. 환자의 냄새

환자의 몸에서 나는 땀 냄새를 비롯한 전신적인 체취와 구취 및 호흡 시 발생하는 냄새처럼 의사가 직접 맡을 수 있는 것 외에 담痰, 체涕, 대소변, 월경혈月經血, 대하帶下, 오로惡露의 냄새와 같이 환자나 보호자에게 물어서 확인할 수 있는 냄새가 있다.

1) 입 냄새[口氣]

입에서 냄새가 나는 것은 구취口臭라고 하며, 충치, 잇몸 질환, 잘못된 보철물 등 구강 내의 문제에 의해 나타나거나 축농증, 비염, 편도선염, 위염, 위궤양, 만성간염, 만성신부전, 당뇨병 등의 질병에서 발생할 수 있다.

입에서 시큼한 냄새가 나고, 식욕이 없고, 복부가 창만脹滿한 것은 주로 위에 음식물이 쌓인 것이다. 입에서 썩은 듯한 냄새가 나고, 기침할 때 농혈膿血을 토해내는 것은 농양膿瘍에 의한 것이다.

사과향이 나는 경우는 당뇨병을, 계란 썩는 냄새는 만성 간염이나 간 경변을 의심할 수 있다. 암모니아 냄새가 나면 신장 기능의 이상과 체내의 요소尿素 증가를 의미한다. 생선 비린내가 난다면 폐옹肺癰을 의심할 수 있다. 여성에서 배란일 전후 48시간에 나는 입 냄새는 황체 호르몬 분비에 의한 생리적인 현상이다.

2) 땀 냄새[汗氣]

일반적으로 외감표증外感表證의 발한發汗은 냄새가 없는 경우가 많다. 땀에서 노린내가 나는 것은 풍습열風濕熱의 사기邪氣가 오래도록 피부에 막힌 채 진액이 증발하여 발생하며, 땀에서 비린내가 나는 것은 주로 온역溫疫이거나 서열暑熱의 화독火毒이 극심하여 발생한다. 겨드랑이에서 비린내가 나는 것은 액취증腋臭症이라고 하며, 습열濕熱이 안에 쌓여 발생하게 된다.

3) 가래·콧물의 냄새

기침하면서 탁한 가래와 농혈膿血을 토해내고 비린내가 나는 것은 주로 폐옹肺癰이며, 열독熱毒이 극심하여 발생한다.

노란색을 띠면서 끈적끈적한 가래를 토해내고 비린내가 나는 것은 폐열肺熱이 왕성하여 발생한다.

기침하면서 맑고 묽은 담연痰涎을 토해내고 짠 맛이 나며 기타 특이한 냄새가 없는 것은 한증寒證에 속한다.

맑은 콧물이 나면서 냄새가 없는 것은 외감풍한外感風寒이다.

비린내가 나면서 탁한 콧물을 흘리는 것은 비연鼻淵이다.

4) 구토물의 냄새

구토물이 맑고 묽으며 냄새가 없는 것은 주로 위한胃寒에 속하고 구토물에서 시큼한 썩은 냄새가 나는 것은 주로 위열胃熱에 속한다.

구토물에 소화되지 않은 음식물이 섞여 나오고 시큼한 썩은 냄새가 나는 것은 식적食積이 원인이며 농혈膿血을 토해내고 비린내가 나는 것은 내부에 궤양이 있는 것이다.

5) 대소변의 냄새

대변이 시큼하면서 냄새가 심한 것은 장腸에 울열鬱熱이 있기 때문이고, 대변이 묽고 비린내가 나는 것은 주로 비위허한脾胃虛寒이 원인이다.

설사를 하면서 썩은 계란 냄새가 나거나, 소화되지 않은 음식물이 섞여 나오고 방귀냄새가 시큼한 것은 식상食傷이 원인이다.

소변이 황적색을 띠고 혼탁하며 지린내가 나는 것은 주로 방광습열膀胱濕熱에 속한다. 소변이 달고 썩은 사과 냄새가 나는 것은 소갈消渴이다.

6) 월경혈月經血·대하帶下·오로惡露의 냄새

월경혈의 냄새가 심한 것은 열증熱證에 속하고 경혈에서 비린내가 나는 것은 한증寒證에 속한다.

대하가 노란색을 띠면서 끈적끈적하고 지저분한 냄새가 나는 것은 습열濕熱에 속하고 대하가 맑고 묽으면서 비린내가 나는 것은 주로 한습寒濕에 속한다.

붕루崩漏 또는 대하의 냄새가 심하면서, 색도 비정상적인 것은 악성종양에서 흔히 볼 수 있으니, 주의 깊게 살펴야 한다.

출산 후 자궁 분비물, 즉 오로惡露에서 지저분한 냄새가 나는 것은 습열濕熱 또는 습독濕毒이 원인이다.

7) 기타의 악취

신체에서 썩은 냄새나 고약한 냄새가 난다면 궤양이나 종양을 의심해 봐야 하며, 땀이 나면서 악취가 난다면 습열에 의한 것이다.

2. 병실의 냄새

병실에서 나는 냄새는 환자의 몸 자체에서 나는 냄새, 혹은 배출물이나 분비물에서 나는 냄새에 기인하는 것으로 환자의 몸에서 나와 병실에까지 확산된 것이다. 이는 병세가 위중하다는 것을 나타낸다. 임상에서는 병실에서의 냄새를 통하여 병세를 추측하고 특수한 질병을 진단하는 데 이를 참고할 수 있다.

병실에서의 고약하고 부패한 냄새가 나거나 시체가 썩는 냄새가 나는 것은 병세가 위중한 것을 의미한다.

병실에서 피비린내가 나는 것은 환자의 출혈을 의심해 보아야 한다.

병실에서 썩은 냄새가 나는 것은 주로 환자의 창양瘡瘍이 극심한 것이다.

병실에서 시체 냄새가 나는 것은 대개 환자의 장부가 쇠패衰敗하여 병세가 위중한 것이다. 병실에서 소변 지린내가 나는 것은 신부전이나 수종水腫이 심해진 상태를 의심해 보아야 한다.

병실에서 썩은 사과 냄새가 나는 것은 주로 소갈消渴 환자가 병이 위중한 단계에 이른 것이다.

병실에서 마늘 냄새가 나는 것은 주로 유기인산 중독이다.

3 문진問診

문진問診이란 의사가 환자 혹은 보호자에게 질병의 발생, 발전, 치료경과, 현재 증상, 기타 질병과 관련된 여러 가지 정황을 물어봄으로써 질병에 관한 정보를 얻어내는 진찰 방법이다. 문진으로 확인하는 주요 항목은 질병 및 환자의 일반 정황, 주소증主訴症, 현병력現病歷, 기왕력既往歷, 가족력家族歷, 생활습관 등이다.

환자의 자각증상이나 그 경과, 평소의 건강상태, 생활습관 등은 질병을 이해하는 데 대해 중요한 정보이며 이에 대해 가장 잘 아는 사람은 환자 자신이므로 이러한 정보를 환자에게 직접 물어보는 방법, 즉 문진의 중요성이 매우 크다.

특히 자각증상 위주의 질병, 정서적 요인이 주된 질병에서 문진은 그 중요성이 크다. 특히 미병未病의 경우 기존 검사상 특별한 이상이 없으나 환자는 여러 자각증상을 호소하므로 문진은 환자의 상태를 평가하기 위한 핵심적인 수단이 된다.

다만 의식불명인 환자나 치매, 정신병이 있는 환자, 그리고 영유아 및 소아 등 의사 표현이 어려운 자는 문진을 할 수 없으므로 이 경우에는 증상symptoms보다 징후signs 위주로 진찰을 해야 하며 어느 정도 의사 표현이 가능한 경우에도 의사 소통에 문제가 없도록 환자 수준에 맞는 질문 방법을 개발할 필요가 있다.

문진 시 진찰자는 즉흥적, 단편적인 질문을 피해 체계적인 질문을 해야 하며, 국소에 한정된 질문으로 끝나지 않도록 전체적인 접근을 병행해야 하고, 자신감 있으면서도 성실한 자세로 환자 수준에 맞는 평이한 용어를 사용해 면담을 이끌어야 한다. 이 과정에서 자신의 주관적 판단에 따라 특정한 결론을 향한 암시나 강요를 하지 않도록 주의해야 하며 정서적으로 좋지 못한 자극이 환자에게 전달되지 않도록 배려할 필요가 있다. 아울러 지나치게 권위적이거나 반대로 비굴한 자세로 진찰에 임하지 않도록 주의해야 한다.

3-1 일반 항목의 문진

진찰자는 환자의 인적 사항을 확인하여 진료부에 기록하여야 한다. 필수적으로 기록해야 하는 사항은 이름, 나이, 성별, 직업, 거주지 및 연락처이며 기타 결혼 여부나 필요에 따라 학력을 기록해야 할 경우도 있다.

특정 질환은 연령과 연관성이 높다. 영유아의 경우에는 태열胎熱, 외감外感, 상식傷食, 경증驚症이 자주 발생하고 청장년은 기혈氣血이 충만하므로 실증實證이 상대적으로 많고 중장년 및 노년층은 기혈허쇠氣血虛衰로 인한 허증虛證이 상대적으로 많다.

환자의 성별은 성별에 따른 호발 질환을 고려하게 해 주는 정보가 된다. 환자가 여성이라면 소위 경經, 대帶, 태胎, 산産에 관련된 질환을 원칙적으로 학인해 볼 필요가 있으며 환자가 남성이라면 경우에 따라 유정遺精, 양위陽痿 등의 남성 질환을 확인해야 한다.

환자의 직업에 따라 호발 질환이 달라질 수 있으므로 직업 역시 진단에 참고가 된다. 육체노동이 많은 직종은 근골격계 질환과 허증이 많고 사무·응대 관련 직종은 상대적으로 내상칠정內傷七情이 많다. 또한 광부의 진폐증, 소음 환경 노동자의 이명耳鳴·이롱耳聾, 실내 장식 및 도장塗裝 작업자의 유기용제 중독 등 특정 직업과 관련된 질병도 있으므로 직업의 확인을 통해 진단 단서를 얻을 수 있도록 해야 한다.

환자의 거주지 역시 참고해야 할 정보를 제공하는데 멀리서 내원한 환자의 경우 거주 지역의 기후적 특성이 진단에 참고가 되며(소위 인지제의因地制宜) 오늘날에는 환자의 주거 형태(재래식 가옥, 일반 주택, 아파트 등)도 환자의 건강 상태와 질병을 파악하는 데 참고할 사안이 된다.

환자의 결혼 여부는 환자의 성 관련 질환을 파악하는 데 기본적인 정보가 되고 기혼자의 경우 육아에 따른 신체적·정신적 문제의 유무, 처가·시댁과의 갈등 여부 등도 확인할 필요가 있다. 더욱이 미혼자의 경우에도 성에 관련된 문제를 배제해서는 안 된다.

3-2 주소主訴와 병력病歷의 문진

1. 주소증

주소증主訴症은 환자가 내원했을 때 가장 고통스럽게 느끼는 증상이나 내원의 동기가 된 증상을 말한다. 주소증을 물을 때는 환자의 주된 문제점에 대해 그 특성, 부위, 병세의 경중輕重, 완급緩急 및 증상의 강도, 지속 시간 등을 파악하여야한다. 또한 과거 내원 기록을 통해 초발/재발 여부나 과거 질환과의 인과관계 등을 파악하여야하며 주소증의 발병 동기, 주소증 발생 후 경과 시간, 주소증이 발생한 후의 증상 변화 등도 같이 파악하여야 한다. 문진 시에는 환자가 알아듣기 힘든 전문적 진단용어를 사용하지 말고, 구체적인 증상만을 사용하여 환자가 자신의 상황을 쉽게 설명할 수 있도록 해야 한다.

2. 병력의 문진

1) 현병력現病歷

현병력은 주소증과 관련된 여러 증상들과 의학적인 개입의 이력을 말한다. 현병력의 문진에서는 먼저 주소증과 관련성이 높은 증상부터 시작하여 관련성이 낮은 증상까지 모두 포괄하여 묻고 그 내용을 기재하여야 하며, 주소증이 먼저 발생하였는지, 주소증 이외의 증상이 먼저 발생하였는지, 또는 동시에 발생하였는지를 기재하여 부수적 증상들과 주소증 발생간의 인과관계를 파악할 수 있도록 하여야 한다. 또한 현 증상의 경과 과정을 기재하여 전반적인 병세를 파악할 수 있어야 한다.

주소증이나 현병력을 기재함에 있어 치료 여부와 그에 따른 호전, 악화 여부를 기재하는 것이 중요한데, 가능하다면 타 병원의 진료기록을 참조하는 것이 좋다. (예 : 열증에 청열제 복용 후 악화 / 창만증脹滿症에 이기약理氣藥 복용 후 악화 / 경행과다經行過多에 보기혈제補氣血劑 복용 후 악화)

현병력의 문진에 있어 주소증과 각종 현증상 사이의 연관성을 분석하는 것이 중요하며, 필요시 특정 병력에 대해 구체적으로 질문할 필요가 있고, 주소증과 연관성이 적은 병력에 대해서는 적절히 생략하여 기재할 수 있다.

2) 과거력過去歷

과거력은 기왕력旣往歷이라고도 하며 과거의 건강상태 및 과거에 앓았던 질환을 말한다. 과거의 특정 증형이 현재의 다양한 증상으로 나타날 수 있으며, 외상, 수술, 생활습관으로 인한 기왕력은 주소증, 현병력과도 밀접한 인과관계를 가지므로 과거력의 문진은 중요하다.

3) 가족력家族歷

가족력은 부모, 형제, 자매, 자녀들의 건강상태 및 과거에 앓았던 질환 등을 말한다. 일반적으로 흔히 기재하는 가족력으로는 유전질환, 고혈압·당뇨병·중풍 등 생활습관병, 정신질환, 전염병 등이 있으며, 이외에 가족적인 요인을 고려해야 할 것으로는 체질, 식습관, 가족 내의 정서적인 상태 등이 있다. 가족력은 유전질환의 경우 혈연관계와 밀접한 관련이 있고, 전염성 질환의 경우 공동생활 환경 등과 밀접한 관계가 있으며 만성질환의 경우 생활습관 등과 밀접한 관계가 있어 현재의 질병을 진단하는 데 매우 중요하다고 할 수 있다.

4) 사회력

사회력은 환자의 사회적 환경 요인에 대한 노출 이력과 유관 경험을 말한다. 주로 결혼 유무, 교육 상황, 직업, 음주력, 흡연력 등을 문진한다.

5) 생활습관

대부분의 만성질환의 경우 생활습관이 직접적 원인이 되거나 경과에 있어 중요한 요인으로 작용하므로 생활습관의 파악은 중요하다.

① 식습관

음식은 후천지기後天之氣로서 선천지기先天之氣와 더불어 인체의 생명활동을 영위하는 데 필수적인 요소이므로 어떠한 음식을 어떻게 섭취하는지는 문진에 있어 중요한 항목이라 할 수 있다.

식사의 규칙성, 음식에 대한 희온喜溫, 희랭喜冷 경향, 스트레스와 식사와의 관련성, 섭취하는 음식의 종류, 육식·채식 여부, 유제품 섭취 여부, 기호식품·건강보조식품·주류酒類와 같은 선호하는 음식의 종류, 흡연 여부 등을 기록해야 한다.

② 운동습관

평소 운동 여부, 운동의 종류, 빈도, 강도나 운동 후 몸의 반응, 증상의 증감 여부 등을 기록해야 한다.

③ 수면습관

수면시간 및 입면시각, 수면 중 특징, 기상 시 피로도나 몸의 반응, 가위눌림이나 잠꼬대, 다몽多夢, 소변빈삭小便頻數으로 인한 천면淺眠 등 수면 관련 정보와 숙면 여부를 기록하여야 한다.

④ 생활습관과 질병의 호전, 악화여부

환자가 가진 여러 생활습관 중에서 질병을 호전시키거나 악화시키는 생활습관이 무엇인지를 파악하여야 한다.

3-3 현재 증상의 문진

1. 현증상 문진의 순서

현증상의 문진을 할 때는 먼저 주소증과 가장 뚜렷한 병리적 관계를 가진 사항부터 문진을 시작하여야 한다. 예를 들어 두통의 경우 통증의 부위, 발생시간, 두통을 악화·완화 시키는 조건 등 연관된 사항이 있는지를 확인하는 것이 필요하다. 또한 순환·호흡기계나 비뇨기계, 구강인후부 등과 같이 신체 각 장기계臟器系를 따라 계통적으로 문진을 하는 것도 문진을 꼼꼼히 할 수 있는 방법 중 하나이다. 예를 들어 두통환자의 경우 두부頭部에서 발생 가능한 다른 증상인 현훈의 유무를 함께 문진한다.

이어서 주소증 이외의 기타 증상에 대해 증상의 발생 부위, 성질, 정도, 유인誘因, 발생시간과 같이 증상의 양상을 파악할 수 있는 항목에 대해 문진한다.

마지막으로 음식, 수면, 대소변과 같은 일반적인 현증상에 대해 문진한다.

2. 주요 확인 증상

문진할 때 중요하게 확인해야 할 증상으로 명대의 장개빈張介賓(1563~1642)은 10개의 항목을 제시하여 「십문가十問歌」로 요약하였다. 약간의 수정을 거쳐 오늘날에도 이 항목은 한의의 문진에 중요한 범주로 활용하고 있다(다음 표 참조). 오늘날 문진에서 주요한 항목으로 인정하고 있는 열 가지 항목은 한열 관련 증상, 땀, 수면 상황, 음식 섭취 및 미각, 대소변, 전신 각 부분(두신頭身, 흉복胸腹)의 증상, 눈·귀의 증상, 부인과 증상, 소아과 증상이다. 여기서는 우선 이 가운데 부인과, 소아과 증상을 제외한 8개 범주의 증상에 관한 문진 방법을 먼저 설명하고 이어 별도의 장에서 부인과 증상과 소아과 증상의 문진에 관해 설명하기로 한다.

	일문 一問	이문 二問	삼문 三問	사문 四問	오문 五問	육문 六問	칠문 七問	팔문 八問	구문 九問	십문 十問	기타
경악전서 景岳全書 (1624)	한열 寒熱	한 汗	두신 頭身	변 便	음식 飲食	흉 胸	농 聾	갈 渴	인 因	기미 氣味	
의학실재이 醫學實在易 (1808)	한열 寒熱	한 汗	두신 頭身	변 便	음식 飲食	흉 胸	농 聾	갈 渴	구병 舊病	인 因	복 부 아 약 인 과 服藥 婦人 兒科
국의진단학*1 國醫診斷學 (1947)	한열 寒熱	한 汗	두신 심중 頭身 心中	대소변 大小便	음식 飲食	흉비만 胸痞滿	이 耳	구갈 口渴	구병 舊病	희오 喜惡	기여각증 其餘各症
간명중의진단 학*2 簡明中醫診斷學 (1960)	한열 寒熱	한 汗	두신 頭身	이변 二便	음식 구미 飲食口 味	흉복 요배 胸腹腰 背	이목급 수면 耳目及 睡眠	부인 병 婦人 病	소아 병 小兒 病	희오 喜惡	
중의진단학*3 中醫診斷學 (1964)	한열 寒熱	한 汗	두신 頭身	이변 二便	음식여 구미 飲食與 口味	흉복 胸腹	이목 耳目	수면 睡眠	부녀 婦女	소아 小兒	

*1 屈龍飛 編. 國醫診斷學. 四川瀘縣 川南國醫函授班印刷部.
*2 北京中醫學院 編. 簡明中醫診斷學. 北京 人民衛生出版社.
*3 廣東中醫學院 主編. 中醫診斷學. 上海 上海人民出版社.

3. 한열寒熱의 문진

한열의 문진은 환자의 체열과 온열·한랭 자극에 대한 자각적 감각을 확인하는 과정이다. 성인의 정상 체온은 구강의 경우 36℃~37℃, 액와는 35.5℃~36.5℃, 직장과 고막은 36.5℃~37.5℃ 정도인데, 이는 타각소견으로서, 체열 측정을 통해 확인할 수 있다. 그러나 한열에 관련된 환자의 자각증상은 문진을 통해 확인해야 한다.

따라서 체온 측정을 통해 발열이나 체온 저하를 확인하는 것 이외에 손·발바닥이나 가슴에 자각적 열감(소위 오심번열五心煩熱)은 없는지, 열기가 신체 상부로 오르는 것이 느껴지지는 않는지(상열감上熱感) 등을 질문을 통해 확인해야 하며 더위나 추위에 대한 비정상적인 기피 경향이 있지는 않은지도 확인해야 한다.

오한惡寒이란 표현은 넓은 의미로는 추위를 기피하는 증상을 의미하지만, 좁은 의미로는 외감병에서 나타나는 자각적 한랭 감각을 말한다. 추위를 타는 것을 외한畏寒 또는 파랭怕冷이라 하는데 오한에서도 추위에 대한 기피가 나타나지만 오한 증상은 한랭 자극이 없어져도 자각감이 잔존하여 몸이 춥고 떨린다는 점에서 외한·파랭과 구별된다. 오한이라고 말할 때 많은 경우 이와 같은 좁은 의미의 오한을 뜻하며 일부의 예에서 외한을 포함한 넓은 의미로 사용한다.

한의진단에서는 발열과 오한(넓은 의미의)을 대대적對待的으로 파악하여 한사와 열사의 상황에 대한 판단의 근거로 삼는다.

임상에서 감별해야 할 한열의 증상으로 오한발열惡寒發熱, 단한불열但寒不熱, 단열불한但熱不寒, 한열왕래寒熱往來가 있다.

1) 오한발열

오한과 발열이 동시에 존재하는 것을 말한다. 외감병外感病에서 병사病邪가 표表에 있을 때 보이며 옹저癰疽에서도 나타날 수 있다. 오한발열의 증상에서도 오한과 발열 중 어느 증상이 먼저 나타났는지, 어느 증상이 더 중하고 경한지, 지속시간은 어떠한지를 감별 진단하는 것이 중요하다.

환자가 오한을 심하게 느끼고 발열은 경미한 경우는 주로 풍한표증風寒表證에 속하며, 반대로 오한은 경미하고 발열이 심한 것은 주로 풍열표증風熱表證에 속한다.

오한(외한)과 발열이 동시에 나타나지 않고 발열과 오한 중 어느 하나만 나타나는 것은 병사가 이裏에 있는 것을 의미한다.

2) 단한불열但寒不熱

단한불열은 환자가 오한(외한)만을 느끼고 발열은 나타나지 않는 것을 말한다. 이는 한사寒邪의 특징으로 주로 외감직중外感直中, 내상허한증內傷虛寒證에서 나타나는데, 밖으로부터 한사寒邪를 외감外感하거나 안으로부터 양기陽氣가 부족하여 음한陰寒이 내생內生하여 나타난다.

3) 단열불한但熱不寒

단열불한은 단한불열과 반대로 환자가 오한을 느끼지 않고 발열만 나타나는 것을 말한다. 단열불한은 발열의 정도, 시간, 특징에 따라 장열壯熱, 조열潮熱, 장기저열 등으로 나눌 수 있다.

① 장열壯熱

39℃ 이상의 고열과 한출汗出이 특징으로 주로 이실열증裏實熱證에 속한다. 상한傷寒의 양명증陽明證이나 온병溫病의 기분증氣分證에서 볼 수 있다.

② 조열潮熱

발열이 일정한 시각에 나타났다 사라지는 열을 말한다. 오후나 야간에 발열이 심해지는 것은 주로 음허화왕陰虛火旺으로 발생하므로 음허조열陰虛潮熱이라 하며, 오후 3~5시경에 발열이 심해지는 것은 출현 시간에 근거하여 일포조열日晡潮熱이라고도 부르고 상한傷寒의 양명부실증陽明腑實證에서 많이 나타나므로 양명조열陽明潮熱이라고도 한다. 피부를 잠시 촉지했을 때는 크게 열이 나는 것 같지 않으나 지그시 누르고 있을 때 열이 많이 느껴지며 오후에 발열이 심해지는 것은 습온병濕溫病에서 나타나는 것으로 습온조열濕溫潮熱이라고 한다.

③ 장기저열長期低熱

보통 38℃ 이하의 미열이 지속되는 것을 말한다. 노권상勞倦傷이나 노채勞瘵의 음허증·기허증에서 보일 수 있으며 주하병注夏病(소아 하계 발열)에서도 나타난다.

4) 한열왕래寒熱往來

오한과 발열이 교대로 나타나는 것을 말한다. 정기正氣와 사기邪氣가 서로 진퇴를 거듭하는 상황을 나타낸다.

① 소양증少陽證의 한열왕래

반표반리증半表半裏證으로 구고口苦, 인건咽乾, 목현目眩, 흉협고만胸脇苦滿, 불욕음식不欲飲食, 현맥弦脈의 증상이 나타난다. 발열과 오한이 번갈아 나타나지만 시간의 규칙성은 없다.

② 학질瘧疾의 한열왕래

하루 한 번 혹은 2일(48시간, 삼일열말라리아에서 보임. 우리나라에서 나타나는 유형), 3일(72시간, 사일열말라리아에서 보임)에 한 번씩 오한과 발열이 번갈아 나타난다. 단 열대열말라리아에서는 발열과 오한의 출현이 불규칙하다.

4. 땀의 문진

땀[汗]은 양기에 의해 증화蒸化된 진액이 현부玄府(땀구멍)를 통해 체표로 배출된 것으로 땀의 상태를 통해 병사病邪의 성질이나 위양衛陽의 성쇠盛衰 등을 판단한다.

주로 한출汗出 여부, 한출 강도, 지속 시간, 한출 부위 등을 확인하는데, 환자가 한출 여부를 정확히 자각하지 못하는 경우 환자 스스로 정기적으로 두피頭皮 등을 만져서 한출 여부를 파악할 수 있도록 한다.

1) 표증의 땀

표증은 땀이 나지 않는 경우와 땀이 나는 경우로 나눠볼 수 있는데, 표증에 땀이 나지 않는 것은 표한실증表寒實證(육경병증 중에서는 태양상한증太陽傷寒證)으로 오한이 심하고 발열은 가벼우며, 두항강통頭項强痛, 맥부긴脈浮緊 등의 증상이 나타난다. 표증에 땀이 나는 경우는 표허한증表虛寒證(육경병증 중에서는 태양중풍증太陽中風證)으로서 오풍惡風, 맥부완脈浮緩의 증상이 나타난다. 표열증表熱證에서도 대체로 땀이 보이는데, 발열이 심하고 오한은 가벼우며 두통, 인통咽痛, 맥부삭脈浮數 등의 증상이 나타난다.

2) 이증의 땀

이증에서 땀이 나지 않는 것은 음혈이 휴허虧虛하여 진액이 부족하거나 양기가 허하여 진액을 땀으로 증화蒸化하지 못하는 것이다.

반대로 이증에서 땀이 나는 것은 그 시간과 부위, 특징에 따라 자한, 도한, 대한, 냉한, 전한, 국소한출(반신한, 수족심한 등)로 나눌 수 있다.

① 자한自汗

고온의 환경이 아닌 곳에서, 특별한 활동을 하지 않아도, 혹은 조금만 움직여도 땀이 나는 것을 말한다. 신체가 곤권困倦하고 쉽게 피로하며 음식 맛이 없는 등 기허氣虛의 증상이 나타나는 기허자한氣虛自汗과 두통, 구갈, 오열惡熱의 증상이 나타나는 양명경증자한陽明經證自汗이 있다.

② 도한盜汗

수면 중 땀이 나는 증상으로 음허陰虛가 원인이 되어 조열潮熱, 권홍면적顴紅面赤의 증상이 함께 나타나므로 음허도한陰虛盜汗이라고도 한다.

③ 대한[大汗出]

다량의 땀이 끊이지 않고 계속 나는 것으로 대개 양명경증陽明經證에서의 발한 양상을 말한다. 발열이 심하고 면적面赤, 구갈음랭口渴飲冷, 맥홍대脈洪大 등의 증상이 함께 나타난다(실증, 백호탕증白虎湯證).

④ 냉한冷汗

배출되는 땀이 따뜻하게 느껴지는 것이 아니라 끈적끈적하고 차갑게 느껴지는 증상을 말한다. 주로 허증이나 망양증에서 보이는데 면색창백面色蒼白, 사지궐랭四肢厥冷, 맥미욕절脈微欲絶 등의 증상이 함께 나타난다.

⑤ 전한戰汗

환자가 오한전율惡寒戰慄하면서 흘리는 땀을 말한다. 대개 질병의 회복, 혹은 악화의 전환점에서 나타난다. 병이 회복되는 전환점에서는 전한 후에 발열이 소실되면서 맥이 완만하게 되고, 병이 약화되는 전환점에서는 전한 후에 발열이 심해지면서 맥이 급急·질疾하게 된다.

⑥ 국소 한출

신체 전체에서 땀이 나는 것이 아니라 국소부위에서만 땀이 나는 것을 말한다.

㉠ 두한頭汗

두부頭部에만 국한하여 땀이 나는 것으로 병리에 따라 구별하는데, 상초의 사열邪熱이 양경陽經을 따라 두면頭面으로 상증上烝하여 발생하는 것은 상초열두한上焦熱頭汗으로서 면적面赤, 심번心煩, 구갈口渴, 설첨홍舌尖紅, 맥삭脈數의 증상이 함께 나타난다. 중초의 습열濕熱이 양경을 따라 두면으로 상증하여 발생하면 습온두한濕溫頭汗이라 하는데, 두신곤중頭身困重, 신열身熱, 완복창민脘腹脹悶, 설태황니舌苔黃膩의 증상이 있다. 중증의 환자에서 정기精氣가 고갈되어 진액이 허양虛陽을 따라 부월浮越하여 사지궐랭四肢厥冷, 기천氣喘, 미맥微脈의 증상이 있는 것은 진한가열 두한眞寒假熱頭汗이라 한다.

㉡ 반신한[半身汗出]

몸의 좌우 한쪽에만 땀이 나는 증상이다. 주로 중풍이나 척수손상, 자율신경실조 등에 의하는데 대개 땀이 나지 않는 쪽의 신경 이상인 경우가 많다.

© 수족심한手足心汗

손바닥, 발바닥에서 땀이 나는 증상으로, 음허증, 중초습열증中焦濕熱證에서 다발한다.

② 심흉한心胸汗

심흉부에 지나치게 많은 땀이 나는 증상이다. 주로 허증에서 나타난다. 심신음허心腎陰虛(심신불교心腎不交)나 심비기혈양허心脾氣血兩虛에서 보인다.

⑩ 음한陰汗

생식기 부위에서 땀이 나는 증상으로 대개 하초습열증下焦濕熱證에서 나타난다.

5. 수면睡眠의 문진

낮에는 위기衛氣가 양의 부위로 행하므로 양기가 성해서 깨어 있게 되며, 밤에는 위기가 음의 부위로 행하므로 음기가 성해져 잠을 자게 된다. 따라서 수면은 위기의 상태를 가늠하는 한 가지 방법이 된다. 이 밖에 수면 상황의 확인은 체내의 화火와 습濕, 담痰의 문제를 판단하는 단서도 된다.

1) 실면失眠(불매不寐)

실면은 쉽게 잠들지 못하거나 잠들어도 숙면을 취하지 못해 잠에서 자주 깨는 등 수면을 충분히 취하지 못하는 증상을 말한다. 쉽게 잠들지 못하면서 심번心煩, 다몽多夢, 조열潮熱, 도한盜汗, 요슬산연腰膝痠軟의 증상이 동반되는 것은 심신음허心腎陰虛(심신불교心腎不交), 신음허腎陰虛, 심화항성心火亢盛으로 인한다. 잠든 후에 쉽게 깨어나고 심계心悸, 납식감소[納少], 핍력乏力, 설담舌淡, 맥허脈虛의 증상·소견이 보이는 것은 심비기혈양허心脾氣血兩虛로 인한 것이며, 때때로 잠에서 깨어나며 평소 겁이 많고 현훈眩暈, 흉민胸悶, 심번心煩, 구고口苦, 오심惡心의 증상이 동반되는 것은 담울담요膽鬱痰擾로 인해 발생한다. 숙면을 취하지 못하고 잠자리가 편치 않으며 배가 더부룩하고[腹脹不舒] 트림[噯氣]을 자주 하며 가슴이 답답하고[胸悶] 설태가 후니厚膩한 것은 식상비위食傷脾胃로 인한 것이다.

2) 기면嗜眠(다면 多眠)

기면은 실면과 반대로 수면의 시간이 비정상적으로 길어지고 쉽게 잠에 빠지며 심한 경우 잠에 빠지는 것을 조절할 수 없는 증상을 말한다. 피곤하여 쉽게 잠에 빠지고, 머리가 맑지 못하고 눈이 침침하며[頭目昏沈], 몸이 무겁고[身重] 배가 답답하며[脘悶], 이태膩苔와 유맥濡脈이 나타나는 것은 담습곤비痰濕困脾로 인한 것이며, 식사 후 피곤함이 느껴지고 잠이 오며, 전신적 쇠약과 함께 식사량의 감소[食少納呆], 소기少氣, 핍력乏力의 증상이 있는 것은 비기허脾氣虛로 인한 것이다. 피곤하여 쉽게 잠에 빠지고 쇠약감이 심하며 정신이 몽롱하고 손발이 차며 미맥微脈이 나타나는 것은 심신양허心腎陽虛에 해당한다. 섬어譫語를 하고 야간에 열이 심하며 때로 반진斑疹이 생기고 강설絳舌과 삭맥數脈이 나타나면서 혼수상태에 빠지는 것은 온병의 사기가 심포心包에 침범하여 발생한다.

6. 음식 섭취와 구미口味의 문진

1) 식욕의 문진

① 식욕의 추이와 비위의 기능

식욕은 비위와 밀접한 연관이 있어 식욕의 추이를 통해 비위 기능을 진단할 수 있다. 환자가 차츰 식욕이 호전되고 식사량이 증가한다면 이는 위기胃氣가 회복되는 것으로 예후가 양호하다. 이와 반대로 점차 식욕이 감퇴되고 식사량이 감소한다면 이는 위기가 쇠퇴하는 것으로 예후가 불량하다. 제중除中은 오랜 병이나 중병 중에 돌연 폭식을 하며 아무리 먹어도 배부름을 느끼지 못하는 것인데, 이는 비위脾胃의 기氣가 끊어지려 하는 것으로 예후가 불량한 경우가 많다.

㉠ 식욕감퇴

식욕이 감퇴하는 증상은 수반증상에 따라 그 병인병기를 유추할 수 있다. 식사량이 감소하며 몸이 마르고[消瘦] 힘이 없으며[乏力] 배가 빵빵하고[腹脹] 변이 무른[便溏] 증상을 보이며 혀는 담백설, 맥은 허맥인 것은 비위의 기허[脾胃氣虛]로 인한다. 완복부가 답답하고[脘悶] 머리와 전신이 무겁게 느껴지며[頭身困重], 변은 무르고[便溏] 설태는 이태膩苔인 것은 습이 비에 정체[濕邪困脾]되어 발생한다. 식사량이 줄고 특히 기름기 많은 음식을 싫어하며 황달, 협통이 나타나고 체표를 지그시 눌렀을 때 발열이 감지되는[身熱不揚] 것은 간담肝膽의 습열濕熱로 간의 소설기능이 실조되고 비의 운화기능 역시 실조되어 발생한다. 음식을 싫어하고 신물이 올라오거나 음식물 냄새가 나는 트림을 하고 완복부脘腹部에 창통脹痛이 있으며 부태腐苔가 두텁게 형성된 것은 식적食積이 체내에 정체된 것에 인하며, 여성이, 월경이 그치고 음식을 싫어하며 구역질을 하고 맥이 활삭滑數한 것은 임신오조姙娠惡阻인데, 임신으로 충맥衝脈의 기가 상역上逆하여 위胃의 화강和降 기능이 상실되어서 나타난다.

ⓒ 식욕항진[消穀善飢]

자주 배가 고프며 갈증이 있고[口渴] 심번心煩, 구취口臭, 변비便秘를 동반하며 홍설紅舌에 황태黃苔가 보이는 것은 위화胃火가 치성熾盛하여 식욕이 항진된 것이다. 반면 자주 배가 고프며 변이 무르거나 설사를 하는 것은, 위기는 항진되어 있는데 비기는 허하여[胃强脾弱] 발생한다.

ⓒ 공복감이 있으나 먹으려 하지 않는 경우[飢不欲食]

위음胃陰이 부족하면 굶주렸으나 음식을 먹으려 하지 않고 복부에 막연한 불쾌감이 잔존[嘈雜]하게 되며 복부에 작열감이 있고 홍설紅舌에 소태少苔, 맥은 세삭細數하게 된다. 소아가 생쌀이나 진흙을 먹으며 몸이 마르고 복부에 창통이 있고 배꼽 주위에 덩어리가 잡히는 것은 충적蟲積의 증상이다. 수태한 여성이 신 것을 좋아하게 되고 구역질이 종종 생기며 맥이 활삭滑數하게 되는 것은 임신에 의한 생리적 현상이다.

2) 구미口味의 감별

구미口味를 통해 병리적 상황을 진단할 수 있다. 구담무미口淡無味한 것은 주로 비위脾胃의 기허氣虛로 인하고 구감口甘 또는 구중점니口中粘膩한 것은 비위습열脾胃濕熱로 인한다. 환자가 구고口苦한 것은 대개 열증熱證에 속하는데 특히 담열증膽熱證인 경우가 많다. 구함口鹹한 것은 신腎의 문제 또는 한증寒證에 속하며 신물이 넘어오는 것[口中泛酸]은 간위온열肝胃蘊熱이나 간기범위肝氣犯胃로 인한다. 입 안에서 시큼하고 쉰 음식의 느낌이 나는 것(구중산수口中酸餿)은 상식傷食으로 발생한다.

3) 구갈口渴의 문진

갈증의 여부와 양상으로 병의 성질을 판단할 수 있다.

① 구갈다음口渴多飲

갈증이 심하고 물을 많이 마시는 것은 실증, 허증 모두에서 나타날 수 있다. 갈증이 심하고 찬 물을 원하며 면적面赤, 고열[壯熱], 번조煩躁, 다한多汗의 증상이 있고 맥이 홍대洪大한 것은 실열증實熱證에 속한다. 반면 갈증이 심하고 소변이 증가하며 식욕은 정상이지만 체중이 감소하는 것은 소갈消渴이나 신음腎陰의 휴손虧損에 속한다.

심한 발한이나 토吐, 하下, 이뇨 후에 갈증이 심하고 음수량이 증가하는 것은 진액이 손상된 것을 만회하려는 것인데, 만약 심한 발한, 토하, 이뇨 후에도 갈증이 없다면 이는 진액이 손상되지 않았음을 반영한다. 반대로 이때 갈증이 심하고 다량의 물을 마시려 한다면 이는 진액이 크게 손상된 상태를 반영한다.

한증寒證이거나 몸에 열사熱邪가 없다면 갈증이 있되 소량의 더운 물을 원하는 경우가 많고, 오한惡寒하며 맥이 침지沈遲하다.

② 구갈불다음口渴不多飲

갈증이 있으나 환자가 물을 마시려 하지 않는 것은 대개 갈증을 유발하는 병리적 요인이 있으나 체내에 진액은 부족하지 않은 것에 그 원인이 있다.

입이 건조하나 물을 마시려 하지 않고[口乾而不欲飲] 조열潮熱, 도한盜汗, 권홍顴紅의 증상이 동반되는 것은, 음허로 진액이 부족하여 입안이 건조하지만 체내에서 실열에 의한 진액 모손 현상이 없으므로 물을 마시려 하지는 않는 증상이 나타난다.

갈증이 있으나 물을 많이 마시지는 않고[口渴而不多飲], 신중身重, 신열불양身熱不揚(열이 분명하지 않고 손으로 누르고 있으면 은근히 열이 느껴짐), 흉민胸悶, 이태膩苔가 나타나는 것은 습열증濕熱證으로 인한 것인데, 진액의 기화氣化에 장애가 있어 갈증이 나타나지만 내부에 습사가 있으므로 많이 마시지는 않게 된다.

갈증이 있되 더운 물을 원하며 음수량이 많지 않고 물을 마시면 토하며 현훈과 복부 진수음振水音이 동반되는 것은 담음痰飲으로 인한 것인데, 담음내정痰飲內停하여 양陽을 손상시키고, 진액이 기화氣化하여 입을 습윤하게 하는 데 장애가 생긴 것으로서 진액이 부족한 것이 아니라 진액 수송의 장애이기에 음수량이 많지 않으며, 열사熱邪가 있는 것이 아니므로 갈증이 있으면서도 더운 물을 조금 마실 뿐이다. 혹 담음이 위에 정체하여 위의 화강和降이 장애를 받게 될 경우에는 물을 마시면 곧 토하게 된다.

입이 건조하여 물을 머금되 삼키지 못하며 설체가 푸르고 어반瘀斑이 있으며 맥은 삽澁한 것은 혈어증血瘀證에 속하는데, 어혈로 인해 진액의 대사에 장애가 생긴 경우로서 진액부족이 아니라 진액 수포의 장애이므로 물을 머금고 입을 적시기만 할 뿐 삼키지 못하게 된다.

7. 이변二便의 문진

1) 대변의 문진

대변의 상태와 배설 빈도는 연령이나 섭취한 음식, 생활습관 등과 관련이 있으나 일반적으로 성인의 경우 1일 3회에서 3일 1회 정도에 걸쳐 지나치게 굳거나 무르지 않은 적당한 경도硬度의 대변을 배출한다. 대개 환자는 타인의 대변 상황을 알기 어려워 자신의 대변상태에 이상이 있는 경우에도 정상이라고 생각하는 경우가 많으므로, 가급적 세분화된 기록 형식(예 : 「한의 시각형 표준차트(한의학연구원, 2013)」, 「브리스톨 대변 도표Bristol stool chart」)을 참조하여 환자의 대변 상황을 정확히 문진하는 것이 좋다.

① 변비

변비는 대변이 굳어 배출에 어려움을 겪거나 잘 배출되지 않으며, 배변 횟수가 줄어들어 심할 경우에는 수일간 변을 보지 못하는 증상이다. 주로 실열實熱이나 한寒, 음허陰虛, 기음양허氣陰兩虛 등에 기인한다.

② 설사

설사는 대변이 묽어서 일정한 형태를 갖추지 못하거나 심하면 물처럼 나오며 배변 회수가 많아지는 증상이다. 대개 비허脾虛, 신양허腎陽虛, 상식傷食, 간비불화[肝鬱乘脾] 등에 기인한다.

③ 완곡불화完穀不化

완곡불화는 대변 중에 비교적 많은 양의 소화되지 않은 음식물이 섞여 있는 증상을 말한다. 비허脾虛나 신허腎虛로 인하여 설사를 할 때 보이며 식체食滯가 있을 때도 나타난다.

④ 당결부조溏結不調

대변이 때로는 건조하고 때로는 묽어서 균일함을 잃은 증상을 말한다. 간비불화肝

脾不和에서 나타난다.

⑤ 항문작열 肛門灼熱

환자가 배변 시나 배변 후 항문 부위에 작열감을 느끼는 증상을 말한다. 주로 대장습열大腸濕熱로 인해 발생한다.

⑥ 배변불쾌 排便不快

대변이 순조롭게 나오지 않아 잔변감이 있는 등 배변이 원활하지 않은 것을 말한다. 대개 간비불화肝脾不和나 대장습열大腸濕熱에 의해 발생한다.

⑦ 이급후중 裏急後重

배변 전에 복통이 있으며 급박한 변의를 느끼지만 배변을 하려 하면 잘 되지 않고, 배변 후에는 항문 부위가 무지근하여 아래로 빠질 것 같은 느낌이 들며 배설감이 상쾌하지 않은 증상을 말한다. 주로 습열濕熱로 인해 나타난다.

⑧ 활설불금 滑泄不禁

대변이 환자의 통제를 벗어나 아무런 제약도 받지 않은 채 갑작스레 쏟아져 나오거나 환자가 배변을 인지하지 못하는 증상을 말한다. 오랜 설사를 앓은 후에 나타날 수 있으며 비신양허脾腎兩虛로 인해 나타난다.

⑨ 항문기추 肛門氣墜

피로하거나 배변 후에 항문이 아래로 쳐지는 느낌이 들고 심하면 대장의 일부가 실제로 밖으로 빠져나오는(탈항脫肛) 증상을 말한다. 중기中氣가 하함下陷하여 발생한다.

2) 소변의 문진

소변의 배출 빈도와 양은 음수량, 섭취한 음식의 종류, 날씨, 땀 배출양, 연령 등에 영향을 받으나 건강한 성인의 경우 평균적으로 주간 3~7회, 야간 0~1회 정도의 빈도로 1일 1~2리터 정도의 소변을 배출한다. 소변에 대해 문진할 때에는 소변 배출에 영향을 줄 수 있는 환경적 요인에 대해 먼저 문진한 후 소변의 상황을 문진하는 것이 좋다. 또한 환자는 자신의 소변 색깔에 대해 정확히 판단하기 힘든 경우가 많으므로 소변색상표 등을 제시하여 정확한 정보 수집이 이루어지도록 하는 것이 필요하다.

① 요량증가

과도한 음수와 같은 환경적 요인이 없는데도 건강한 사람이나 평소 환자의 상태와 비교하여 소변의 1일 배출량이 증가하는 증상을 말한다. 허한증虛寒證이나 소갈消渴에서 나타난다.

② 요량감소

과도한 땀 배출 등과 같은 환경적 요인이 없는데도 건강한 사람이나 평소 환자의 상태와 비교하여 소변의 1일 배출량이 감소하는 증상을 말한다. 실열증實熱證이나 진액손상津液損傷으로 인한다.

③ 소변빈삭小便頻數

환경적 요인이 없는데도 건강한 사람이나 평소 환자의 상태와 비교하여 주, 야간의 배뇨 횟수가 늘어나는 증상을 말한다. 임증淋症, 신허腎虛, 방광허한膀胱虛寒 등으로 인하며 노인에게 다발한다.

④ 융폐癃閉

소변이 원활하게 나오지 않는 증상을 말한다. 소변이 물방울처럼 떨어지는 것을 융癃이라 하며 소변이 전혀 통하지 않는 것을 폐閉라고 한다. 어혈瘀血, 결석結石 등으로 인한 실증實證과 기허氣虛, 양허陽虛로 인한 허증虛證을 감별하여 치료한다.

⑤ 소변삽통小便澁痛

요의급박감尿意急迫感을 느끼지만 소변이 원활하게 배출되지 않으면서 배뇨 시 통증이 수반되는 증상을 말한다. 어혈瘀血, 간울기체肝鬱氣滯, 음허화왕陰虛火旺 등으로 인한다. 결석結石이 있을 수 있다.

⑥ 여력부진餘瀝不盡

배뇨 후에도 소변 배출이 끝나지 않고 찔끔찔끔 떨어지는 증상을 말한다. 노인에게서 흔하게 나타난다.

⑦ 소변실금小便失禁

배뇨를 자의로 조절하지 못하거나 소변 배출을 인지하지 못하여 소변이 흘러나오는 증상을 말한다. 신기휴허腎氣虧虛, 방광허한膀胱虛寒 등으로 인한다.

⑧ 유뇨遺尿

수면 중에 환자 자신도 모르게 배뇨하는 증상을 말한다. 성인과 소아 모두에게 발생할 수 있으며 밤낮을 구분하지 않는다.

⑨ 야뇨증夜尿症

낮에는 소변을 가릴 수 있으나 밤에는 소변을 가릴 수 없는 증상으로 대개 소아에게 흔하다. 5세 이후에, 낮에는 소변을 잘 가리지만 밤에는 소변을 잘 가리지 못하는 증상을 말하며 야간에 한 번도 야간에 소변을 가린 적이 없는 일차성 야뇨증과 6개월 이상 야뇨증이 없었던 기간이 있었으나 재발된 이차성 야뇨증으로 나눈다.

8. 전신 각 부위의 문진

1) 동통疼痛의 문진

① 동통의 양상

동통은 임상에서 쉽게 볼 수 있는 증상으로 환자가 느끼는 자각증상이다. 동통은 거의 모든 질환과 부위에서 발생할 수 있으며 병인病因과 병기病機에 따라 통증의 양상이 제각기 다르므로 동통의 양상을 통해 동통의 병인병기를 판단할 수 있다.

㉠ 창통脹痛

동통에 창만감脹滿感이 수반되는 증상을 말한다. 주로 기체氣滯로 인해 발생하고 부위가 고정되어 있지 않으며 트림이나 실기失氣(방귀) 이후에 감소되기도 한다.

㉡ 자통刺痛

바늘로 찌르는 듯한 통증을 말한다. 주로 어혈로 인한 통증의 특징인데, 부위가 고정되어 있고, 야간에 더욱 심해지는 경향이 있다.

ⓒ 주찬통走竄痛

부위가 고정되지 않고 움직이는 동통을 말한다. 흉胸, 협협脇, 완脘, 복腹 등의 부위에 생기는 것은 주로 기체氣滯로 인해 발생하며 사지四肢, 관절의 부위에 생기는 것은 풍사風邪로 인한 비병痺病에서 나타난다.

ⓔ 고정통固定痛

주찬통과 달리 부위가 움직이지 않고 고정된 동통을 말한다. 흉胸, 협협脇, 완脘, 복腹 등의 부위에는 어혈瘀血로 인해 발생하며 사지四肢, 관절 부위에는 대개 한습寒濕, 습열濕熱의 조체阻滯나 열옹혈어熱壅血瘀로 인해 발생한다.

ⓜ 냉통冷痛

동통에 냉감冷感이 수반되어 따뜻하게 해 주면 완화되는 증상을 말한다. 주로 요腰, 척脊, 완복脘腹, 사지四肢, 관절關節 등의 부위에서 나타나며 한사寒邪나 양기휴허陽氣虧虛로 인한다.

ⓗ 작통灼痛

냉통과는 반대로 동통에 열감熱感이 수반되어 차갑게 해 주면 완화되는 증상을 말한다. 주로 화사火邪나 음허화왕陰虛火旺으로 인한다.

ⓢ 교통絞痛

통증의 정도가 심하여 쥐어짜는 듯한 증상을 말한다. 대개 유형의 실사實邪나 한사寒邪로 인해 기기氣機가 막혀서 발생한다.

ⓞ 은통隱痛

교통과 달리 정도가 심하지 않아 참을 만하나, 쉬지 않고 계속되는 동통을 말한다. 주로 양기부족陽氣不足, 정혈휴허精血虧虛, 장부경락의 온양溫養이 실조되어 발생한다.

ⓩ 중통重痛

동통에 침중감沈重感이 수반되는 증상을 말한다. 주로 습사濕邪로 인해 기기氣機가 막혀서 발생한다.

ⓩ 산통酸痛

동통에 산감酸感, 즉 시큰거리는 느낌이 수반되는 증상을 말한다. 주로 습사濕邪나 신허腎虛로 인한다.

ⓟ 철통掣痛

한 부위에서부터 다른 부위까지 당기면서 아픈 증상을 말하며 인통引痛, 철통徹痛이라고도 말한다.

ⓗ 공통空痛

동통에 공허감空虛感이 수반되는 증상을 말한다. 주로 기혈휴허氣血虧虛, 정혈부족精血不足으로 인한다.

② 동통의 부위

㉠ 신통身痛

신통은 전신이 아픈 통증을 말한다. 외감의 경우에는 풍한風寒이나 서습역독暑濕疫毒에 기인하는데, 면적面赤하며 반斑이 나타나기도 하고 얻어맞은 것처럼 아프기도 한다. 내상의 경우에는 주로 노권상勞倦傷이나 오랜 와병 생활에서 기인한다.

㉡ 사지통四肢痛

사지통은 팔다리가 아픈 것으로 병사病邪가 인체의 경락이나 장부 등을 막아 발생하는 비증痺症의 범주에 속한다. 비증은 그 양상에 따라 구분할 수 있는데, 관절이 여기저기 아프며 통처가 움직이는 것을 행비行痺라 한다. 통비痛痺는 통증이 매우 심한데, 특히 찬 기운에 접촉했을 때 통증이 더욱 심해지는 특징이 있다. 사지에 고정된 통처가 있는 것은 착비着痺라 하며, 풍습이 울체鬱滯하여 열로 화한 것은 열비熱痺라 하는데, 관절이 붉게 붓고 아픈 증상[紅腫疼痛]이 나타난다.

ⓒ 두통頭痛

- 두통의 부위별 구분

전두통前頭痛 : 양명경 두통이라고도 한다. 전두부의 통증뿐 아니라 미릉골眉稜骨(눈확위모서리) 부위의 통증도 포함된다.

측두통側頭痛 : 소양경 두통이라고도 한다. 측두부에서 태양혈太陽穴에 이르는 부위의 통증을 말한다. 측두통이 한쪽에 한정하여 나타날 때 편두통偏頭痛이라 칭하기도 하였으나 오늘날 병명으로서의 편두통migraine은 오심·구토와 빛·소리 공포를 동반하며 전조 증상에 이어 나타나는 박동성, 편측성(일부는 양측성) 두통을 말하므로 단순한 편측성 두통과는 감별해야 한다.

후두통後頭痛 : 태양경 두통이라고도 한다. 후두부에서 경항부에 이르는 부위의 통증을 말한다.

전전통巓頂痛 : 궐음경 두통이라고도 하며 두정부頭頂部의 통증을 말한다.

두치통頭齒痛 : 소음경 두통이라고도 한다. 두통과 함께 치통이 나타나는 것이 특징이다. 신장腎臟은 골骨을 주관하여 수髓를 만들어 내는데[腎主骨生髓], 신허腎虛하면 수髓와 골骨이 위치한 머리와 치아가 모두 아프게 된다.

- 표리表裏에 따른 두통의 구분

외감두통外感頭痛 : 병정이 급하고 짧으며 심한 통증이 지속되는 것이 특징이다. 풍한사風寒邪로 인한 풍한두통風寒頭痛은 경항통이 함께 존재하는데, 바람이나 냉기에 노출되면 두통이 심해진다. 풍열사風熱邪로 인한 풍열두통風熱頭痛은 목적目赤, 면홍面紅, 구갈口渴, 인후통咽喉痛과 같은 열성熱性 증상이 함께 나타나며, 온열溫熱 자극이 있으면 두통이 심해진다. 풍습사風濕邪로 인한 풍습두통風濕頭痛은 머리에 무엇을 뒤집어 쓴 듯하고[頭痛如裹], 사지가 무겁게 느껴지는[肢體困重] 등의 습사濕邪로 인한 증상이 함께 나타난다.

내상두통內傷頭痛 : 외감두통에 비해 병정病程이 완만하며 은은한 통증이 오래 지속되며 나타났다 없어졌다[時痛時止]를 되풀이 하는 것이 특징이다. 기허두통氣虛頭痛은 두통이 은은히 지속되며 과

로 후 심해진다. 혈허두통血虛頭痛은 현훈眩暈, 면색창백面色
蒼白과 같은 혈허증상을 동반한다. 신허두통腎虛頭痛은 머리
에 공허한 느낌이 있으며, 허리와 무릎이 시큰거리고 힘이
없다[腰膝酸軟].

ㄹ 흉통 및 흉비胸痺

• 흉통胸痛

흉통은 수반 증상에 따라 여러 증형으로 변증할 수 있다. 풍열범폐증風熱犯肺證의
경우에는 고열[壯熱], 면적面赤과 함께 숨이 가쁘고 코가 막혀 콧구멍이 벌렁거리
는[鼻翼煽動] 증상이 수반된다. 폐음허증肺陰虛證의 경우에는 조열潮熱, 도한盜汗이
있으며 가래를 뱉을 때 피가 섞인다[咳痰帶血]. 담습조폐증痰濕阻肺證으로 인한 흉통
에서는 가슴이 답답하고 기침과 함께 다량의 흰 가래가 있으며, 기체증氣滯證의
흉통은 찬통竄痛의 양상을 띠고 흉부의 팽창감[脹]이 수반되며 한숨을 자주 쉬고
[善太息] 화를 잘 내는[易怒] 증상이 나타난다. 혈어증血瘀證의 흉통에서는 통증의 위
치가 고정되어 있으며 찌르는 듯한 통증 양상이 나타난다.

이 밖에 흉통은 폐옹肺癰의 주요 증상이기도 한데, 신열身熱, 비린내 나는 농혈담
膿血痰이 함께 나타난다.

• 흉비胸痺

흉비는 흉부에 통증과 답답함이 있으며[胸痛鬱悶] 통증이 견비肩臂로도 방사되는
증상을 말한다. 주로 흉양부진胸陽不振, 담탁내조痰濁內阻 혹은 기허혈어氣虛血瘀에
의해 심흉부의 기혈운행氣血運行이 장애를 받아 발생한다. 협심증狹心症, angina
pectoris에 해당한다.

• 진심통眞心痛

진심통은 흉통이 매우 심하고 통증이 등 쪽으로도 미치며[胸痛徹背], 얼굴이 청회
색青灰色으로 변하는데, 심한 경우 푸른빛이 사지말단에 이른다. 심근경색心筋梗
塞, myocardial infarction에 해당한다.

ㅁ 복통

• 복통 양상에 따른 병성病性의 감별

복통이 갑작스레 나타났으며 통증이 극렬하고, 배를 누르면 편치 않거나[拒按]

음식물 섭취 후 증상이 악화된다면 이는 대개 실증實證에 속한다. 반대로 복통이 점진적으로 출현하였으며 둔통의 양상으로 나타나고 배를 누르면 편한 느낌[喜按]이 나거나, 음식물 섭취 후 증상이 완화된다면 이는 대개 허증虛證에 속한다. 만약 배를 따뜻하게 하였을 때 통증이 감소한다면 한증寒證에 속하며, 시원하게 하였을 때 통증이 감소한다면 열증熱證에 속한다.

- 복통 출현 부위에 따른 진단

복부는 그 구역을 몇 가지로 나누어 명칭을 구분한다. 복부를 크게 두 부분으로 나누어 배꼽 위의 부분, 즉 상복부를 대복大腹이라 하며, 배꼽 아래의 부분, 즉 하복부를 소복小腹(넓은 의미의 소복)이라 한다. 하복부를 다시 나누어 하복부의 가운데를 소복小腹(좁은 의미의 소복), 그 양쪽의 부위를 소복少腹으로 지칭하기도 한다. 대복大腹은 주로 비위脾胃의 상태를 반영한다. 소복小腹은 소장, 방광, 자궁의 상태를 반영한다. 소복少腹은 간경肝經과 관련이 높다.

- 상복부의 통증

비위허한脾胃虛寒으로 인한 복통은 주로 상복부의 둔통[大腹隱痛]으로 나타나며, 따뜻하게 하거나 가볍게 누르면 통증이 감소하고, 무른 변이 나온다.

- 위완통

상복부의 한가운데를 완복부脘腹部라고 하며 이 부위의 통증, 즉 위완통胃脘痛은 위胃와 관련이 크다.

한사범위寒邪犯胃로 인한 통증은 냉통冷痛의 양상으로 나타나며 완복부를 따뜻하게 하면 통증이 감소한다.

반대로 위화치성胃火熾盛에 의한 통증은 작열통灼熱痛의 양상으로 나타나고 식욕이 항진[消穀善飢]되거나 구취가 생기고, 변비를 동반하기도 한다.

위부혈어胃腑血瘀로 인한 통증은 어혈의 통증 특징인 부위가 고정된 자통刺痛의 양상으로 나타나며, 위부기체胃腑氣滯·간기범위肝氣犯胃로 인한 통증은 창통脹痛의 양상으로 나타나고 트림[噯氣]이 동반될 수 있으며 화를 냈거나 기분이 침울할 때 증상이 가중되는 특징이 있다.

위양허胃陽虛로 인한 통증은 둔통[隱痛]의 양상으로 나타나며 완복부를 따뜻하게 하거나 가볍게 누르면 통증이 감소하고 간혹 맑은 물을 게우기도 한다.

위음허胃陰虛로 인한 통증은 작통灼痛의 양상으로 나타나는데, 상복부의 불편감(조잡嘈雜)이 있고, 공복감이 있으나 잘 먹으려 하지 않으며[飢而不欲食], 설홍舌紅,

소태少苔가 나타난다.

• 하복부의 통증

방광기화불리膀胱氣化不利로 인한 복통은 소복부小腹部의 창통脹痛으로 나타나며, 배뇨가 원활하지 않고 심하면 융폐癃閉가 나타난다.

상한傷寒에서 하초어혈下焦瘀血이 있을 때(태양축혈증太陽蓄血證)는 소복부小腹部의 자통刺痛이 있으나, 배뇨에는 이상 없다[小便自利].

한체간맥寒滯肝脈으로 인한 복통은 소복부少腹部의 냉통冷痛이 있으며, 음부의 견인감이 수반된다.

장옹腸癰으로 인한 복통은 우하복부(우축 소복부少腹部)에 통증이 있으며, 누르면 통증이 심해져서 거안拒按하게 된다.

• 배꼽 주위의 통증

충적蟲積으로 인한 복통은 주로 배꼽 주위가 아픈데(요제통繞臍痛), 덩어리가 있고 종종 이동하는 특징이 있다.

ⓑ 협통

협통脇痛은 협륵부脇肋部에 발생한 통증을 말한다.

간기울결肝氣鬱結로 협통이 발생한 경우에는 협통이 창통脹痛의 양상으로 나타나는데, 한숨[太息]을 자주 쉬고 화를 내는 일이 많다[易怒]. 정지불창情志不暢에 기인한다.

간화肝火로 인해 발생한 협통은 통증이 작통灼痛의 양상으로 나타나며 얼굴과 눈이 붉다[面紅目赤].

간담습열肝膽濕熱로 인한 협통은 통증이 창통脹痛의 양상으로 나타나면서 눈과 피부가 노랗게 된다[身目發黃].

혈어血瘀로 인한 협통은 통증이 자통刺痛의 양상으로 나타나며 통증 부위가 이동하지 않는다.

수음水飮이 정체되어 협통이 발생하면 협륵부에 무엇인가 차 있는 느낌[脇間飽滿]이 나며 기침을 하고 기침할 때마다 협륵부에 견인감('땅기는' 느낌)을 동반한 통증이 나타난다. 『금궤요략』의 현음懸飮에 해당한다.

ⓐ 요통腰痛

요통은 병인과 통증의 양상에 따라 구분할 수 있다.

신허요통腎虛腰痛은 신허로 인해 요통이 발생하는 것으로 통증이 지속적이고[綿綿腰痛], 허리와 무릎이 시큰거리며 힘이 없는[腰膝痠軟無力] 특징이 있다.

한습사寒濕邪로 인해 발생한 요통은 한습요통寒濕腰痛인데, 허리가 무겁고 시리며 아프고[腰部沈重冷痛] 특히 비오는 날이나 습한 환경에서 심해진다.

습열사濕熱邪로 인해 발생한 요통은 습열요통濕熱腰痛이라 하는데, 마치 허리가 빠지거나 부푸는 듯한 느낌[沈脹]과 함께 열감熱感이 있으며 소변이 진하고 혀는 홍색紅色이며 설태舌苔는 이膩하고, 삭맥數脈이 나타난다. 평소 음주나 기름진 음식[高粱厚味]을 즐기는 경우에 많이 발생한다.

어혈요통瘀血腰痛은 어혈瘀血로 인한 것으로 어혈의 특징인 고정된 위치의 자통刺痛이 있으며 몸을 돌리거나 굽히고 펴기가 어렵다. 주로 외상(타박상, 낙상 등)에 의한 경우가 많으므로 외상에 대한 기왕력을 확인할 필요가 있다.

2) 기타 전신 각 부위 증상의 문진

① 훈훈暈

주위가 움직이거나 몸을 움직이지 않았는데도 자신의 몸이나 주위 환경이 움직이는 것처럼 느껴지는 것을 두훈頭暈(어지러움)이라고 한다. 그런데 눈 앞이 캄캄해지는 증상인 목현目眩이 두훈과 함께 나타날 때가 있고 목현과 두훈에 대한 환자의 진술이 유사할 때가 많으므로 이 둘을 합하여 두훈목현頭暈目眩, 또는 현훈眩暈으로 불렀다[54]. 두훈은 오늘날의 증상 용어 가운데 현훈vertigo에 해당하며 목현은 현기증眩氣症, lightheadedness/dizziness(정확하게는 현기증의 여러 형태 가운데 '눈 앞 암흑감')에 해당한다. 즉 오늘날의 현훈은 과거의 현훈과 일치하지 않으며 과거의 '두훈'만을 지칭하는 용어이므로 개념과 용법에 유의할 필요가 있다.

환자가 어지럽다는 표현으로 증상을 호소하지만 회전감을 수반하지 않는 경우는 오늘날의 현훈에 해당하지 않으며 이를 가성현훈pseudo-vertigo이라고 부르기도 한다.

현훈은 전형적으로 내이의 평형감각 감지 기관인 전정기관前庭器官(세반고리관)과 여기에 연결된 상위 신경계의 이상에 의해 발생하며 일부는 심인성psychogenic이다.

---

54) 옛 한의서에서 두훈과 목현 두 증상을 명확하게 구분한 경우도 있었으나(예 : "眩言其黑, 暈言其轉" — 醫學入門 · 卷五) 이를 구분하지 않고 합쳐 지칭한 예가 많았다.

현기증은 뇌의 혈류와 혈당 저하로 발생한다. 비심인성의 일반적인 현훈은 중추성인지 말초성인지 감별할 필요가 있다. 중추성 현훈은 말초성 현훈에 비해 현훈의 증상이 약하지만 시간이 지나도 호전되지 않고 때에 따라 마비, 언어 장애, 운동 장애, 감각 저하 등과 같은 신경학적 증상이 수반된다.

한의진단 과정에서는 두훈과 목현을 함께 묶어 다음과 같은 몇 가지 유형으로 변증한다.

㉠ 간양상항肝陽上亢의 현훈

두훈頭暈과 함께 머리의 팽창감[頭脹]이 동반되고 면적面赤, 이명耳鳴, 구고口苦, 인건咽乾 증상이 보인다.

㉡ 담습痰濕의 현훈

머리가 혼탁하며[頭暈沈昏] 흉민胸悶, 오심惡心이 동반된다. 가래가 있다.

㉢ 기혈양허氣血兩虛의 현훈

누워 있거나 앉아 있다 일어설 때 나타나며 안화眼花 증상이 나타난다. 면색이 창백蒼白하며 심계心悸가 동반된다. 이는 목현目眩에 해당한다.

㉣ 신정부족腎精不足의 현훈

이명耳鳴, 유정遺精, 건망, 요슬산연腰膝酸軟이 동반된다.

② 비痞

비痞는 가슴이 그득하고 명치에 막힌 느낌이 있으나 통증은 없는 증상을 말한다. 명치에서 자각되는 감각이므로 심하비心下痞, 흉비胸痞라고 한다. 한寒, 열熱, 허虛, 담痰의 4개 증형으로 구분한다. 한비寒痞는 흉부가 차고[胸冷], 기침에 포말이 섞이며[咳吐涎沫], 지맥遲脈이 나타난다. 열비熱痞는 번갈煩渴과 삭맥數脈이 나타난다. 허비虛痞는 소기少氣, 호흡불창呼吸不暢, 맥무력脈無力이 보이며 한숨을 자주 쉬는 증상[善太息]이 있다. 담비痰痞는 가래가 많으며 활맥滑脈이 나타나는 특징이 있다.

③ 중重

몸이 무겁게 느껴지는 증상을 신중身重이라고 한다. 신중은 습濕이나 비기허脾氣虛로 인하는데, 습濕으로 인한 경우는 두신곤중頭身困重, 완복창민脘腹脹悶, 이태膩苔, 납매納呆, 변당便溏 등이 나타나고, 비기허脾氣虛로 인한 경우는 신중身重, 기와嗜臥, 소기少氣, 나언懶言, 권태핍력倦怠乏力 등의 증상이 함께 나타난다.

④ 흉복부의 부적감不適感

통증[痛]이나 답답함[悶], 막힌 느낌[痞], 팽창감[滿] 등 일상적 표현이 비교적 잘 정립된 신체 증상과 달리 지금의 언어로 그 증상을 잘 묘사하기 어려운 신체의 불편함이 존재한다. 고인들은 이 가운데 흉부와 복부에 나타나는 것에 주목하여 흉부의 부적감不適感을 오노懊憹로, 복부의 부적감을 조잡嘈雜으로 표현하였다.

오노는 심번心煩(가슴이 답답하면서 자각적인 열감이 있는 것)이 강하게 나타나되 증상의 위치를 정확하게 지정할 수 없는 것을 말한다. 흉격胸膈의 열을 나타낸다.

조잡은 대체로 상복부에서 자각되는 불편함으로서 통증이나 공복감과 유사하나 명확하게 통증이나 공복감이라 할 수는 없는 막연한 불편함을 말한다. 여러 상황에서 보일 수 있으나 대표적으로는 위胃의 기체氣滯를 나타낸다.

9. 눈, 귀 증상의 문진

1) 이명耳鳴

이명은 환자가 귀에서 어떤 소리가 울린다고 자각하는 증상이다. 이명은 그 양상에 따라 실증과 허증으로 나눌 수 있는데, 갑자기 큰소리가 나며, 손으로 누르면 더욱 심해지는 것은 실증으로 간, 담, 삼초의 화火가 경맥을 따라 상행하여 발생한다. 소리가 점진적으로 나타나며 그 소리가 크지 않고, 손으로 누르면 경감되는 것은 허증으로 신정腎精이 부족하여 발생하거나 비습脾濕이 성하여 청양淸陽이 두부頭部로 상승하지 못하여 관규가 자양을 받지 못해[淸竅失養] 발생한다.

2) 이롱耳聾

이롱은 청력이 저하되는 증상을 말한다. 이롱도 그 양상에 따라 실증과 허증으로 나눌 수 있는데, 실증은 허증에 비하여 상대적으로 치료가 쉽다. 실증의 이롱은 주로 상한이나 온병에 의해 발생하는데, 상한으로 인한 이롱은 사기邪氣가 소양경의 기기氣機를 폐색하여 발생하며 온병의 이롱은 사열邪熱이 관규를 막아 음정陰精이 귀에 도달하지 못하여 발생한다. 이외에 외감풍온外感風溫에서 나타날 수도 있고 코막힘에서 병발倂發하기도 한다. 허증의 이롱은 상대적으로 치료가 더 어려운데, 병을 오래 앓았거나 중병인 환자는 대개 신기허腎氣虛, 신정부족[腎憊精脫]인 경우가 많고, 노인은 기허정쇠氣虛精衰인 경우가 많다.

3) 중청重聽

중청은 소리가 겹쳐 들리는 것으로 풍사風邪나 신경腎經의 열 또는 하원휴허下元虧虛로 발생한다.

4) 목통目痛

눈이 아픈 것은 간담肝膽의 풍화風火로 인하거나 풍열사風熱邪에 외감外感하여 발생한다. 간담의 풍화로 인한 경우는 통증과 더불어 동공이 산대되고 혼탁해지며, 청, 녹, 황색 등이 나타나고, 두통, 오심, 구토를 동반하기도 한다. 오풍내장五風內障이라고도 한다. 외감풍열로 인한 경우는 눈이 아프면서 붉게 부어오르며, 쉽게 눈이 부시고 눈물이 잘 나오며 눈곱이 많이 낀다. 천행적안天行赤眼이라고도 한다.

5) 목현目眩

목현은 눈 앞이 일시적으로 캄캄해지는 증상이다. 신음허腎陰虛하여 간양肝陽이 상항上亢하면 목현 증상이 있으면서 두훈頭暈, 두창頭脹, 면적面赤과 귀울림이 나타나고, 신음허로 인해 허리와 무릎이 시큰거리고 힘이 없는 증상이 함께 나타난다.

목현 증상에 두훈, 흉민胸悶 증상이 동반되면서 몸에 힘이 없고 사지에 감각이 떨어지고[體倦肢麻], 구역질이 나는 것은 담痰으로 인한 것이다.

6) 목혼目昏

목혼은 눈이 침침해지는 증상이다. 주로 오랜 병을 앓은 환자나 허증 환자, 노인에게 다발하는데, 기허氣虛, 간혈허肝血虛, 신정부족腎精不足 등이 원인이 된다.

7) 작맹雀盲

작맹은 야간의 시력이 저하되는 증상인데, 야맹증夜盲症이라고도 한다. 간혈肝血, 간기肝氣의 부족에서 보인다. 비타민 A 결핍 증상의 하나이기도 하다.

3-4 부인과 영역의 문진

여성은 월경, 대하, 임신, 출산과 같은 생리적인 특징을 가지고 있기 때문에 여성 환자의 경우 이에 대해 반드시 확인해야 한다. 여성의 월경, 대하의 이상 변화는 산부인과 질환에서 흔히 볼 수 있는 병변일 뿐만 아니라 전신적인 병리 변화를 반영하기도 한다.

1. 월경의 문진

월경月經은 가임기 여성에서 볼 수 있는 주기적인 자궁출혈을 의미한다. 과거에는 월경 또는 간략히 경經으로 지칭하였으나 현대 동아시아에서는 일종의 완곡표현婉曲表現으로서 생리生理란 말로 월경을 지칭하기도 한다. 월경은 보통 매달 1회 나타나며, 28일 정도를 주기로 하고, 3~5일간 지속된다. 월경혈의 색은 정상적인 붉은 색을 띠고 덩어리는 없으며 성질은 묽지도 농후하지도 않다. 오늘날 한국 여성은 만 11~13세에 초경初經을 하고, 약 49세가 되면 폐경閉經한다.

월경에 대하여 질문할 때에는 월경의 주기, 월경 일수, 월경의 색, 성질, 양 및 월경 중단의 유무 또는 복통이나 기타 동반 증상 등의 상황에 대하여 물어야 한다. 필요시에는 마지막으로 월경을 한 날짜, 초경 또는 폐경 연령에 대하여 물어볼 수 있다.

1) 경기經期의 이상

월경 사이의 간격이 정상 주기보다 1주일 이상 단축되면 월경선기月經先期, 1주일 이상 연장되면 월경후기月經後期라고 한다. 통상 연속으로 2주기를 초과하여 경기 이상이 나타날 경우 병적인 경기이상으로 판단한다.

① 월경선기月經先期

월경혈의 색이 짙은 붉은색이고, 농후하며, 양이 많은 것은 양성혈열陽盛血熱, 간울화열肝鬱火熱, 음허화왕陰虛火旺하여 열이 충맥과 임맥을 어지럽혀 혈해血海가 안정을 이루지 못해 발생한다. 월경혈의 색이 담홍색이며 질이 묽고 양이 많은 것은 주로 비기휴허脾氣虧虛, 신기부족腎氣不足하여 충임맥衝任脈이 튼튼하지 못하거나 기가 혈을 통섭하지 못하여 발생한다. 월경선기는 월경과 월경 사이에 나타나는 경간기출혈經間期出血과 구분해야 한다.

② 월경후기月經後期

월경혈의 색이 담홍색이고 질은 묽고 양이 적은 것은 영혈휴허營血虧虛, 신정부족腎精不足, 양기허쇠陽氣虛衰하여 혈血을 만드는 화원化源이 없어 발생한다. 월경혈의 색이 자암색을 띠고 덩어리가 있으며 양이 적은 것은 기체혈어氣滯血瘀, 한응혈어寒凝血瘀, 담습조체痰濕阻滯, 충임불창衝任不暢하여 발생한다.

③ 월경선후무정기月經先後無定期

월경 주기가 7일 이상 앞당겨졌다 늦어졌다 하는 증상을 가리키며, 경기착란經期錯亂이라고도 한다. 월경혈의 색이 자홍색이고 덩어리가 섞이고 양이 적은 동시에 유방이 아픈 것은 주로 간기울결肝氣鬱結하여 발생한다. 반면 월경혈의 색이 담홍색이고 질이 묽으며 양이 고르지 않은 것은 비신허손脾腎虛損하여 충임맥이 조화로움을 잃어 혈해血海가 정해진 시기에 가득 차 흘러넘치지 못해 발생한다.

2) 경량經量의 이상

건강한 여성이 월경 기간 동안 배출하는 혈액량은 20~80ml 정도로 20ml 이하면 과소월경, 80ml 이상이면 과다 월경이라고 하며, 평균치는 30~50ml 정도이다. 보통 1일 생리대 4~5개 정도를 소모하는 것이 정상이라고 하나, 개인차가 있어 평소 자신의 생리량과 비교하여 많은지 적은지를 비교하는 것이 좋다.

① 월경과다月經過多

월경량이 보통 때보다 현저하게 증가하는 증상을 가리킨다. 혈열血熱이 안을 어지럽혀 혈을 압박해 망행妄行하여 발생하거나 기허氣虛하여 충임맥衝任脈이 튼튼하지 못해 경혈經血을 제약할 수 없어 발생하며 어혈瘀血이 충임맥을 막아 혈血이 경맥으로 되돌아가지 못하여 발생하기도 한다.

② 월경과소月經過小

월경량이 보통 때보다 현저하게 감소하고, 심한 경우 방울방울 떨어지다가 끝나는 증상을 가리킨다. 주로 영혈營血이 부족하거나 신기휴허腎氣虧虛하여 정혈精血이 부족해져 혈해血海가 가득 채워지지 않거나 한응寒凝, 혈어血瘀, 담습痰濕으로 혈의 운행이 원활하지 못해서 발생한다.

3) 월경의 색과 질 이상

월경혈의 색이 담홍색淡紅色이고, 질이 묽다면 혈허血虛로 인한 것이며, 월경혈이 짙은 홍색이며 질이 농후하다면 혈열血熱로 인한 것이다. 월경혈이 자암색紫暗色이고 덩어리가 섞여 있으며 하복부의 냉통冷痛을 수반하는 것은 한응혈어寒凝血瘀로 인한 것이다.

4) 통경痛經

월경 전후나 월경 기간 동안 규칙적으로 하복부 통증이 나타나는 것을 통경痛經 혹은 경행복통經行腹痛이라고 한다. 오늘날 동아시아에서는 생리통生理痛이라고도 부르고 있다. 종종 통증이 허리와 천골(엉치뼈) 부위까지 이어지기도 하고, 통증이 극심하여 참기 어려운 경우도 있다.

월경 전 또는 월경기에 하복부에 창통脹痛 또는 자통刺痛이 있고 만지거나 누르면 통증이 더욱 심해지는 것은 주로 기체혈어氣滯血瘀에 속한다. 하복부에 작열통灼熱痛이 있고 손으로 만지거나 누르면 통증이 더욱 심해지며 평소 대하가 노랗고 끈적끈적하고 지저분한 냄새가 나는 것은 주로 습열온결濕熱蘊結에 속한다. 하복부에 냉통冷痛이 있고 따뜻하게 해주면 통증이 줄어드는 것은 주로 한응寒凝 또는 양허陽虛에 속한다. 월경후기 또는 월경 후에 하복부에 은은한 통증이 있는 것은 기혈양허氣血兩虛 또는 신정腎精이 부족하여 포맥胞脈을 충분히 영양하지 못해 발생한다.

5) 붕루崩漏

월경기가 아닌 때에 질膣을 통해 출혈이 보이는 증상을 가리킨다. 급작스럽게 대량의 출혈이 있는 것을 붕崩, 출혈량이 적어 방울방울 떨어지면서 잘 그치지 않는 것을 누漏라고 하며, 전자와 후자를 통칭하여 붕루라고 한다. 붕루의 형성원인은 열熱에 의해 충임맥衝任脈이 손상되어 혈행血行이 원활하지 않거나 어혈瘀血에 막혀 혈이 경맥으로 되돌아가지 못하거나 비기脾氣가 허虛하여 혈을 통섭하지 못하거나 신양腎陽이 허하여 충임맥이 튼튼하지 못하거나 음허화왕陰虛火旺으로 허화虛火가 혈을 압박해 혈이 망행妄行한 데 있다.

6) 경폐經閉

여성이 만 16세가 되어도 월경을 하지 않거나 수유기가 아닌데도 3개월 이상 월경을 하지 않는 증상을 가리킨다. 경폐는 간신부족肝腎不足으로 인해 기혈氣血이 충분하지 못하고 음허陰虛하여 혈이 말라 혈해血海가 텅 비어 발생하거나 기체혈어氣滯血瘀, 음허한응陰虛寒凝, 담습조체痰濕阻滯하여 충임맥이 잘 소통되지 않아 발생한다.

2. 대하의 문진

정상적인 상황에서 여성은 질膣에서 소량의 무색, 무취의 분비물을 배출하는데 이것을 대하帶下라고 하며 질을 습윤하게 하는 작용을 한다. 대하가 현저하게 증가하고, 방울방울 떨어지면서 잘 그치지 않고, 색, 성질, 냄새에 이상이 있으면 이는 병리적인 현상이다.

대하에 대하여 질문할 때에는 양, 색, 성질, 냄새 등의 상황을 주의 깊게 물어야 한다. 대하는 그 색에 따라 백대하白帶下, 황대하黃帶下, 적대하赤帶下, 청대하靑帶下, 흑대하黑帶下, 적백대하赤白帶下 및 오색대하五色帶下 등으로 분류되며, 임상에서는 백대하, 황대하, 적백대하가 비교적 많이 보인다.

1) 백대하白帶下

대하의 색이 희고 양이 많으며, 마치 콧물처럼 묽고, 방울방울 떨어지면서 잘 그치지 않고, 냄새가 없는 것을 가리킨다. 비신양허脾腎陽虛하여 한습寒濕이 아래로 흘러내려와 발생한다.

2) 황대하黃帶下

대하의 색이 노랗고 끈적끈적하고, 냄새가 나는 것을 가리킨다. 습열하주濕熱下注 또는 습독온결濕毒蘊結하여 발생한다.

3) 적백대하赤白帶下

백대하에 혈액이 섞여 나오는 것을 가리킨다. 주로 간경울열肝經鬱熱 또는 습독온결濕毒蘊結로 발생한다. 폐경 후에도 적백대하가 방울방울 떨어지면서 잘 그치지 않는다면 암일 가능성이 있으므로 주의 깊게 살펴야 한다.

3. 임신 상태의 문진

가임기 여성이 평상시에는 월경이 규칙적이었으나, 갑자기 멎고, 맥이 활삭滑數하고 조화로우면 임신을 고려한다. 가임기 여성이 음식을 먹기 싫어하고 오심, 구토를 하며, 심한 경우 반복적으로 토하고 먹지 못하는 것은 임신의 징후이다. 이는 위의 하강 기능이 실조되고 충맥衝脈의 기가 역상하여 발생된다.

임신 후 하복부가 무지근하게 내리누르는 듯한 통증이 있고, 허리가 시큰시큰하고 출혈을 동반한다면 태동불안胎動不安으로 유산의 징조이므로 주의 깊게 살펴야 한다.

4. 산후 상태의 문진

출산 후 자궁 속에 남은 피나 탁액濁液이 배출되는 것을 오로惡露라고 한다. 정상 상태에서는 출산 후 3주경이면 소멸된다. 혈성오로가 20일 이상 지속되는 것은 기허氣虛, 혈열血熱, 혈어血瘀 등이 원인이 된다.

3-5 소아과 영역의 문진

소아는 의사소통이 원활하지 않고 표현의 정확도가 떨어지는 경우가 많아 주로 부모나 보호자를 통해 문진을 하게 된다.

소아는 장부가 매우 민감하고 발육이 빠른 까닭에 발병속도가 빠르고 변화가 다양하며 허실虛實을 모두 겸하고 있으므로 반드시 정확히 진단하고 제때에 치료해야 한다.

1. 출생 전후의 상황에 대한 문진

소아의 건강 상태는 출생 전 모체母體의 임신기 건강 상태나 분만 상황, 출생 후 영양 상태와 발달 상황 등과 관련이 깊다. 따라서 출생 전, 후의 상황에 대해 문진할 필요가 있다.

주로 출생 전에는 모체가 많은 영향을 주므로 모체의 영양, 건강 상태 등에 관해 문진하며, 출산 과정에서는 난산難産, 조산早産, 두개 손상 여부 등에 관해 파악하여야 한다.

출생 후에는 먼저 모유수유와 같은 영양 상태와 동작, 치아, 언어 등의 발달상황에 대하여 문진하고 태황胎黃(신생아 황달), 아구창鵝口瘡(구강 칸디다증), 내선奶癬(영아 습진, 아토피 피부염), 해로解顱(천문 폐쇄 지연), 열성 경련 등과 같은 질병 이환 상황에 대해서도 문진하여야 한다.

2. 영양과 발육 상황에 대한 문진

소아는 연령에 따라 기대되는 성장, 발육의 단계가 있는데, 기대되는 성장발육 단계에 미치지 못하는 것을 한의서에서는 오지五遲(입지立遲, 행지行遲, 치지齒遲, 발지髮遲, 어지語遲)와 오연五軟(두항연頭項軟, 수연手軟, 족연足軟, 구연口軟, 기육연肌肉軟)으로 지칭하였다. 관련 항목에 대해 문진하여 소아가 연령에 맞는 발육 단계에 미치고 있는지 확인할 필요가 있다(다음 표 참조).

		세부 구분					출전
오지	구분	입지 立遲	행지 行遲	치지 齒遲	발지 髮遲	어지 語遲	張氏醫通·卷十一·嬰兒門上·五遲五硬五軟
	의미	기립 능력 습득 지연	보행 능력 습득 지연	치아 맹출 지연	두발 생장 지연	언어 능력 습득 지연	
	평균적 완성 시기	생후 9개월에 지지물을 짚 고 잠시 일어 설 수 있음.	생후 12개월 에 보행 가 능. 2% 정도 는 1년 6개월 개인차가 큼. 째에 개시.	생후 6개월에 아래 앞니부 터 순서에 따 라 돋아남.	신생아는 출 산 전 이미 모발을 가지 고 있음. 생 후 1~2년에 새로운 모발 로 교체됨.	생후 10~13 개월에 처음 으로 낱말을 말함.	
오연	구분	두항연 頭項軟	수연 手軟	족연 足軟	구연 口軟	기육연 肌肉軟	醫宗金鑑·雜證門·五軟
	의미	머리를 가누 지 못함	손의 힘이 부 족함	다리 힘이 부 족함	젖을 잘 빨지 못함	전신 근육의 부피 생장이 취약함	

1) 신생아新生兒

출생 후 1개월 이내(28일 미만)인 아이를 신생아라고 한다[55]. 신생아의 질병은 대체로 선척적인 요소, 그리고 분만 상황과 밀접한 관련이 있다. 따라서 어머니의 임신 시와 수유기의 건강 상태와 난산難産, 조산早産, 두개頭蓋 손상 여부 등의 정황을 알아야 하며, 어린이의 선천적인 문제를 확인해야 한다.

2) 영유아嬰幼兒

출생 후 2개월로부터(28일 이상) 24개월 미만의 아이를 영아嬰兒라고 하며 24개월로부터 만 6세 미만의 아이를 유아幼兒라고 한다. 우리말에서 유아幼兒는 유아乳兒(젖먹이, 생후 2개월로부터 12개월 미만의 아이)와 발음이 동일하여 혼동의 우려가 있으므로 유아幼兒라는 표현을 단독으로 쓰기보다는 영아와 유아를 통틀어 영유아로 지칭하는 경우가 많다.

출생 1달 후부터 만 3세까지는 발육이 비교적 빠르고, 많은 영양분을 필요로 하는 반면 비위 기능이 상대적으로 미약하다. 그러므로 부적절한 식사는 영양불량, 설사, 오연五軟, 오지五遲 등 이상을 초래하게 된다. 그러므로 이 시기 소아의 문진 시에는 영양 상태와 함께 앉는 것, 기는 것, 걷는 것, 이가 돋는 것, 말을 익히는 것 등의 정황을 문진하여 어린이의 발육 상태를 파악해야 한다. 대개 영아는 12개월이면 걷기를 시작하여 15개월이 되면 혼자 걸을 수 있게 되고 24개월이면 뛸 수 있게 된다. 또한 18개월이 되면 대략 10개 내외의 어휘를 사용하게 되며, 만 2세경에 짧은 문장을 구사할 수 있게 된다. 18~24개월이 지나면 배뇨나 배변의 의사를 말로 표현할 수 있게 되며, 만 2세 이전에는 주로 혼자 놀지만 이후에는 다른 유아와 함께 놀이를 하며, 만 4세 이후에는 또래와 활발히 놀이를 하게 된다.

3) 소아와 청소년

만 6세로부터 만 12세 미만의 아동을(좁은 의미의) 소아小兒라고 한다. 소위 학령기學齡期에 해당하는 아동이다.

소아의 발육은 영양 상태와 유전적인 영향 등으로 인해 개인 차이가 크다. 대개 만

---

55) 본 단원에서 신생아, 영아, 유아, 소아, 청소년의 연령 구분은 대한민국 식품의약품안전처의 「의약품등 연령 검토 기준」(의약품안전정책과, 고시 7090호, 2008)에 따랐다.

3, 4세 정도가 되면 운동능력이 발달하여 한 발로 서거나 번갈아 뛸 수 있게 되며 자신의 나이와 성별을 말할 수 있게 된다. 6세 이후부터는 인지적 발달이 뚜렷이 이루어지는 시기로 사회 규범이나 가치관, 새로운 것 등을 활발히 학습하게 되므로 학습장애나 지능발육 지연 등이 있는지를 확인할 필요가 있다.

만 12세로부터 만 19세 미만인 자를 청소년靑少年이라고 한다. 대개 이 시기에 2차성징이 나타나며 소위 사춘기思春期를 거치게 된다.

3. 전염병력과 예방접종 이력에 대한 문진

만 1세 이후의 소아는 선천적인 면역력이 점차 상실되고, 후천적인 면역력이 형성되지 못하고 있는 상태이며, 단체 생활이나 야외 활동을 시작하면서 감염에 접촉될 기회가 비교적 높기 때문에 수두, 홍역 등 소아 전염병에 이환되기 쉽다. 그러므로 예방접종 상태와 전염병에 이환되거나, 전염병에 접촉한 일이 있는가를 물어봐야 한다.

다음의 표에 현재 국내에서 시행되고 있는 국가예방접종 항목을 요약한다.

예방접종	병원체	예방 대상 질병	한의 병명	법적 구분†	참고
A형간염 예방접종	바이러스 (Hepatitis A virus)	A형간염	황달黃疸, 온황瘟黃, 협통脇痛 등	2급 감염병	영유아는 독감 유사 증상 (소화기 증상 동반) 또는 무증상
B형간염 예방접종	바이러스 (Hepatitis B virus)	B형간염		3급 감염병	
홍역 예방접종	바이러스 (measles virus)	홍역	마진麻疹	2급 감염병	
유행성 이하선염 예방접종	바이러스 (mumps virus)	유행선 이하선염	자시痄腮, 시함발腮頷發, 함종頷腫	2급 감염병	복합 백신(MMR, 홍역·볼거리·풍진) 접종
풍진 예방접종	바이러스 (rubella virus)	풍진	풍진風疹, 풍사風痧	2급 감염병	
수두 예방접종	바이러스 (Varicella zoster virus)	수두	수두水痘	2급 감염병	

예방접종	병원체	예방 대상 질병	한의 병명	법적 구분†	참고
소아마비 예방접종	바이러스 (Poliovirus type 1, 2, 3)	소아마비*	위痿, 위벽痿躄, 각연脚軟 등	2급 감염병	
디프테리아 예방접종	세균 (Corynebacterium diphtheriae)	디프테리아*	백후白喉(백전후白纏喉), 마비馬痺	1급 감염병	복합백신 접종 : DTaP (디프테리아·파상풍·백일해 복합 백신), Tdap (성인용, 만 11세 이후)
파상풍 예방접종	세균 (Clostridium tetani)	파상풍	파상풍破傷風, 금창金瘡 (신생아 파상풍은 제풍臍風, 촬구撮口, 금풍噤風)	3급 감염병	
백일해 예방접종	세균 (Bordetella pertussis)	백일해	돈해頓咳	2급 감염병	
결핵 예방접종	세균 (Mycobacterium Tuberculosis)		노채癆瘵, 폐로肺癆, 노수癆嗽, 골증骨蒸, 전시傳尸 등	2급 감염병	
폐렴구균 예방접종	세균 (Streptococcus pneumoniae)	폐렴구균성 폐렴	풍온風溫, 폐열천해肺熱喘咳, 폐옹肺癰 등	2급 감염병	
b형헤모필루스인플루엔자 예방접종	세균 (haemophilus influenzae type b)	뇌수막염 등	경痙, 항강項强 등	2급 감염병	2013년 국가예방접종 항목에 편입됨
일본뇌염 예방접종	바이러스 (Japanese encephalitis virus)	일본뇌염	서풍暑風, 서궐暑厥, 서온暑溫, 서간暑癎 등	3급 감염병	
인플루엔자 예방접종	바이러스 (Influenza virus A, B, C)	독감	시행감모時行感冒	4급 감염병	
인유두종 바이러스 예방접종	바이러스 (Human Papilloma virus)	자궁경부암 등	징가癥瘕, 붕루崩漏, 오색대하五色帶下, 혈고血枯 등	4급 감염병	성매개 감염병
로타 바이러스 예방접종	바이러스 (Rotavirus)	로타바이러스 감염증	소아 설사	4급 감염병	2023년 국가예방접종 항목에 편입됨

* 현재 국내 발생 보고 없음.

† 1급 감염병을 진단한 한의사는 즉시 관할 보건소장에게 신고해야 하며 2, 3급 감염병은 24시간 이내에, 4급 감염병은 7일 이내에 신고해야 함. 1, 2급 감염병은 격리가 필요함.

4 절진切診

절진은 진찰자가 환자와 접촉하여 촉각을 통해 진단 정보를 얻어내는 방법이다. 절진을 통해 확인하는 것은 접촉 부위의 감촉과 압력의 양상, 차고 더움, 그리고 접촉 및 안압按壓에 수반되는 진찰 부위와 환자의 반응이다.

고대에 맥을 짚는 행위를 절맥切脈이라 하였는데 여기에서 절진이란 표현이 비롯되었다. 초기에는 절진의 범주에 속하는 진찰 방법으로 맥진만 있었으리라 생각되나 이후 신체 각 부위의 안진按診, 즉 전완 내측부의 안진(척부안진尺膚按診), 이마의 안진(액맥안진額脈按診) 등이 도입되었고 복진腹診과 혈위의 안진도 체계를 갖추게 되었다. 오늘날에는 안진과 맥진을 합하여 절진이라 부른다.

4-1 맥진脈診

맥진은 맥동脈動을 수동적으로 측정하는 것이 아니라, 맥진 부위에서 가압加壓에 따른 맥동의 변화를 측정하고, 이를 취상取象하여 맥상脈象을 확정하는 진단법이다.

맥진은 일찍이 『황제내경黃帝內經』에 기재되었는데, 『황제내경』에는 삼부구후진법三部九候診法, 인영기구진법人迎氣口診法 등 다양한 방식이 혼재되어 있고 맥상脈象이 체계적으로 정리되어 있지 않았다. 그 후 『난경難經』의 저자가 이를 정리하고 진단법으로서 체계적으로 활용하기 시작하여 맥학脈學은 계통성 있는 하나의 진단 기술로 확립되었다. 또한 후한後漢의 장중경張仲景은 맥학의 발전에 획기적인 공헌을 하였다. 그는 『난경』의 촌구맥진寸口脈診을 중심으로 하고 기타의 맥진법을 부수적으로 활용하였으며, 맥상脈象을 음陰과 양陽의 양대류兩大類로 구분하여 양맥(대大, 부浮, 활滑, 삭數, 동動)과 음맥(침沈, 색濇, 약弱, 미微) 등으로 분류하였다. 또한 임상에서 맥脈과 증證을 체계적으로 긴밀하게 결합함으로써, 이들을 변증辨證의 객관적인 자료로 삼았다.

1. 맥상의 형성과 임상 의의

1) 맥상의 형성

맥박脈搏은 기본적으로 심장의 수축과 이완으로 생성된다. 심장의 박동으로 혈액이 운반되므로 맥박은 심장의 기능을 반영하는 것이며, 심장은 혈맥血脈을 주관하는 것이다(심신心神). 또한 전신의 혈액순환에 혈관의 수축과 이완이 관여하고, 그 과정에서 주기적인 파동 형상이 생긴다. 여기에 혈관내의 혈액의 상태와 추동력도 가세되어 맥동이 이루어진다(혈血). 뿐만 아니라 한의학에서 혈액이 순환하는 추동력을 선천적인 근본 뿌리[根]인 신간동기腎間動氣와 후천적인 위기胃氣에 두고 있는 점은 독보적인 견해라고 할 수 있다. 결국 심장 박동력의 속도와 강약, 전신 혈관 벽의 수축과 확장 시 탄력의 강약, 혈류의 상태 그리고 맥기脈氣 등의 다양한 요인이 결합하여 맥동脈動을 유지하는 것이다. 그 외에 맥박을 측정하는 신체 부위에 따라서 맥박이 다르게 형성되어 나타나는 것이다.

결국 맥박은 오장육부五臟六腑의 기능 활동과 밀접한 관계가 있으며, 기혈氣血과 장부臟腑의 병리적인 변화는 혈맥의 순환에 영향을 끼쳐 맥박도 이에 따라 변화가 나타난다. 의사는 맥박을 측정하고 이를 바탕으로 맥의 형상形象을 취상取象하여 맥상脈象을 체계적으로 분류함으로써 환자의 질병을 진단하는 것이다.

2) 맥진의 임상 의의

맥은 장부臟腑, 기혈氣血 등과 밀접한 관계가 있으므로 오장육부와 기혈에 병리적인 변화가 생기면 이것이 혈맥에 영향을 끼쳐 맥에도 곧바로 변화가 나타난다. 맥진은 사진四診 중에서 건강과 질병에 대한 가장 밀접한 정보를, 가장 빠르게 보여 주므로 한의진단에서 맥진은 다른 진단법에 비하여 세밀하고 구체적인 내용으로 이루어진다. 이는 맥진에 관해 고전에서 수많은 연구가 이루어진 것을 반영하며, 신체의 생리적 병리적 변화가 가장 민감하게 반영되는 진단 항목이라는 점을 알 수 있다. 결국 좌우 양손 촌관척寸關尺 6개 부위의 맥진을 통하여 다양한 병증病證을 분별함으로써 변증시치辨證施治가 가능하게 된다.

맥진을 통해 개인의 체질적인 특성을 파악할 수 있으며 병위病位의 심천深淺을 알수 있고 병증의 허실虛實과 사기邪氣의 성쇠盛衰, 한열寒熱의 상태를 알 수 있다. 뿐만아니라, 유사한 병증을 감별할 수 있는데, 증證이 비슷하여 감별이 곤란한 경우에 맥진이 상당한 근거가 될 수 있다. 또한 맥진 결과는 치료의 선택과 방향을 결정하는역할도 하며 질병의 예후 판단에도 중요한 자료가 된다.

2. 맥진의 부위

고대에는 삼부구후三部九候, 인영기구人迎氣口 등 다양한 부위가 맥진 부위로 활용되

147

었으나 서진西晉 이후에는 촌구寸口, 즉 요골동맥의 동맥 박동 촉지 부위를 맥진 부위로 활용하고 있다.

1) 촌구

현재의 맥진은 좌우 손목의 요골동맥 부위, 즉 촌구寸口를 촌관척寸關尺으로 구분하고 가압하여 맥동을 관찰하는 방법이다. 촌구가 맥진 부위로 사용되고 있는 것은 오장육부五臟六腑의 기氣가 위胃에서 나와서 폐경肺經으로 모여 이 촌구寸口 부위에서 제대로 드러나기 때문이다. 이 부위는 12경맥의 기운이 대회大會하고, 수태음폐경手太陰肺經이 박동하는 곳이다.

촌구를 기구氣口 또는 맥구脈口라고도 하는데, 양쪽 손목의 요골동맥에서 맥을 보는 부위를 다시 촌寸, 관關, 척尺의 세 부분으로 나눈다. 촌, 관, 척을 나눌 때 기준이 되는 체표 표지는 요골의 경상돌기 근위부에 약간 융기한 골질 부위인 고골高骨이다. 이 부위를 관關으로 잡고 이를 기준으로 손바닥 쪽을 촌寸, 팔꿈치 쪽을 척尺으로 잡는다. 촌을 상부, 관을 중부, 척을 하부로 정하고 각부에 삼후三候를 대비한다. 즉 부浮를 천天, 중中을 인人, 침沈을 지地로 대비시켜 촌구에 삼부구후三部九候를 대응하는 것이다. 이처럼 세분화된 진찰을 하는 것은 비록 촌, 관, 척 세 부위가 좁은 영역에 모여 있기는 하나 해부학적으로 피부 표피에서 혈관까지의 깊이는 촌, 관, 척 세 부위에서 비교적 큰 차이가 있는 데 기인하는 것이다.

어제魚際에서 고골高骨에 이르는 거리가 약 1 촌寸이 되기 때문에 촌부寸部라 하고 관부關部인 고골에서 척택尺澤부위에 이르기까지 동신촌법同身寸法으로 하나의 척도가 되기 때문에 척부尺部라고 한다. 관은 촌부와 척부의 경계로 음양陰陽 기운이 출입하는 관문이 되기 때문에 관부關部라고 한다. 촌부는 상부이니 양陽의 부위이고 척부는 하부이니 음陰의 부위이며 관부는 중부이니 음양의 경계 부위가 된다.

해부적으로 촌구 부위는 그 피부가 비교적 얇아 동맥 박동이 잘 나타나며 다른 조직들이 비교적 적으면서 안쪽에는 뼈가 있어 이러한 구조가 가압 동작에 대해 안정적인 받침대 역할을 한다. 게다가 피부(폐肺에 대응), 혈관(심心에 대응), 힘살(비脾에 대응), 힘줄(간肝에 대응), 뼈(신腎·명문命門에 대응)의 단계적 심층 구조가 잘 나타나고 있으므로 촉지 깊이에 따른 맥의 변화를 잘 볼 수 있는 곳이기도 하다.

이처럼 촌구를 촌관척으로 구분하여 진맥하는 방법은 『난경難經』에서 구체적으로 제시되었고 그 후 여러 의가들에 의해 다듬어지고 발전되어 대표적인 맥진법으로 자리잡았다.

2) 촌관척寸關尺의 장부 배속

『난경難經』과『맥경脈經』에서 제시된 촌구맥진이 확립된 이래 한의의 맥진 과정에서는 촌구寸口를 촌寸, 관關, 척尺의 세 부위로 나누어 장부의 상태를 진단하고 있다. 먼저 소위 좌혈우기左血右氣 학설에 의하여, 혈血를 담당하는 심心, 간肝, 신腎은 왼손에 배당하고, 기氣를 담당하는 폐肺, 비脾, 명문命門은 오른손에 배당한다. 다음으로 장부의 해부학적인 부위와 함께, 상부 장기는 원위부에, 하부 장기는 근위부에 연결된다는 원칙을 고려하여 심폐心肺는 흉부에 있으므로 양손의 촌寸에서 촉지하고, 간비肝脾는 횡격막 아래에 있으므로 양손의 관關에서 촉지하며, 양신兩腎은 복부의 아래에 있으므로 양손의 척尺에서 살핀다. 결과적으로 왼손의 촌, 관, 척에는 각각 심心, 간肝, 신腎이 배속配屬되고, 오른손의 촌, 관, 척에는 차례로 폐肺, 비脾, 명문命門이 배속된다.

그러나 이러한 장부 배속에 대하여『황제내경黃帝內經』,『난경難經』으로부터『의종금감醫宗金鑑』에 이르기까지 학자들의 의견에 차이가 있는데, 가장 큰 차이점은 대장大腸, 소장小腸과 삼초三焦를 어느 부위에 배속하였는가 하는 점이다. 장부의 표리表裏 관계에 따르면 대장, 소장, 삼초는 각각 폐肺의 부위인 우촌右寸, 심心의 부위인 좌촌左寸, 명문命門의 부위인 우척右尺 부위에 해당하지만, 신체에서 이 세 장기의 상하 위치를 고려하면 대소장은 척부, 즉 대장은 우척右尺, 소장은 좌척左尺에 배속할 수 있으며 삼초三焦는 상중하 3부, 즉 촌관척 전체에서 나누어 보는 것이 가능하다.

3. 맥진의 방법과 주의사항

1) 시간과 환경

진맥診脈하는 시간은 평단平旦, 즉 아침을 표준으로 하는데, 이는 아침이 음기陰氣가 흩어지지 않고 양기陽氣는 요동하지 않는 시기이기 때문으로서, 음식을 먹지 않고, 혈기血氣가 산란되지 않는 상태에서 진맥하는 것이 적합하다는 뜻이다. 내원 환자의 경우 아침에만 진맥하는 것은 불가능하지만 임상 현장에서는 그 취지에 따라, 안정을 유도한 후 맥진을 하는 것을 맥진의 적정 조건으로 삼고 있다. 즉, 진맥할 때는 안정된 내외 환경이 필요하기 때문에 진맥 전 환자의 담배, 커피 등 기호품 섭취를 금하고 일정한 시간을 휴식하여 기혈氣血을 평온하게 하고, 또 진찰실도 정숙하게 유자하여 환자가 정서적 자극을 받지 않도록 한다.

2) 환자의 자세

환자의 체위體位는 맥에 많은 영향을 미친다. 환자는 앉거나 또는 바로 눕고 손을 심장과 같은 높이에 놓되, 팔목을 구부리지 말고 손바닥을 위로 향하도록 한다. 팔목 밑에 적당한 크기의 맥침脈枕, 즉 맥진 전용의 받침 베개를 두어 진맥에 편하도록 하는 것도 좋다.

맥진 자세에 있어 가장 중요한 것은 환자의 팔과 손목이 심장과 동일한 높이에 있도록 하고 손바닥이 위를 향하도록 하는 점이다. 이는 혈류가 잘 통하여 환자의 상태를 올바르게 반영하는 맥이 나타나는 자세이기 때문이다.

3) 맥진 부위의 탐색

의사는 환자와 마주 보거나 옆으로 앉아서, 맥침脈枕이나 포개어 놓은 수건 위에 환자의 손을 위로 향하게 한다. 환자의 손목은 심장의 높이와 동일하게 하고 의사의 오른손으로 환자의 왼손을, 왼손으로는 환자의 오른손을 진맥한다. 먼저 가운뎃손가락으로 고골高骨을 촉지하여 관부關部를 확정하고, 그 다음에 둘째손가락(식지食指)을 촌부寸部에, 넷째손가락(무명지無名指)을 척부尺部에 차례로 내려놓는다. 이렇게 하여 촌관척寸關尺에 정해진 손가락의 마지막 마디를 가지런하고 편평하게 놓고 맥진을 하도록 한다. 이처럼 맥진 부위에 손가락을 내려놓는 과정을 하지下指라고 한다.

그런데 환자마다 팔의 길이가 다르고 촌구寸口의 길이도 다르므로 손가락을 촌관척 부위에 내려놓은 후 환자의 팔 길이에 따라 진맥하는 세 손가락의 간격을 조절하는 과정을 거쳐야 한다. 이 과정을 배지排指라고 한다.

한편 식지, 중지, 무명지의 길이는 같지 않으므로 중지를 약간 구부려서 진맥하는 세 손가락의 길이가 같도록 조정해야 한다. 이를 조지調指라고 한다. 이는 요골동맥의 촌관척 부위의 맥동을 일정한 조건에서 측정하기 위한 탐색 과정이라고 할 수 있다.

또한 맥진에 사용되는 세 손가락의 감각이 서로 다르다는 문제가 있는데, 식지(둘째손가락)의 감각이 가장 예민하고 중지는 그 다음이며 무명지는 둔한 편이다. 그러므로 지복指腹과 지첨指尖을 활용하여 맥을 살피는 과정, 즉 용지用指 동작을 통해 가장 예민한 부위가 맥동 부위에 놓이도록 하여 중지와 무명지로도 맥을 정확히 감지할 수 있게 할 필요가 있다.

4) 진맥의 본절차

맥 부위 탐색이 이루어지면 다음으로 맥상脈象의 관찰에 들어간다. 맥상을 파악하기 위해서는 손가락의 공간적 위치를 바꾸어 가며 그에 따른 맥동의 차이를 감지해야 한다. 이를 운지運指라고 한다. 운지에는 가볍게 손가락을 놓는 거擧, 가압하여 측정하는 안按, 가볍지도 무겁지도 않게 맥을 찾아가는 심尋의 동작과, 손가락의 위치를 약간 내측과 외측으로 밀어 맥을 측정하는 추推, 그리고 손가락의 위치를 촌관척의 근위와 원위로 옮겨 맥을 살피는 경竟의 동작이 포함된다.

진맥할 때 손가락의 깊이는 3단계나 5단계 또는 그 이상의 단계로 세분하여 맥을 감지한다. 기본적으로 손가락을 가볍게 피부에 닿게 하여 맥동을 감지한 후 손가락에 약간 힘을 주어 맥동을 관찰하고 이어서 더 힘 있게 가압하여 맥동을 살핀다. 이세 단계의 취맥取脈 동작을 각각 부취浮取, 중취中取, 침취沈取라고 한다. 초보자는 이처럼 3단계(피부, 근육, 뼈) 가압으로 시작하고 숙달되면 5단계(피부, 혈관, 근육, 힘줄, 뼈에 대응) 가압으로 진맥하도록 한다. 부취와 침취를 통해 표리表裏를 살필 수 있고 5단계의 가압을 통해서는 위로부터 폐肺, 심心, 비脾, 간肝, 신腎의 상태를 각각 살필 수 있다(『난경·5난』).

한편 촌, 관, 척 각각의 부위를 각각 진맥할 수도 있고 촌, 관, 척을 동시에 진맥할 수도 있는데, 전자의 맥진 동작을 단안單按이라 하며 후자의 맥진 동작을 총안總按이라 한다. 단안은 좌우 촌, 관, 척 6개 부위에 대응하는 장부의 상황을 파악할 때 사용하며 내상잡병內傷雜病을 진찰할 때 자주 이용한다. 총안은 좌우의 맥을 비교하거나 전반적인 허실虛實을 판단할 때, 그리고 부정맥 여부를 파악할 때 사용하며 외감병外感病을 진맥할 때 자주 사용한다.

5) 맥진 지속 시간 — 오십동五十動

환자의 맥박이 최소 50회 박동할 때까지 측정하여 부정맥을 분명하게 진맥할 필요가 있다. 맥동 50번에 맥이 한 번도 멈추지 않으면 오장의 정기精氣가 온전히 맥에 반영되는 것으로 건강한 것이다. 최소 50회의 맥동이 이루어지는 동안 맥을 관찰해야 촉맥促脈, 결맥結脈, 대맥代脈의 유무를 발견할 수 있다.

또한 한 번의 50회 박동에서 진맥 결과가 확실하지 않다면, 50회 박동을 두세 차례 거듭하여 거치면서 맥을 살펴보는 자세도 필요하다.

6) 맥상 분석

맥상을 구분하기 위해서는 맥의 위치(깊이), 박동수, 형태 및 세기를 파악해야 한다. 이 네 가지 요소를 각각 위位, 수數, 형形, 세勢라고 한다. 손가락을 맥동 부위에 내려놓은 후 먼저 부浮와 침沈의 위位를 정하고, 다음으로 호흡[息]을 기준으로 지삭遲數을 정하며(시계를 이용할 수도 있음), 그 다음으로 맥의 형形을 살펴서 대소大小, 장단長短, 활삽滑澁, 현弦을 정하고, 그 다음으로 맥의 세勢를 살펴서 허실虛實을 구별한다. 이런 방법으로 기본 맥상에 대한 판단을 하고 이어서 이를 토대로 겸맥兼脈을 파악한다.

| 附 : 맥진의 학습법 |

맥진 학습 초기에는 먼저 건강한 사람의 맥을 짚어보아 부침浮沈, 지삭遲數, 대소大小, 장단長短과 맥의 형태, 강약 등을 평가해 보면서 정상적인 맥에 대해 익히도록 한다. 그 다음으로 환자의 맥을 촉지하여 정상 맥과 병리적인 맥의 차이를 변별하도록 한다.

맥상脈象 감별 요령을 습득하기 위해서는 먼저 양강맥兩綱脈과 육요맥六要脈을 명확히 분별하는 것이 필요하다. 양강맥은 음맥陰脈과 양맥陽脈을 분류한 것으로서, 양맥에는 부맥浮脈, 삭맥數脈, 대맥大脈, 장맥長脈, 활맥滑脈 등이 속하고, 음맥에는 침맥沈脈, 지맥遲脈, 소맥小脈(세맥細脈), 단맥短脈, 삽맥澁脈 등이 속한다. 육요맥은 표리表裏, 한열寒熱, 허실虛實을 개괄하는 맥상으로서 부맥浮脈은 표증表證, 침맥沈脈은 이증裏證을, 삭맥數脈은 열증, 지맥遲脈은 한증을, 실맥實脈·대맥大脈은 실증을, 허맥虛脈·세맥細脈은 허증을 대표하는 맥상이 된다.

또한 맥진의 학습법에서 기본에 충실한 분석 능력을 배양하는 것이 필요하며 다양한 실제 경험을 반복하는 것이 중요하다. 각종 맥의 형태에 대한 감별과 함께 이와 연관된 병증 및 그 병리기전을 이론적으로 학습하는 것도 병행되어야 한다.

4. 정상 맥상

1) 맥상脈象 — 맥진을 통해 얻는 정보

맥진은 손가락으로 환자의 맥동 부위를 가압하여 손가락의 촉각을 통해 맥상脈象을 판별하는 진단 방법이다. 이는 단순히 한 지점에서 맥동을 측정하는 현대의학의 맥파 측정과는 차이가 있다. 한의의 맥진에서는 촉지 지점과 촉지 심도를 달리해 가며 맥의 다양한 형태를 감지하고 그 결과를 종합하여 어떤 범주의 맥동인지, 즉 어떠한 맥상脈象에 해당하는지를 결정하게 된다. 이는 각 위치에서 감지된 맥동의 정황, 즉 맥상脈狀을 종합하여 맥상脈象이란 결론을 얻는 과정이라 할 수 있다.

주의할 점은, 맥진도 망진望診 등의 여타 진단법과 마찬가지로 하나의 취상取象 과정이라 할 수 있다는 것이다. 가령 우리가 흔히 말하는 부맥浮脈, 침맥沈脈 같은 맥상은 본래 물리적 속성을 통해 정의된 것이 아니라 기본적으로 맥의 박동을 형상적으로 표상表象한 데서 비롯된 것이라는 점을 알아야 한다.

2) 맥상을 구성하는 기본 요소

맥상을 구성하는 기본 요소는 일반적으로 위位, 수數, 형形, 세勢로 요약하고 있다. 그러나 맥상을 구성하는 요소를 구체적으로 살펴보면, 맥의 깊이, 맥의 폭, 맥의 길이, 맥의 주행 형태(곧은 정도), 맥의 긴장도, 박동 형태, 박동 간격, 박동 간격의 규칙성, 박동의 강약을 그 기본 요소로 볼 수 있으며, 기본 요소가 단독으로 반영되거나 몇 가지 기본 요소가 복합되어 하나의 맥상을 이루게 된다.

맥의 깊이에 따라 부맥浮脈과 침맥沈脈이 나뉜다. 손가락으로 맥진 부위를 가압할 때 맥동이 촉지되는 위치가 얕으면 부맥, 이 위치가 깊으면 침맥이 된다.

맥의 박동 간격, 달리 말하자면 단위 시간에 맥이 박동하는 횟수에 따라 지맥遲脈과 삭맥數脈이 나뉜다. 단위 시간당 박동 횟수가 크면, 즉 빠르게 박동하면 삭맥, 단위 시간당 박동 횟수가 작으면, 즉 느리게 박동하면 지맥이 된다. 옛 사람들은 진찰자의 호흡을 기준으로 지맥과 삭맥을 구분하는 방법을 활용하기도 하였다.

박동 간격의 규칙성에 따라 일반적인 맥과 결맥結脈, 대맥代脈, 촉맥促脈이 나뉜다. 결맥, 대맥, 촉맥은 모두 간헐적인 박동 결손이 수반되는 맥인데, 대맥은 일정한 간격으로 박동 결손이 출현하는 반면 결맥과 촉맥은 불규칙하게 박동 결손이 발생한다. 이 가운데 촉맥은 삭맥數脈의 특성을 겸한 불규칙한 맥이고 결맥은 그렇지 아니한, 즉 평맥이거나 지맥遲脈이면서 불규칙한 맥이다.

맥관의 종축縱軸과 수직인 방향으로 감지되는 맥의 폭에 따라 대맥大脈과 소맥小脈(=세맥細脈)이 나뉜다. 폭이 넓으면 대맥, 폭이 좁으면 소맥이다.

맥관의 종축 방향으로 얼마나 긴 범위에서 맥이 잡히느냐에 따라 장맥長脈과 단맥短脈이 나뉜다. 촌관척寸關尺 부위를 초과하여 길게 잡히면 장맥, 촌관척을 제대로 채우지 못하고 짧은 부분에서만 맥동이 감지되면 단맥이라 한다.

맥관의 주행 형태에 따라 곧은 맥과 굽은 맥이 구분된다. 예를 들어 현맥弦脈은 곧은[端直] 주행 형태를 보인다.

박동 형태에 있어 활맥滑脈, 삽맥澁脈 그리고 현맥弦脈이 각기 다른 특징을 갖는다. 또한 이는 손가락에 촉지되는 맥의 형태적 인상에도 영향을 주어, 활맥은 매끄러운 느낌, 삽맥은 껄끄러운 느낌, 그리고 현맥은 팽팽한 느낌을 준다.

맥의 긴장도에 따라 긴장성이 분명한 맥과 그렇지 않은 맥이 나뉜다. 긴장성이 분명한 맥으로 긴맥緊脈과 현맥弦脈이 있다. 이 둘은 모두 가압에 대한 저항이 분명하여 팽팽한 줄을 누르는 느낌을 준다. 이 가운데 긴맥은 실맥實脈의 특성을 겸한 맥이고 현맥은 실하지 않으면서 맥관의 종축 방향으로 단직端直한 형태를 갖춘 맥이다.

박동의 강약에 따라 허맥虛脈과 실맥實脈이 나뉜다. 허맥은 전반적으로 약하게 촉지되는 맥이고 실맥은 전반적으로 강하게 촉지되는 맥이다.

위에 열거한 여러 속성 가운데 맥의 깊이는 위位에 해당하고, 박동 간격과 박동 간격의 규칙성은 수數에 해당하며 맥의 폭, 맥의 길이, 맥의 주행 형태, 박동 형태와 맥의 긴장도는 대체로 형形에 해당하고 박동의 강약은 세勢에 해당한다고 할 수 있다.

나아가, 이런 기본 요소들의 복합적인 구성으로 겸맥兼脈이 나타난다.

3) 정상 맥

『황제내경黃帝內經·소문素問』의 「평인기상론平人氣象論」에 "사람 가운데 한 번 내쉴 때 맥이 두 번 박동하고 한 번 들이쉴 때 역시 두 번 박동하며, 내쉬고 들이쉬어 호흡을 종결하면 맥이 다섯 번 박동하되 (때로) 긴 호흡을 하여 (1:5의) 비율을 채우는 자를 명명하여 평인平人이라 한다"[56]고 하여, 맥을 기준으로 소위 평인을 정의하고 있다. 평인이란 병이 없는 건강한 사람을 말한다. 건강 무병한 사람의 맥을 정상맥正常脈이라 하는데 고전에서는 상맥常脈, 평맥平脈 등으로 지칭하였고 완맥緩脈 가운데 일부도 정상맥을 의미하는 용례로 사용되었다.

정상맥은 촌관척寸關尺 세 부위에서 모두 부浮하지 않고 침沈하지도 않게 촉지되며, 성인의 경우 1회 호흡에 4,5회, 1분에 평균 72회 내외를 박동한다. 또한 부드럽고, 날카롭지 않으며, 맥박에 규칙적인 리듬이 있다.

그런데 소아의 맥은 성인과 달리 삭맥數脈이 흔히 나타나며, 수척한 사람에게는 흔히 부맥浮脈이, 비만한 경우에는 침맥沈脈이 나타난다. 체형의 비수肥瘦에 따라 맥의

---

56) 人一呼脈再動, 一吸脈亦再動, 呼吸定息脈五動, 閏以太息, 命曰平人。(黃帝內經 · 素問 · 平人氣象論)

부침에 차이가 나타나는 것은 피부 두께가 다르기 때문이다. 또 평소 마음이 차분한 사람이나 건장한 운동선수는 지맥遲脈이 나타나며, 임신한 경우에는 활맥滑脈이 나타난다. 이를 질병의 맥으로 보면 안 된다.

4) 장부臟腑의 분별

신체의 여러 부위에서 맥을 촉지하는 초기의 맥진법에서는 각각의 부위에서 그에 가까운 장부의 정보를 얻었다. 예를 들어 신문神門에서는 심장의 상태를, 태계太溪에서는 신장의 상태를 감지하였다. 그러나 맥진 부위가 요골동맥 박동처, 즉 촌구寸口라는 단일한 부위로 고정된 이후로는 여기서 어떻게 각 장부의 정보를 따로따로 파악할 것인지 하는 문제가 대두되게 되었다. 『황제내경黃帝內經』, 『난경難經』, 『맥경脈經』 등의 한漢~진晉 시기 문헌을 보면 크게 3가지 해법이 제시된 것으로 보인다. 첫째는 맥동 자체의 특성을 통해 장부 정보를 분리하여 파악하는 법이다. 예를 들어 현맥이 나타나면 간의 정보를 얻을 수 있게 되는데 여기에 부드러운 특성(소위 위기胃氣)이 분명하게 공존하면 간의 활동이 왕성한 것이고 부드러운 특성이 부족하면서 현맥이 나타나면 간이 병든 것으로 파악한다. 둘째는 촉지 깊이에 따라 장부의 정보를 따로따로 파악하는 방법이다. 예를 들어 손가락을 피부에 살짝 대었을 때 나타나는 맥동은 폐의 상태를 보여주고 최대한 강하게 눌렀을 때 나타나는 맥동은 신장의 상태를 보여주는 것으로 판단하는 방법이다. 세 번째는 촌구를 세 부분, 즉 촌·관·척으로 나누어 좌우 촌·관·척 여섯 부위에서 각각 그에 상응하는 장부의 정보를 관찰하는 방법이다.

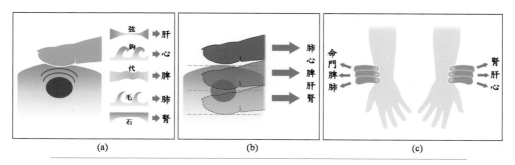

■ 촌구맥법에서 장부의 정보를 구분하기 위해 사용된 세 가지 방법. (a) 맥동의 특성에 따라 장부의 정보를 구분한 예. (b) 촉지 깊이에 따라 장부의 정보를 구분한 예. (c) 촌, 관, 척의 촉지 위치에 따라 장부의 정보를 구분한 예.

맥동의 특성을 통해 장부의 정보를 구분한 예는 『황제내경黃帝內經·소문素問』의 「평인기상론平人氣象論」에서 찾아볼 수 있다. 아래의 표에 이를 소개한다.

장부臟腑	맥명脈名		맥상 묘사
간肝 (봄[春])	현현弦	봄에는 위기胃氣가 있으면서 약간 현현弦한 것을 평맥平脈이라 한다. 春胃微弦曰平。	간의 평맥이 손가락에 닿는 느낌은, 부드럽고 약하며 기다랗다. 마치 간 막대기의 끄트머리를 들어올리는 듯하다. 이러한 맥이 나타났을 때 간이 평平하다고 한다. 봄에도 위기를 근본으로 한다. 平肝脈來, 軟弱招招, 如揭長竿末梢, 曰肝平, 春以胃氣爲本。
		현맥의 특징이 강하고 위기가 적은 경우 간이 병들었다고 한다. 弦多胃少曰肝病。	간의 병맥이 손가락에 닿는 느낌은, 가득 찬 느낌이 있으면서 매끄럽다. 마치 긴 막대를 더듬는 것 같다. 이러한 맥이 나타났을 때 간이 병들었다고 한다. 病肝脈來, 盈實而滑, 如循長竿, 曰肝病。
		현맥의 속성만 있고 위기가 없는 것은 사맥死脈이라고 한다. 但弦無胃曰死。	간의 사맥이 손가락에 닿는 느낌은, 팽팽하면서 평소보다 뻣뻣하다. 마치 새로 활시위를 펼친 듯하다. 이러한 맥이 나타났을 때 간이 죽었다고 한다. 死肝脈來, 急益勁, 如新張弓弦, 曰肝死。
심心 (여름[夏])	구鈎	여름에는 위기가 있으면서 약간 구鈎한 것을 평맥이라 한다. 夏胃微鈎曰平。	심의 평맥이 손가락에 닿는 느낌은, 이어진 구슬이 지나가는 듯 몽글몽글하다. 마치 옥돌을 더듬는 것 같다. 이러한 맥이 나타났을 때 심이 평平하다고 한다. 여름에도 위기를 근본으로 한다. 平心脈來, 累累如連珠, 如循琅玕, 曰心平, 夏以胃氣爲本。
		구맥의 특징이 강하고 위기가 적은 경우 심이 병들었다고 한다. 鈎多胃少曰心病。	심의 병맥이 손가락에 닿는 느낌은, 분출하는 듯한 맥동이 이어지되 그 가운데 약간의 굴곡이 있다. 이러한 맥이 나타났을 때 심이 병들었다고 한다. 病心脈來, 喘喘連屬, 其中微曲, 曰心病。
		구맥의 속성만 있고 위기가 없는 것은 사맥이라고 한다. 但鈎無胃曰死。	심의 사맥이 손가락에 닿는 느낌은, 앞은 굴곡이 있고 뒤는 평탄하다. 마치 대구帶鈎를 다루는 듯하다. 이러한 맥이 나타났을 때 심이 죽었다고 한다. 死心脈來, 前曲後居, 如操帶鈎, 曰心死。
비脾 (장하長夏)	연軟·약弱·대代	장하에는 위기가 있으면서 약간 부드럽고 약한 것을 평맥이라 한다. 長夏胃微軟弱曰平。	비의 평맥이 손가락에 닿는 느낌은, 부드럽되 맥박 사이가 단절되어 있다. 마치 닭이 땅을 밟는 듯하다. 이러한 맥이 나타났을 때 비가 평平하다고 한다. 장하에도 위기를 근본으로 한다. 平脾脈來, 和柔相離, 如鷄踐地, 曰脾平, 長夏以胃氣爲本。
		약약의 특징이 강하고 위기가 적은 경우 비脾가 병들었다고 한다. 弱多胃少曰脾病。	비의 병맥이 손가락에 닿는 느낌은, 실하면서 한 주기를 가득 채운다. 마치 닭이 발을 드는 듯하다. 이러한 맥이 나타났을 때 비가 병들었다고 한다. 病脾脈來, 實而盈數, 如鷄擧足, 曰脾病。

장부臟腑	맥명脈名		맥상 묘사
비脾 (장하長夏)	연軟 · 약弱 · 대代	대맥의 속성만 있고 위기가 없는 것은 사맥이라고 한다. 但代無胃曰死。	비의 사맥이 손가락에 닿는 느낌은, 새의 부리처럼 예리하면서도 단단하다. 새의 며느리발톱이 닿는 듯하기도 하고 처마의 빗물이 떨어지는 듯하기도 하고 물이 흐르는 듯하기도 하다. 이러한 맥이 나타났을 때 비가 죽었다고 한다. 死脾脈來, 銳堅如鳥之喙, 如鳥之距, 如屋之漏, 如水之流, 曰脾死。
폐肺 (가을[秋])	모毛	가을에는 위기가 있으면서 약간 모毛한 것을 평맥이라 한다. 秋胃微毛曰平。	폐의 평맥이 손가락에 닿는 느낌은, 물 위에 무엇인가가 부유하는 듯하다. 마치 느릅나무 열매가 떨어지는 것 같다. 이러한 맥이 나타났을 때 폐가 평平하다고 한다. 가을에도 위기를 근본으로 한다. 平肺脈來, 厭厭聶聶, 如落榆莢, 曰肺平, 秋以胃氣爲本。
		모맥毛脈의 특징이 강하고 위기가 적은 경우 폐가 병들었다고 한다. 毛多胃少曰肺病。	폐의 병맥이 손가락에 닿는 느낌은, 얕지도 깊지도 않고 마치 닭의 깃털을 쓰다듬는 듯하다. 이러한 맥이 나타났을 때 폐가 병들었다고 한다. 病肺脈來, 不上不下, 如循鷄羽, 曰肺病。
		모맥의 속성만 있고 위기가 없는 것은 사맥이라고 한다. 但毛無胃曰死。	폐의 사맥이 손가락에 닿는 느낌은, 물체가 떠오르는 듯하고 털에 바람을 부는 듯하다. 이러한 맥이 나타났을 때 폐가 죽었다고 한다. 死肺脈來, 如物之浮, 如風吹毛, 曰肺死。
신腎 (겨울[冬])	석石	겨울에는 위기가 있으면서 약간 석石한 것을 평맥이라고 한다. 冬胃微石曰平。	신腎의 평맥이 손가락에 닿는 느낌은, 분출하듯 박동하되 몽글몽글하여 굽은 낚싯바늘 같고, 누르면 단단해진다. 이러한 맥이 나타났을 때 신이 평平하다고 한다. 겨울에도 위기를 근본으로 한다. 平腎脈來, 喘喘累累如鈎, 按之而堅, 曰腎平, 冬以胃氣爲本。
		석맥石脈의 특징이 강하고 위기가 적은 경우 신腎이 병들었다고 한다. 石多胃少曰腎病。	신의 병맥이 손가락에 닿는 느낌은, 마치 칡덩굴을 잡아당기는 듯하고 누르면 더욱 단단해진다. 이러한 맥이 나타났을 때 신이 병들었다고 한다. 病腎脈來, 如引葛, 按之益堅, 曰腎病。
		석맥의 속성만 있고 위기가 없는 것은 사맥이라고 한다. 但石無胃曰死。	신의 사맥이 손가락에 닿는 느낌은, 맥이 닿을 때마다 동아줄이 풀려 버리는 듯하고 그 단단함이 마치 돌을 손가락으로 튕기는 듯하다. 이러한 맥이 나타났을 때 신이 죽었다고 한다. 死腎脈來, 發如奪索, 闢闢如彈石, 曰腎死。

오장의 맥상에 대한 설명은 『난경難經』(=『황제팔십일난경黃帝八十一難經』)에도 등장한다. 『난경』에는 몇 종류의 서로 다른 설명이 공존한다. 아래의 표에 이를 요약한다.

	10난 (장부 대응 맥)	13난 (오색 대응 맥)	15난 (장부 및 사계절 대응 맥)	
목木(간, 청색, 봄)	급急	현·급[弦而急] ※ 17난 : 强急而長	현弦	하늘거리며 힘이 없고 길다[濡弱而長]
화火(심, 적색, 여름)	대大	부·대·산[浮大而散]	구鉤	팽창은 빠르고 수축은 느리다[來疾去遲]
토土(비, 황색, 장하)	완緩	중·완·대[中緩而大]		
금金(폐, 백색, 가을)	삽澁	부·삽·단[浮澁而短]	모毛	가볍고 공허하며 얕게 잡힌다[輕虛以浮]
수水(신, 흑색, 겨울)	침沈	침·유·활[沈濡而滑] / 소·활[小而滑]	석石	가라앉아 있고 하늘거리며 매끄럽다[沈濡而滑]

한편 『난경』의 4난難과 5난難에는 촉지 깊이에 따라 장부의 정보를 구분하는 방법이 등장한다. 4난에서는 3단계로 가압하는 방법을 사용하였는데 폐와 심, 그리고 간과 신은 촉지 깊이를 통해 구분이 불가능하였으므로 촉지 깊이와 맥상을 결합하여 이들을 구분하였다. 5난에서는 5단계로 가압하는 방법을 사용하여 촉지 깊이만으로 오장의 맥을 구분하였다.

	4난 (음양맥법)		5난 (경중맥법)	
폐	부浮	대·산[大散]	콩 3개 무게 [三菽之重]	피부와 같은 깊이 [與皮毛相得]
심		단·삽[短澁]	콩 6개 무게 [六菽之重]	혈관과 같은 깊이 [與血脈相得]
비	중[在中]		콩 9개 무게 [九菽之重]	근육과 같은 깊이 [與肌肉相得]
간	침沈	뇌·장[牢而長]	콩 12개 무게 [十二菽之重]	힘줄과 나란함 [與筋平]
신		유·감압할 때 실함 [按之濡, 擧指來實]	뼈에 다다름·감압할 때 팽창이 빠름 [按之至骨, 擧指來疾]	

좌우 촌·관·척의 각 부위에 장부를 대응하는 방식은 『난경·18난』에 보인다(다음 표 참조). 그러나 여기에서는 장부를 언급하지 않은 채 경맥만을 언급하였으며 각

경맥의 맥이 좌우 어느 곳에서 관찰되는 것인지를 명시하지 않았으므로 훗날의 촌·관·척 장부 대응 형식과 동일한 대응 방식을 상정한 것인지 분명하지 않다.

맥에는 세 부위가 있다. 脈有三部			각 부에는 네 경맥이 있다. 部有四經						
세 부위란 촌·관·척이다. 三部者, 寸·關·尺也。	상부는 하늘을 따른다 上部法天	가슴 위로부터 머리까지의 질병을 관장한다. 主胸上至頭之有疾也	수소음 手少陰 (심)	수태양 手太陽 (소장)	화火	生	금金	수태음 手太陰 (폐)	수양명 手陽明 (대장)
	중부는 인간을 따른다 中部法人	횡격막이하로부터 배꼽까지의 질병을 관장한다. 主膈以下至臍之有疾也	족궐음 足厥陰 (간)	족소양 足少陽 (담)	목木	生	토土	족태음 足太陰 (비)	족양명 足陽明 (위)
	하부는 땅을 따른다 下部法地	배꼽으로부터 발바닥까지의 질병을 관장한다. 主臍以下至足之有疾也	족소음 足少陰 (신)	족태양 足太陽 (방광)	수水	生	화火	수심주 手心主 (심주)	수소양 手少陽 (삼초)

왕숙화王叔和(210~280)는 『맥경脈經』에서 『맥법찬脈法贊』을 인용하여 좌·우 촌·관·척에 대응되는 장부를 분명하게 제시하였다(脈經·卷一·兩手六脈所主五臟六腑陰陽逆順第七, 다음 표 참조).

왼손 [左手]	관 앞의 촌구 [關前寸口]	심의 부위 [心部]	오른손 [右手]	관 앞의 촌구 [關前寸口]	폐의 부위 [肺部]
	관 위 [關上]	간의 부위 [肝部]		관 위 [關上]	비의 부위 [脾部]
	관 뒤의 척 가운데 [關後尺中]	신의 부위 [腎部]		관 뒤의 척 가운데 [關後尺中]	신의 부위 [腎部]

이후의 맥진에서는 기본적으로 『맥경』에 제시된 좌·우 촌·관·척의 장부 대응 관계를 이용하여 장부의 문제를 파악하게 된다.

1) 정상 맥에 영향을 주는 인자들

① 계절

정상 맥상脈象은 계절에 따라 달라진다. 춘삼월春三月에는 육부맥六部脈이 모두 미현微弦하고 하삼월夏三月에는 미홍微洪하며 추삼월秋三月에는 미부微浮하고 동삼월冬三月에는 미침微沈하게 된다. 사계절 평맥平脈(常脈)은 춘현春弦, 하홍夏洪, 추모秋毛, 동석冬石의 변화 가운데 화완和緩한 맥脈이 나타나는 것이다. 이를 미현微顯하면서도 불로不露하는 것, 즉 충화지상沖和之象이라고 한다.

만약 완화緩和하거나 충화沖和한 것이 없고, 봄에 현弦해야 함에도 불구하고 오히려 홍洪하다거나, 여름에 홍洪해야 함에도 불구하고 오히려 침沈한 것 등은 모두 맥과 사시가 상응하지 못한 것이므로 이는 질병을 표시하는 맥이 된다.

② 개체성

맥에 영향을 미치는 정상 생리 조건의 인자로서 연령, 성별, 음식, 기후, 지역성, 정서, 노동 외에 환자의 형체와 기질이 매우 중요하다. 사람마다 형체가 다르듯이 맥의 특성도 사람마다 다르므로 맥진을 할 때 개인의 특성을 감안하는 것이 중요하다. 가령 살이 얇은 수인瘦人에게서 촌관척 세 부위에 부맥浮脈이 잡히면 이는 생리적인 맥, 즉 상맥常脈이다. 부맥은 양맥陽脈으로 가을에 상응하고, 폐에 상응하므로, 살이 얇은 사람의 개체 특성을 반영한다. 이와 반대로 비후肥厚한 사람은 침맥沈脈이 나타나는 것이 상맥이다. 비인肥人은 살이 풍부하여 맥이 촉지되는 위치가 깊다. 또한 성격이 정적인 사람도 기혈氣血이 잠장潛藏하여 침맥이 나타난다. 체격이 큰 사람은 맥이 나타나는 부위도 길고[長], 체격이 작은 사람은 맥이 나타나는 부위도 짧다[短]. 이러한 것들은 모두 정상 맥상이라고 할 수 있다.

③ 성별과 연령

맥은 성별에 따른 차이가 있다. 고인古人들은 여자의 맥이 남자와 비교해서 유약濡弱하다고 하였다. 또 맥은 연령에 의한 차이도 있다. 젊은 사람의 맥은 대체적으로 실대實大하고, 노인의 맥은 대체적으로 약하며, 영아의 맥은 삭급數急하고, 5~6세 아동의 맥은 일식一息에 육지六至가 정상적이다.

④ 생활 조건

노동과 휴식 여부에 따라 맥의 차이가 난다. 심한 일을 하고난 직후에는 맥이 삭數해지고 휴식을 취하면 다시 느려져 정상적인 박동수로 돌아온다. 오랜 시간 걷고 난 다음에도 맥이 삭數해진다.

또한 먹는 음식도 영향을 미친다. 식사 후에는 맥이 대개 활삭유력滑數有力해지며 2시간 정도 영향을 미친다. 오랫동안 굶으면 맥이 세약細弱하고, 음주 후에는 맥이 삭數하다. 커피나 담배 같은 기호품도 맥에 영향을 끼치므로 주의해야 한다.

칠정七情 또한 맥에 영향을 미친다. 일시적인 정신적 자극에 의해서 맥에 변화가 나타나지만 이는 병맥이 아니므로 감정이 평온해지면 맥도 정상으로 회복된다. 이처럼 맥은 감정상의 변화나 동정動靜에 의하여 반드시 변화하기 마련이다. 칠정七情의 영향을 보면, 기쁠 경우에는 심장에 영향을 주어[喜則傷心] 완맥緩脈이 나타나고 화를 내면 간에 손상을 주어[怒則傷肝] 맥이 삭급數急하게 되며 공포를 느끼면 신장에 손상을 주어[恐則傷腎] 침맥沈脈이 나타나고 슬프면 폐에 손상을 주어[悲則傷肺]하여 단맥短脈이 나타난다. 그러나 이러한 경향과 다른 맥이 나타나게 될 수도 있다. 감정의 변화와 맥의 변화가 위와 같이 나타날 경우 순順이고, 상반되는 경우는 역逆이 된다.

5. 병리 맥상

병리적인 맥상은 질병으로 인해 나타나는 맥상을 말한다. 개체 생리의 특성과 정상적인 생리 변화의 범위를 벗어나는 맥은 모두 병맥病脈이라고 볼 수 있다. 역사적으로 병맥을 분류하는 기준, 방법, 종류의 다소 등에 각각 차이가 있었다. 병맥으로서 『맥경脈經』(3세기)은 24종의 맥을 제시하였고, 『진가추요診家樞要』(1359)는 30종의 맥, 『빈호맥학瀕湖脈學』(1564)은 27맥, 『진가정안診家正眼』(1642)은 28맥을 제시하였다. 또한 『경악전서景岳全書』(1624)에서는 맥상의 수를 축약하여 16종의 맥을 제시하기도 하였으나 『진종삼매診宗三昧』(1689)는 그 수를 늘려 32종의 맥을 제시하였다. 오늘날 우리나라와 중국에서는 27맥 또는 28맥을 임상에서 응용하고 있다. 앞으로 맥의 형성요소에 대한 물리량 연구 등을 통하여 맥상의 종류와 정의에 대한 국제 표준을 확보하여야 할 것이다.

27맥 또는 28맥 가운데 일부는 단일한 속성에 의해 규정되는 맥상, 즉 기본 맥상이며 나머지는 몇 가지 속성이 결합된 맥상이다. 여기서는 이 둘을 구분하여 설명하기로 한다.

1) 기본 맥상

청대의 의가 주학해周學海(1856~1906)는 『맥간보의脈簡補義』에서 맥의 기본 속성을 위位, 수數, 형形, 세勢의 네 가지 요소로 규정하였다. 위位는 맥동이 촉지되는 수직 위치, 즉 깊이를 말하며 수數는 맥박 간의 시간 간격이 보여주는 여러 특성을 말하고 형形은 맥이 손가락에 미치는 감촉을 말하며 세勢는 박동의 세기를 말한다. 맥의 촉지 깊이에 따라 부맥浮脈, 침맥沈脈, 복맥伏脈이 구분된다. 맥박 주기에 따라 지맥遲脈, 삭맥數脈, 질맥疾脈이 구분되고 박동의 규칙성에 따라 평맥과 촉맥促脈, 결맥結脈, 대맥代脈이 구분된다. 맥의 폭에 따라 대맥大脈과 소맥小脈(세맥細脈)이, 맥의 길이에 따라 장맥長脈과 단맥短脈이 구분되며 맥의 매끄러운 정도(유리도流利度)에 따라 활맥滑脈과 삽맥澀脈이 구분되고 맥의 긴장도에 따라 긴맥緊脈·현맥弦脈과 완맥緩脈이 구분된다. 마지막으로 맥의 힘에 따라 실맥實脈과 허맥虛脈을 구분할 수 있다. 이들 요소 가운데 맥박 주기와 박동의 규칙성은 맥의 수數를 나타내는 요소이며 맥의 폭과, 길이, 유리도, 긴장도는 맥의 형形을 나타내는 요소다(다음 표 참조). 아래에서 각각의 기본 맥상에 대해 설명한다.

위位	촉지 부위 [脈位]	얕다		깊다	
		부맥浮脈		침맥沈脈	복맥伏脈
수數	박동 빈도 [脈率]	빠르다		느리다	
		질맥疾脈	삭맥數脈	완맥緩脈	지맥遲脈
	박동의 규칙성 [脈律]	규칙적이다		불규칙하다	
				촉맥促脈, 결맥結脈, 대맥代脈	
형形	맥의 폭 [脈寬]	넓다		좁다	
		대맥大脈		소맥小脈(세맥細脈)	
	맥의 길이 [脈長]	길다		짧다	
		장맥長脈		단맥短脈	
	유리도	매끄럽다		껄끄럽다	
		활맥滑脈		삽맥澀脈	
	긴장도	팽팽하다		느슨하다	
		현맥弦脈, 긴맥緊脈		완맥緩脈	
세勢	맥박의 강약 [脈勢]	힘이 있다		힘이 없다	
		실맥實脈		허맥虛脈	

① 부맥과 침맥 ― 맥의 부위

맥의 부침浮沈은 맥의 얕고 깊음을 말하는 것으로서 얕은 곳에서 촉지되는 맥이 부맥, 깊은 곳에서 촉지되는 맥이 침맥이다.

부맥浮脈은 피부 표면에서 감지되는 맥으로서 그 형상形狀은 마치 나무가 물에 떠 있는 것과 같다. 손가락을 가볍게 피부에 대어도(경취輕取) 느껴지지만 약간 무겁게 누르면(안按) 오히려 약해진다.

침맥沈脈은 근골 가까이에서 감지되는 맥으로서 그 형상은 마치 물 밑바닥에 돌이 잠겨있는 것과 같다. 무겁게 눌러야(중안重按) 박동이 감지되며 가볍게 누르면 나타나지 않는다.

부맥浮脈은 양맥陽脈으로, 가을에 상응하고, 폐맥肺脈이며, 주로 피부와 근육이 얇은 수인瘦人에게 잘 나타난다. 이는 모두 정상맥에 속한다. 병리적인 부맥은 대표적으로 위기衛氣가 외사外邪에 저항하여 표부表部를 채울 때 나타난다. 주된 병증은 표증表證이다. 부맥과 오한惡寒, 발열發熱, 두통頭痛 등의 증상이 있으면 표증이라고 할 수 있다.

맥부무력脈浮無力은 기혈부족이고 부삽浮澁은 상혈傷血이며 부규浮芤는 실혈失血이다. 부단浮短은 기휴손氣虧損이며 부산浮散은 노극勞極이고 부유浮濡는 양허陽虛다. 이들은 모두 이허裏虛한 경우로서 맥을 꾹 누르면 맥동이 뚜렷하게 약해진다[按之無力]. 허로실혈虛勞失血, 간경화로 인한 복수 등에서 부대浮大, 부삭浮數한 맥이 보이는 경우에도 마찬가지로 중안重按하여 무력한 것을 확인할 수 있다. 그리고 중기하함中氣下陷으로 위하수가 된 경우는 보통 미세약微細弱하지만 간혹 부연약무력浮軟弱無力, 부세浮細한 경우가 있는데 이는 관부關部가 특히 무력한 것으로 비위양기脾胃陽氣의 부족이다.

침맥沈脈은 음맥陰脈이며 겨울에 상응하고 신맥腎脈에 속하며, 또 마음이 차분한 사람, 비만한 사람에게서 침맥이 잘 나타난다. 이는 정상맥에 속하며 병맥이 아니다. 병리적인 침맥은 이허裏虛하여 저항력이 떨어지고 심장이 쇠약하여 맥력脈力이 바깥에 미치지 못하거나 사기가 내울內鬱하여 이부裏部에 국한하여 존재할 때 나타난다. 주된 병증은 이증裏證이다.

침맥은 이증裏證을 지시하나 반드시 유력 무력을 구분하여야 한다. 침무력沈無力한 맥은 양기陽氣가 쇠약하여 영기營氣를 표부表部로 운반할 수 없어 나타난다. 침유력沈有力한 맥은 기혈이 이裏에 몰리고 표表에는 부족하여 나타난다. 이는 담음痰飮, 식적食積, 한사寒邪, 또는 기울氣鬱로 인하여 순환이 원활하지 못하게 되어 2차적으로 기혈이 표에 부족해진 경우이다. 이증裏證의 하리下利, 부종浮腫, 식적발열食積發熱, 기체氣滯 등에서 침유력沈有力한 맥이 보인다.

| 附 : **복맥** |

맥이 촉지되는 위치가 매우 깊어 손가락이 뼈에 도달해서야 비로소 감지되는 맥을
복맥伏脈이라 한다.

복맥은 사기가 침입하여 깊이 잠복하거나 정기가 극히 쇠약해짐으로써 나타난다.
복맥이 잡히되 힘이 있는[有力] 것은 곽란토사霍亂吐瀉로 진액이 고갈된 경우, 산통疝痛
등의 맹렬한 동통이 있을 경우, 수기水氣나 담痰의 정체가 있을 경우(심하견만心下堅滿,
소변불리小便不利, 부종浮腫, 한출汗出이 나타남), 또는 화사내울火邪內鬱, 기울氣鬱 등에
서 보인다.

복맥이 잡히되 힘이 없는[無力] 것은 심양허心陽虛나 심양허탈心陽虛脫로 사지궐랭四肢
厥冷, 건구번갈乾嘔煩渴, 토리곽란吐利霍亂, 졸연혼미卒然昏迷, 인사불성人事不省할 때 볼 수
있다.

② 지맥과 삭맥 — 박동수

박동수가 느리고 빠른 것을 말하는 맥의 지삭遲數은 병증의 한열을 변별하는 지표
가 된다.

지맥遲脈은 일식一息에 삼지三至하여 맥의 거래去來가 완만한 것이다. 보통 1분당 60
회 미만의 맥동이 나타나는 것을 말한다.

삭맥數脈은 일식一息에 육지六至로 맥의 거래가 빠르다. 보통 1분당 90회를 초과하는
맥동이 나타나는 것을 말한다.

맥동은 심장의 박동에 의해 형성되는데, 심장의 박동력이 무력, 완만하면 맥동이
느리게 된다. 지맥은 음陰, 한寒, 음성양허陰盛陽虛와 오장五臟의 질병을 지시한다.

지맥이면서 무력한[遲而無力] 맥은 허한虛寒에 기인한다. 임상적으로 지맥에서는 유
력한 경우보다 무력한 맥이 많이 관찰된다. 사지궐랭四肢厥冷, 외한畏寒, 식은 땀[冷汗]
이 나타날 수 있으며 심할 경우 호흡곤란, 의식혼미 등이 수반된다.

지맥이면서 유력한[遲而有力] 맥은 실한냉통實寒冷痛, 탁음응취濁陰凝聚에서 나타난다.
협부脇部나 소복부小腹部의 창만脹滿, 자통刺痛, 흑갈색 대변 등이 나타날 수 있다. 결흉
結胸, 황달黃疸, 징가현벽癥瘕痃癖에서도 보일 수 있다.

지맥이면서 유력한 맥은 실열實熱이 장내에 쌓여 막혀 복만腹滿, 변비便秘가 보이는

양명병증陽明病證의 경우에서 나타나기도 한다. 이처럼 열병인데도 지맥이 나타나는 것은 습열濕熱의 정체로서, 환자 개인의 체질적인 요인이 작용하여 병증이 전화한 것이다. 또 뇌막염으로 인한 뇌압 상승의 경우에 고열과 함께 지유력遲有力한 맥이 나타나는 경우도 있으므로, 반드시 환자의 개체 특성과 맥脈·증症을 종합적으로 살펴 치료에 임해야 할 것이다.

삭맥은 열로 인하여 기성氣盛하고 혈행血行 역시 왕성해져 나타난다. 삭맥은 열증(실열實熱, 허열虛熱 및 표열表熱, 이열裏熱)과 육부六腑의 질병을 지시한다.

삭맥 역시 유력有力한 경우와 무력無力한 경우를 구분해야 한다. 맥삭유력脈數有力은 실열증實熱證에서, 맥삭무력脈數無力은 허열증虛熱證에서 나타난다.

임상에서 대표적으로 장옹腸癰의 발전 변화를 지삭맥으로 판단한다. 장옹에서 지긴맥遲緊脈은 영혈營血이 어체瘀滯되었으나 아직 화농되지 않은 상태이고, 맥홍삭脈洪數하며 설태니황舌苔膩黃한 경우는 이미 화농된 상태가 된다.

그러나 열병에 지맥遲脈이 나타나는 경우도 있는데, 열로 인하여 심박동이 느려져 고열에 맥이 느리게 뛰는 것으로, 이는 개체 특성 요인을 감안하여 진단하고 치료해야 한다. 또 반대로 심장 쇠약이나 마비, 급작스런 놀람이나 공포로 인하여 심계항진과 함께 삭맥이 나타나는 경우는 고열, 구갈 등의 열상熱象이 없으므로 열증으로 진단하고 치료해서는 안 된다.

┃附 : **질맥** ┃

맥의 박동수가 크게 증가하여 1호흡에 7회[一息七至] 이상의 맥동, 즉 매분 120회 이상의 박동이 나타나는 맥을 질맥疾脈이라 한다. 질맥은『맥경脈經』에 수록되지 않았으나 원대 활수滑壽의『진가추요診家樞要』(1359)에 보이며 명대의 이중재李中梓는 이시진李時珍의『빈호맥학瀕湖脈學』(1564)에 수록된 27맥에 질맥을 추가하여 오늘날의 28맥을 정하였다(『진가정안診家正眼』, 1642). 질맥은 양열극성陽熱極盛, 음기욕갈陰氣欲竭을 나타내는 맥이다. 다만 격렬한 운동이나 분만 과정 등 질병이 아닌 경우에도 나타날 수 있다.

③ 대맥과 소맥(세맥) — 맥의 폭

맥관의 폭을 말하는 대소大小는 기혈의 성쇠를 반영한다. 개체 특성에 따른 대소맥의 차이도 있으므로 진맥에서 개인별 차이를 감안해야 한다.

대맥大脈은 맥 폭이 크므로 손가락에 가득 차도록 맥동이 느껴져서 정상 맥의 배가 된다.

소맥小脈(세맥細脈)은 맥 폭이 정상보다 작아 실처럼 가늘다. 비록 가늘지만 그래도 맥의 거래는 분명하므로, 손가락을 들어[擧] 탐색하면 손끝에 뚜렷하게 느껴진다.

대맥은 맥관이 확장되어 맥동이 확대되고 혈류도 충실한 것이다. 정상인의 대맥은 대체로 맥이 넓고 맥의 왕래가 위아래 모두 고른 상태이며 빠르기도 적절하고 촌관척 세 부위가 모두 대大하다. 이는 정상 맥상이다.

병리적 대맥은 주로 양열陽熱(腸熱下利), 사열항성邪熱亢盛 등으로 혈기충성血氣充盛하여 혈관이 확장되어 맥이 성대유력盛大有力한 것이다. 따라서 대맥을 확인할 때는 중안重按하여 유력 여부를 살펴야 한다. 만약 중안하였을 때 대大하되 무력하면 이는 허로가 오래되어 혈허血虛, 망혈亡血로 기를 수렴·제어할 수 없어서 나타나는 것이다. 또 노인성 동맥경화에서 혈허간왕血虛肝旺으로 '맥대이현脈大而弦'이 나타나기도 한다. 그러므로 대맥을 감지하였을 때는 맥의 유력과 무력을 함께 살펴야 한다.

소맥(세맥)은 맥관이 수축하고 혈류가 감소된 것이다. 소맥은 기허氣虛하여 혈을 운행할 힘이 부족하고, 혈소血少하여 맥관에 가득 흐를 수도 없으므로 맥 폭이 선과 같이 가늘어진 상태다. 기소혈쇠氣少血衰, 소음병少陰病의 양기부족陽虛不足, 만성 소모성의 허손虛損(맥세脈細, 피한皮寒, 기소氣少, 설리전후泄利前後, 음식불입飮食不入의 오허五虛 증상이 보인다), 위허복창胃虛腹脹, 허한해수虛寒咳嗽 등에서 볼 수 있다.

④ 장맥과 단맥 — 맥의 길이

맥의 길이는 촌구寸口를 중심으로 요골동맥의 종축을 따라 맥동이 감지되는 범위를 말한다. 장맥長脈은 촌관척寸關尺 부위를 넘어 맥동이 감지되는 것이며 단맥短脈은 촌관척 부위에 미치지 못하여 관부關部에만 맥동이 나타나는 것이다.

장맥은 처음과 끝이 확실하고 촌관척 3부위를 초과한다.

단맥은 맥이 단축되어 촌관척 삼부에 미치지 못하여 정상 맥의 길이에 비하여 짧다. 겨우 관부에서만 나타나기도 한다.

장맥이 장이화완長而和緩하여 마치 긴 대나무의 유연한 끝자락을 만지는 것과 같은 경우는 위기胃氣가 충만하고 음양이 평형 상태를 이루어 혈맥이 잘 순환하는 상태로서 정기正氣 충만의 무병 상태임을 의미한다.

그러나 만약 맥동이 척尺을 초과하고 맥세脈勢가 유연성을 상실하여 뻣뻣한 대나무를 만지는 것처럼 경직된 형태로 감지되는 것은 질병의 장맥이다. 이는 화항火亢, 간항肝亢, 열성熱盛, 담연痰涎, 산기疝氣, 전간癲癇 등으로 인하여 기氣의 체역滯逆이 심화되어 맥도가 병리적으로 충만된 것이다.

단맥은 맥동을 감지할 수 있는 부위가 촌관척 삼부에 미치지 못하여 정상 맥의 길이에 비하여 짧다.

단맥이 나타날 경우에는 허실을 구별하여야 한다. 허증의 단맥은 맥동을 형성하는 양기陽氣의 추동력이 쇠약하여 혈행血行을 제대로 추동하지 못하고 기혈이 사지에 도달하기 어려워 맥관을 채우지 못함으로써 나타난다. 이와 같은 허증에서 나타나는 단맥은 단短하면서 무력無力하다. 망양기허亡陽氣虛, 실혈기허失血氣虛에서 볼 수 있다. 그러나 담음, 식적의 노폐물과 기역氣逆 등으로 인하여, 양기陽氣의 기능이 제대로 작동하지 못하여 기운이 소통하려고 하나 제대로 통하지 못하고 이차적으로 기도, 맥도가 정체되어 단맥이 나타나는 경우는 단하면서 유력有力하다.

⑤ 허맥과 실맥 — 맥박의 강약

맥동에 힘이 있는지 힘이 없는지에 따라 실맥實脈과 허맥虛脈을 구분한다. 허맥과 실맥은 정기正氣와 사기邪氣의 세력 관계, 즉 허실虛實을 반영한다.

허맥虛脈은 부대무력浮大無力하고 거擧와 안按의 동작에서 모두 무력하게 감지된다. 거擧하면 힘이 없이 박동하는 것이 감지되고 안按하면 힘이 없으면서 속이 빈 느낌으로 감지된다.

실맥實脈은 손가락에 힘 있게 느껴지며 대이견大而堅하다. 거擧와 안按의 동작에서 모두 힘 있게 느껴진다.

이처럼 허맥과 실맥은 거擧와 안按의 동작에서 모두 일관되게 무력하거나 유력한 박동을 보여주지만 맥상 가운데 거·안의 동작에서 유력·무력 여부가 달라지는 맥이 있으므로 허맥·실맥과 연관된 맥을 확인할 때는 중안重按하여 재확인하는 과정이 반드시 필요하다.

허맥은 혈관내 혈류가 부족하여 맥의 긴장도와 충실도가 저하된 상태로서, 기허 또는 혈허로 맥이 이완되고 맥의 추동력이 미약하게 된 것이다. 상서신열傷暑身熱, 자한自汗, 다한多汗, 폐위肺痿, 허로부족虛勞不足, 경계驚悸, 원기쇠미元氣衰微 등에서 볼 수 있다. 허하면서 삭數한 맥은 음허陰虛를 나타내며 허하면서 지遲한 맥은 양허陽虛를 지시한다. 한편 평소 허하면서 부한[虛而浮] 맥이 나타나는 사람은 기허氣虛 경향을 보이고 허하면서 삽한[虛而濇] 맥이 나타나는 사람은 혈허血虛 경향을 보인다.

실맥은 주로 맥관내 혈류가 증대하여 긴장도와 충실도가 높아진 상태로서, 혈기유여血氣有餘, 중기충만中氣充滿한 것을 반영한다. 실맥이 나타나는 것은 정기가 사기에 대하여 크게 투쟁하는 것으로서, 환자의 체강體强한 상태를 바탕으로 출현한다. 부浮, 중中, 침沈의 부위에서 모두 견실堅實한 맥이 나타난다.

병리적인 실맥은 화열유여火熱有餘한 병증에서 보인다. 양열내울陽熱內鬱하여 고열高熱, 섬어譫語, 변견便堅이 나타나는 경우, 열온삼초熱蘊三焦로 화성火盛하여 식체협통食滯脇痛, 복창만腹脹滿한 경우나 옹저창양癰疽瘡瘍에서 실맥을 볼 수 있다.

그러나 평인平人에게도 실맥이 나타나는데, 평인의 실맥은 조화롭고 완만하다. 이는 정기가 충실하고 오장육부가 건강한 것을 의미한다. 질병에서 나타나는 경우는 반대로 팽팽하고 경직되어 있어서 사기邪氣가 왕성함을 나타낸다.

실맥 가운데 맥이 실하기는 하나 그 충실함이 부족한 가실맥假實脈도 있으므로 이에 대한 오진을 하지 않도록 주의해야 한다. 예를 들어 만성 동맥경화 환자에게 혈관 경화로 실맥이 나타나는 것을 실열實熱로 오진하거나, 충실도가 부족한 실맥이 나타난 증례를 양명병陽明病으로 오진하는 것을 주의해야 한다. 그러므로 맥과 증症을 함께 관찰하고, 망진으로 환자의 형증形證을 살피는 등 사진四診을 종합하고, 개체 특성 요인을 파악해야 한다. 아울러 맥진 과정에서 반드시 경취輕取와 함께 중안重按의 동작을 취하여 부중침浮中沈 모든 부위에서 맥이 충실한지 확인하는 절차가 필요하다. 여러 차례의 확인 동작에서 모두, 깊이 눌러보았을 때 맥동이 소실되는[按之如無] 반응이 나타나면 이는 가실맥假實脈으로 판단해야 한다.

⑥ 활맥, 삽맥과 현맥, 긴맥, 완맥 — 맥형脈形의 변화

맥동이 매끄러운 형태로 감지되는지, 아니면 거친 형태로 감지되는지에 따라 맥의 활삽滑濇을 구분하며 맥이 팽팽하게 긴장된 형태로 느껴지는지, 아니면 느슨하게 이완된 형태로 느껴지는지에 따라 맥의 완緩과 현긴弦緊을 구분한다.

㉠ 활맥과 삽맥 – 맥동의 유리도流利度(매끄러운 정도)

활맥滑脈은 맥관이 힘차고 빠르게 확장하고 축소하여 맥의 거래가 물 흐르듯이 부드럽고 마치 구슬을 굴리는 것과 같이 매끄럽게 느껴지는 맥이다. 거안擧按에서 모두 매끄러움이 감지되고 특히 안按하면 구슬이 지나가는 듯한 느낌이 있다.

활맥은 기혈이 건실하여 혈류가 빠르므로 맥박을 충동하여 맥이 유리流利, 원활圓滑하게 된 것이다. 평소 건강한 평인의 맥이 활리滑利하면서 화완和緩한 것은 혈이 충실한 것을 의미한다. 건강한 기혼 여성에게서 월경이 멈추고 활삭맥滑數脈이 나타나면 이는 임신의 지표일 가능성이 있다. 병리적 활맥은 음습陰濕한 담痰이 체내에 응결하거나, 실열實熱, 식체食滯, 축혈蓄血, 숙식적열宿食積熱 등으로 사기와 정기가 모두 지나치게 성대한 경우에 나타난다. 또 음허혈열陰虛血熱의 허증에서도 활맥이 나타날 수 있다. 이 경우 중안重按하면 활맥이 나타나지 않는다.

삽맥澁脈은 맥이 그치지는 않으나 거래가 원활하지 못하고 껄끄러운 맥으로서 비에 젖은 모래를 만지는 느낌이다.

삽맥澁脈도 역시 허실을 나누어 살펴야 한다. 삽하면서 무력한[澁而無力] 경우는 혈액이 휴손虧損되고 진액이 감소하여 영위營衛가 손상된 상태를 의미한다. 혈허血虛, 혈소심통血少心痛, 남자상정男子傷精, 여자반산실혈女子半産失血(유산에 뒤따른 자궁출혈) 등에서 보인다. 삽하면서 힘이 있는[澁而有力] 경우는 담음이 혈류에 장애를 미치고 있음을 의미한다. 기타 칠정상七情傷에 의한 기체氣滯나 음식상飮食傷에서도 기혈의 흐름이 원활하지 못해 삽하면서 힘이 있는 맥이 나타날 수 있다.

ⓒ 긴맥, 현맥과 완맥 — 맥의 긴장도

긴맥緊脈 : 긴맥의 '긴緊'은 굳게 얽히고 감기고 오그라진 것을 뜻한다. 긴맥은 거친 새끼줄을 더듬는 것처럼 확연하게 굳세고 팽팽한 상태이다.

긴맥은 기본적으로 한실증寒實證의 지표가 된다. 표증에서는 풍한표실風寒表實(오한惡寒, 두통頭痛, 무한無汗), 이증에서는 한적숙식寒積宿食(외한畏寒, 지랭肢冷, 복창腹脹, 협하편통脇下偏痛, 변비便秘, 태니苔膩)이 긴맥이 나타나는 대표적인 경우다.

한편 긴맥은 경풍驚風, 각궁반장角弓反張이나 각종 추휵경련抽搐痙攣 등 내풍증內風證에서 보이기도 한다.

실증에서 나타나는 긴맥 이외에, 소수의 경우 허증에서 다소 힘이 약한 긴맥이 나타나기도 한다. 비양부족脾陽不足으로 중한中寒한 경우(심복냉통心腹冷痛, 토냉담吐冷痰, 토역불식吐逆不食, 하리설사下利泄瀉)나 오래된 내상으로 음액陰液이 소모된 경우에 보인다.

현맥弦脈 : 현맥은 단직端直하고 장長하며 활이나 거문고의 줄을 누르는 것처럼 거안擧按에 모두 이동하지 않고 탄력이 있는 맥이다.

현맥弦脈은 간기항성肝氣亢盛으로 기역상범氣逆上犯하여 나타난다. 단 봄철에 건강한 사람에게 유화柔和한 현맥이 나타나는 것은 병맥이 아니다. 현맥이 확연하게 팽팽하면 간울협통肝鬱脇痛, 간풍현훈肝風眩暈, 정지불화情志不和, 복창설리腹脹泄利 등의 병증을 지시하는 병맥이 된다.

완맥緩脈 : 완맥에는 두 가지 의미가 있다. 하나는 박동이 다소 느린 맥, 즉 완만하게 박동(매분 60~72회)하는 맥을 말하는 것[57]이고 또 다른 하나는 긴장도가 크지 않은 맥, 즉 이완된 맥을 말하는 것[58]이다. 전자의 완맥은 삭맥數脈에 대응되는 맥상이며 후자의 완맥은 긴맥과 현맥에 대응되는 맥상이다.

일반적으로 완맥은 병맥이 아니며, 대개 건강한 사람에게 나타나는 맥이다. 그러나 과도하게 이완되어 있거나 다른 맥상과 겸하여 나타날 때는 병이 있음을 지시한다. 과도하게 이완된 경우는 습濕이 있음을 지시하며 완무력緩無力한 경우는 기혈부족氣血不足, 완무력하면서 동시에 지세遲細의 맥상을 겸한 것은 허한虛寒, 중기부족中氣不足 등을 지시하고, 완유력緩有力한 경우는 습의 태과太過를 나타낸다.

⑦ 촉맥, 결맥, 대맥 ─ 맥 주기의 변화

맥 주기의 변화는 맥박동 사이의 시간적인 변화로 맥박동이 고르지 못한 것을 말한다. 촉맥促脈, 결맥結脈, 대맥代脈이 있다.

㉠ 촉맥促脈

촉맥促脈의 촉促은 재촉한다는 뜻이다. 촉맥은 삭數하면서 박동이 간헐적으로 결손되는 맥이다.

촉맥 역시 허실을 나누어 살펴야 한다. 맥이 힘 있게 박동하며 촉맥이 나타나는 것[脈促有力]은 기체혈어氣滯血瘀, 식적食積, 담痰에 의한다. 노기상역怒氣上逆, 흉만번조胸滿煩燥, 담적천해痰積喘咳, 폐옹肺癰, 양독陽毒, 혈어발반血瘀發斑, 옹종癰腫 등에서 보인다. 박

---

57) 緩脈, 去來亦遲, 小駃于遲。(脈經 · 卷一 · 脈形狀指下秘訣)
58) 緩, 不緊也, 往來紆緩。(診家樞要 · 脈陰陽類成)

동이 무력하면서 촉맥이 나타나는 것[脈促無力]은 심장의 구조적인 이상에서 볼 수 있다.

ⓒ 결맥結脈

결맥의 결結은 맺힌다, 고착된다는 뜻이다. 결맥은 삭數하지 않으면서(평平이나 지遲) 박동이 간헐적으로 결손되는 맥이다.

결맥도 허실을 나누어 살펴야 한다. 실증의 결맥은 기혈응체氣血凝滯, 숙식정체宿食停滯, 칠정기울七情氣鬱, 노담勞痰, 산통기괴疝痛氣塊, 징가적취癥瘕積聚 등에서 보인다. 이 경우에는 맥이 힘 있게 박동하면서 결맥이 보인다[結而有力]. 허증의 결맥은 허로로 원기쇠약하거나, 만성병으로 허손하여 정력이 고갈되어 나타나거나 심장의 양허陽虛, 혈어血瘀에서 보인다. 이 경우에는 결맥이 나타나되 무력하다[結而無力].

ⓒ 대맥代脈

대맥代脈의 대代는 번갈아가며 어떤 일이 일어난다는 뜻이다. 대맥은 규칙적으로, 즉 일정한 박동 주기마다 한 번씩 박동 결손이 나타나는 맥이다. 대맥은 규칙적으로 한 번 박동이 멈추는데, 머무는 시간이 길고 회복하는 데 시간이 오래 걸린다. 결맥, 촉맥과 대맥이 구별되는 점은, 대맥은 일정한 주기 후에 박동 결손이 나타나는 맥을 지칭하는 반면 결맥, 촉맥은 특정 주기가 없이 간헐적으로 박동 결손이 나타나는 맥을 지칭한다는 점이다. 대맥을 제대로 관찰하기 위해서는 비교적 긴 시간, 즉 맥이 적어도 50회 이상 박동하는 동안 맥진을 하여 박동 결손이 나타나는지 확인해야 한다. 이러한 장시간의 맥진은 결맥과 촉맥을 포착하기 위해서도 필요한 일이다.

대맥은 심기허心氣虛, 심양허心陽虛, 기혈양허氣血兩虛 등에 기인한다. 중한불식中寒不食, 토리복통吐利腹痛, 심계동통心悸疼痛 등의 증상에서 대맥이 동반될 수 있다. 또 갑작스런 통증이나 경공驚恐, 질부跌仆 등으로 기의 순환이 일시적으로 방해를 받아 대맥이 나타나기도 한다.

2) 합병合倂 맥상(복합 맥상)

합병 맥상合倂脈象은 위에서 말한 기본 맥상이 둘이나 셋 서로 합쳐져 나타나는 맥을 말한다. 가령 대맥大脈과 실맥實脈이 합쳐지면 홍맥洪脈이고 소맥小脈과 허맥虛脈이 합쳐지면 미맥微脈이며 부맥浮脈과 세맥細脈, 허맥虛脈이 합병되면 유맥濡脈이다. 합병 맥상은 대단히 많은 종류가 있을 수 있으나 그 가운데 임상적으로 중요한 합병 맥상이 28맥의 범위 안에 포함되어 있다.

① 홍맥과 미맥 — 세勢와 형形(대소)의 결합

맥의 허실虛實과 대소大小 속성이 결합되어 홍맥洪脈과 미맥微脈을 형성한다. 홍맥은 대大하면서 실實한 맥, 미맥은 소小(=세細)하면서 허虛한 맥이다.

홍맥洪脈은 맥의 폭이 확장되고 혈류량도 증가하여 형대形大하면서 동시에 유력有力한 것이다. 파도가 밀려오듯이 힘차게 느껴진다. 단 맥이 오는 것(팽창)은 성대盛大하나 가는 것(수축)은 상대적으로 약하다.

홍맥은 양맥陽脈으로 여름철에 상응하며, 심장에 대응된다. 만약 여름에 홍맥이 나타나고 다른 맥을 겸하지 않는 경우는 정상적인 맥으로 진단한다.

병리적인 맥으로서의 홍맥은 허실을 나누어 살펴야 한다. 가볍게 누를 때나 강하게 누를 때나 모두 힘 있게 박동하는 홍맥은 실증實證의 홍맥으로서 열성상음熱盛傷陰, 혈기작상血氣灼傷에 의해 나타나며 장열壯熱, 번조煩躁, 구갈口渴, 한출汗出, 토혈吐血, 창옹瘡癰 등의 증상이 동반된다. 홍맥이 잡히지만 중안重按하면 박동이 사라지는 것은 정허사성正虛邪盛으로서 진음휴허眞陰虧虛로 고양범상孤陽泛上한 경우에 보이며 번심煩心, 해수咳嗽, 체권體倦, 설사泄瀉, 실혈失血 등의 증상이 있다. 이를 양열陽熱로 판단하면 안 된다.

미맥微脈은 맥의 폭이 작고 박동이 무력한 맥이다. 맥동이 있는 것도 같고 없는 것도 같이 느껴진다.

미맥은 기혈氣血이 대허大虛한 경우와 원양元陽이 고갈된(원양휴손元陽虧損) 경우에 보인다.

② 혁맥과 뇌맥 — 위位를 달리하는 유력맥有力脈

촉지 깊이에 따라 세기가 달라지는 맥이 있다. 즉 부浮의 위치에서는 힘이 있으나 침沈의 위치에서는 힘이 없는 맥이 있고 반대로 침의 위치에서는 힘이 있으나 부의 위치에서는 힘이 없는 맥이 있다. 또한 부의 위치에서만 겨우 감지되거나 침의 위치에서만 겨우 감지되는 맥도 있다. 이처럼 촉지 깊이에 따라 세기가 달라지는 맥 가운데 임상적으로 중요한 6종, 즉 혁맥革脈, 뇌맥牢脈, 규맥芤脈, 유맥濡脈, 산맥散脈, 약맥弱脈을 28맥의 범위에 포함시키고 있다. 이 가운데 혁맥과 뇌맥은 박동의 세기가 강한 맥이고 규맥, 유맥, 산맥, 약맥은 그 세기가 약한 맥이다.

혁맥과 뇌맥은 힘이 있는 맥이지만 각각 부浮의 위치와 침沈의 위치에서만 강하게 박동하며 그 외의 위치에서는 박동이 거의 없는 것이 특징이다.

혁맥革脈은 부취浮取하면 강직强直하고 중안重按하면 중공내허中空內虛한 맥이다. 망혈亡血, 실정失精, 허로虛勞, 반산半産(유산) 등에서 보인다. 실증의 위후危候로서 강경强硬한 혁맥이 나타날 수도 있다.

뇌맥牢脈은 침위沈位에서만 박동이 충실유력充實有力한 맥이다. 침한고냉沈寒痼冷(오래된 한증), 징가癥瘕, 적취積聚, 산疝, 경痙이나 적열積熱에서 보인다.

③ 규맥, 유맥, 산맥과 약맥 — 위位를 달리하는 무력맥無力脈

규맥芤脈, 유맥濡脈, 산맥散脈, 약맥弱脈은 모두 박동의 세기가 약한 맥이다. 이 가운데 규맥, 유맥, 산맥은 부위浮位에서만 겨우 촉지되는 맥이고 약맥弱脈은 침위沈位에서만 겨우 촉지되는 맥이다.

규맥芤脈은 부대무력浮大無力한 맥을 말한다. 가볍게 촉지하였을 때 약한 박동이 넓은 폭으로 감지되며 좀 더 누르면 맥동이 소실된다[中空].

돌발적인 대량 출혈의 경우에 맥관 내부의 혈액이 감소하므로 맥관의 장력이 없어지면서 규맥이 나타난다. 그러나 규맥은 소량 출혈이나 만성병 출혈에서는 거의 나타나지 않는다. 고열高熱, 대한출大汗出을 보이는 양명병陽明病 말기에 체내 수분의 소모가 극히 심하면 심장이 정상 기능을 유지할 수 없어 규맥이 나타난다. 또 대토大吐, 대설大泄로 진액을 손상하면 혈액도 충분하지 못하여 규맥이 나타난다. 만성적인 병증으로는 신정부족腎精不足, 신양허腎陽虛에서 규맥이 나타날 수 있다.

유맥濡脈은 부세무력浮細無力한 맥을 말한다. 경안輕按하면 목화솜이 물에 떠 있는 것처럼 세연무력細軟無力하고, 중안重按하면 없어진다.

유맥의 주된 병증은 허虛와 습濕이다. 여러 허증, 습증에서 유맥이 나타날 수 있으며 특히 한습곤비寒濕困脾에서 보인다.

산맥散脈은 부위浮位에서만 극히 무력하게 촉지되는 맥을 말한다. 부취浮取하면 부산浮散하여 있는 듯하나, 약간 안按하면 곧 사라져서 마치 나뭇잎이 흩날리는 것과 같은 느낌을 준다.

산맥은 원기대허元氣大虛하고 장기쇠갈臟氣衰竭한 경우에 보인다. 오랜 병으로 위중한 환자에서 보이며 임신부의 타태墮胎나 태아 만출 과정에도 나타날 수 있다.

약맥弱脈은 침세무력沈細無力한 맥을 말한다. 손가락이 침부沈部에 도달해서야 비로소 세약무력細弱無力한 맥을 감지할 수 있고 다시 중안重按하면 손가락의 힘을 이겨내지 못하여 박동이 없어지며 거擧하여도 박동이 사라진다.

약맥은 양기허쇠陽氣虛衰에서 보이며 음허陰虛, 혈허血虛, 기혈양허氣血兩虛에서도 나타날 수 있다.

④ 동맥 — 수數와 형形(장단, 활삽)의 결합

동맥動脈은 활삭滑數하며 단短한 맥이다. 마치 콩이 쉬지 않고 동요하는 것처럼 맥이 매끄럽고 빈삭頻數하게 뛰며 촌척寸尺 부위에 비교하여 관부關部에서 보다 더 명확하게 느껴진다. 유력有力한 경우가 많다.

동맥은 갑작스런 놀람[驚恐]이 있을 때 나타나며 그 외에 갑작스런 통증이나 기울氣鬱에서도 나타날 수 있다.

3) 패맥敗脈

패맥은 맥이 갖추어야 할 요소인 위胃(위기胃氣, 부드러움), 신神(규칙성), 근根(심부의 힘)을 갖추지 못한 맥으로서 패맥이 나타난 환자는 예후가 불량하다. 임종하기 직전에 패맥이 많이 나타난다. 사맥死脈, 괴맥怪脈, 진장맥眞藏脈이라고도 한다. 패맥은 흔히 10종, 즉 십괴맥十怪脈으로 분류한다.

① 언도맥偃刀脈

언도맥은 간장의 위급한 맥으로, 현세긴급弦細緊急하고 박동수에 일정함이 없다. 마치 칼날을 만지는 것처럼 예리하다.

② 전두맥轉豆脈

전두맥은 심장의 사맥死脈으로 콩이 구르는 듯하여 일정하게 잡을 수가 없고, 쉬지 않고 겹쳐서 오고 간다. 마치 바닥에 흩어진 콩이나 율무를 더듬는 것과 같다.

③ 작탁맥雀啄脈

작탁맥은 비위지기脾胃之氣의 패절敗絶로서, 급삭急數하면서 불규칙적으로 그치고, 또 한꺼번에 모아서 뛰곤 한다. 마치 참새가 모이를 쪼아 먹는 것과 같다.

④ 옥루맥屋漏脈

옥루맥은 위기절胃氣絶의 상태로, 극히 완만하여 한참 만에 한 번씩 뛰고 그 간격도 일정하지 않다. 마치 약간 남아 있는 물이 한참 만에 한 방울씩 힘없이 떨어지는 것과 같다.

⑤ 마촉맥麻促脈

마촉맥은 위기衛氣와 영혈營血이 정체되어 위중한 상태로, 급촉急促하면서 산만하고 극히 미세微細하다. 마치 바닥에 흩뿌려 놓은 삼의 씨[麻子仁]를 만지는 것과 같다.

⑥ 탄석맥彈石脈

탄석맥은 신장의 진장맥眞藏脈으로, 근육 아래에서 침실촉견沈實促堅하여 단단하다. 마치 딱딱한 돌을 만지는 것과 같다.

⑦ 해삭맥解索脈

해색맥은 신腎과 명문命門의 기가 모두 소멸된 것으로, 근육 부위에서 갑자기 빨라졌다가 갑자기 느려지면서 맥 주기가 문란하여 때로는 맥이 엉성하면서 치밀하기도 하다. 마치 어지럽게 꼬인 실타래를 푸는 것과 같다.

⑧ 어상맥魚翔脈

어상맥은 삼음三陰의 한寒이 극심한 경우나 망양증亡陽證 말기에 나타나는 맥으로서, 부浮하며 극히 미약하고 맥박이 분명하지 않아서 있는 듯 없는 듯하다. 마치 물고기가 물 위로 솟아올라 꼬리를 흔드는 것과 같다.

⑨ 부비맥釜沸脈

부비맥은 삼양三陽의 열이 극심한 것을 나타내는데, 극히 부삭浮數하며 속은 공허하고 뿌리는 없는 것이다. 마치 가마솥에서 물을 끓이는 것과 같다.

⑩ 하유맥蝦游脈

하유맥은 외감열병外感熱病, 온병溫病의 말기에 보이는 맥으로서, 부浮하기는 하되 맥박이 분명하지 않다가 한 번씩 튕겨나가듯 뛰어올랐다가 사라지는 것이다. 마치 새우가 움직이는 것과 같다.

6. 여성의 진맥법

여성은 남성에 비해 오른쪽의 맥이 대大하고 척尺이 성盛하다. 여성에게서는 월경, 잉태, 출산 등의 생리적 변화와 여성 특유의 질병에 따라 유의해야 할 몇 가지 맥상이 있다.

1) 월경맥月經脈

청대의 의가 왕연창王燕昌은 『왕씨의존王氏醫存』(1875)에서 "입에서 쓴 맛이 느껴지거나 복부가 창만脹滿하거나 열이 나는 증상이 없이 부인의 왼손 관맥關脈이 홍대洪大하게 되면 이때는 월경이 도래할 시기다"[59]라고 하여 월경 개시 전에 홍맥이 나타난다고 하였다. 오늘날의 연구에 의하면 월경 개시 전에는 활맥滑脈이 나타나며 월경 중에는 활맥과 함께 부맥浮脈, 대맥大脈이 보이고 월경이 종결되면서 침맥沈脈, 세맥細脈으로 전환되는 경향이 있는 것으로 나타났다.

촌寸과 관關은 적당한 힘이 있으나 척尺에서 맥이 잡히지 않으면 대개 월경 주기의 이상이 동반된다. 한편 병적인 월경 중단, 즉 경폐經閉가 있을 때 척맥尺脈이 세삽무력細澀無力하면 허증虛證이고(혈허), 척맥이 현삽유력弦澀有力하면 기체혈어氣滯血瘀의 실증實證, 활실滑實하면 담습조포痰濕阻胞의 실증이다.

2) 임신맥姙娠脈

여성이 임신을 하게 되면 맥동에서 유력有力, 유근有根의 특징이 두드러지게 된다. 『맥경』에서는 "척尺 부위의 맥을 눌렀을 때 맥동이 끊어지지 않는 것은 맥법脈法에 있어 임신을 의미한다"[60]고 하여 임신한 여성의 척맥尺脈은 가압 동작에도 맥동이 단절되지 않는 특징이 있음을 지적하였다. 또한 평소에 맥이 강하게 잡히지 않는 부위에서도 맥동을 확연하게 느낄 수 있게 되는데 예를 들어 요골동맥뿐 아니라 척골동맥 부위(신문혈神門穴 부위)에서도 뚜렷한 박동이 감지된다. 이에 대해 『황제내경』에서는

---

59) 婦人右關、尺忽洪大於左手者, 口不苦, 身不熱, 腹不脹, 經至時也。(王氏醫存 · 卷十二 · 經至之脈)
60) 尺中之脈, 按之不絶, 法妊娠也。(脈經 · 卷九 · 平妊娠分別男女將産諸證第一)

"수소음맥의 박동이 심한 것은 아이를 밴 것이다"[61]라고 하였다.

아울러 임신한 여성에게는 활맥이 나타나는 것이 특징이다. 송대 의가 최가언崔嘉彦의 『사언거요四言擧要』에서는 "척맥이 활리滑利한 것은 임신이니 기뻐할 만하다"[62]라고 하였다.

또한 임신기에는 대체로 삭맥數脈이 나타난다. 이러한 특징을 종합하면 임신맥은 활삭실滑數實한 유근맥有根脈으로 요약할 수 있다.

임신한 여성에게 분만이 임박하면 맥상에 변동이 생긴다. 『제병원후론』(610)에서는 "척맥을 진단할 때 팽팽하면서 굴러가는 듯한 느낌이 마치 밧줄을 누르는 것이나 구슬이 굴러가는 것과 유사하면 곧 출산하게 된다"[63]고 하였고 『왕씨의존王氏醫存』(1875)에서는 "여성의 양손 중지 끝 관절(원위지절간관절) 양측에서는 출산 시기가 아니면 맥동이 없으며 이 경우 출산을 준비해서는 안 된다. 만약 이곳의 맥이 박동하며 복부에 통증이 한 차례, 당기는 것이 한 차례씩 오가며 양 눈에 핏발이 서는 것은 바로 출산할 시기인 것이니 속히 출산 준비를 할 것이다"[64]라고 하였는데 이처럼 손가락동맥(수지동맥) 원위부의 맥동 변화를 통해 분만이 임박하였는지 판단하는 방법은 오늘날에도 유용한 것으로 알려져 있다.

7. 소아의 진맥법

소아는 촌구寸口 부위가 좁아 촌관척寸關尺으로 나누기 힘들어, 소아의 맥진은 주의를 필요로 한다. 또 소아는 쉽게 놀라므로 경驚하면 기란氣亂하고 기란하면 맥란脈亂하므로 진단하기 어렵다. 3세 이하 소아는 일식一息에 팔지八至를 평맥平脈으로 하며, 5~10세의 소아는 육지六至를 평맥으로, 팔구지八九至를 삭數으로 하고, 사오지四五至를 지遲로 삼는다.

8. 맥상과 증상의 순역順逆과 종사從捨

환자의 맥상과 증상이 상징하는 바는 일치하거나 상호 보완적인 경우가 일반적이

---

61) 手少陰脈動甚者, 姙子也。(素問 · 平人氣象論)

62) 尺脈滑利, 妊娠可喜。

63) 診其尺脈, 轉急如切繩轉珠者, 卽産也。(諸病源候論 · 卷之四十三 · 婦人難産病諸候 · 産難候)

64) 婦人兩中指項節之兩傍, 非正産時則無脈, 不可臨盆; 若此處脈跳, 腹痛一陳緊一陳, 二目出金花, 乃正産時也, 速臨盆。(王氏醫存 · 卷十二)

지만 때로 맥상과 증상이 서로 반대되는 병인病因·병기病機를 지시하는 경우도 있다. 따라서 사진을 통해 결론을 내릴 때는 맥상과 기타 증상이 서로 상충하지 않는지 우선 확인해야 하며 만약 맥상과 기타 증상이 서로 상충한다면 맥상과 증상 양쪽이 모두 질병의 진상을 반영하는 것인지 아니면 어느 한쪽이 가상假象에 해당하는 것인지 구분해야 한다.

1) 맥脈·증症의 순역順逆

맥과 여타 증상이 지시하는 바가 서로 잘 부합되면 이를 맥과 증의 순順, 서로 부합되지 않으면 역逆이라 한다. 맥과 증상이 상호 합치되면 예후가 대체로 양호하며 맥과 증상이 상반되면 예후가 불량한 경우가 많다.

가령 오한, 발열 등의 표증 증상이 있으면서 표증의 맥인 부맥浮脈이 나타나거나, 고열, 복만腹滿, 변비 등의 실증 증상에 실맥實脈이 나타나는 경우, 또는 오래도록 병을 앓고 있을 때나 여러 허증 증상이 보일 때 허맥虛脈이 나타나는 것은 사기에 대해 인체가 적절한 반응을 하고 있는 것으로서 예후가 비교적 양호하다.

반대로 발병 초기인 때 또는 실증 증상이 보이는 때에 맥이 침세무력沈細無力한 경우, 만성 질환을 앓고 있거나 허증 증상이 나타날 때 맥이 부대삭浮大數하고 유력有力한 경우는 모두 예후가 불량하다. 전자의 예는 사기가 왕성한데 정기가 허한 경우이고 후자의 예는 정기가 쇠약해졌는데 사기가 물러나지 않은 경우다.

그런데 증상과 맥상이 불일치하는 사례 가운데 어느 한쪽이 질병의 본질과 상반되는 특징, 즉 가상假象을 나타내는 예가 있다. 이때는 맥상과 증상 중 어떤 것을 진단에 반영하고 어떤 것을 배제할지 따져보아야 한다. 이러한 취사선택 과정을 맥脈·증症의 종사從捨라고 한다. 아래에 설명한다.

2) 맥脈·증症의 종사從捨

맥상과 증상 중 어느 한쪽이 질병의 본질과 상반된 특징을 나타낸다면 이는 진단 과정에서 배제할 필요가 있다. 맥상을 진단에 반영하고 증상을 배제하는 것을 사증종맥捨症從脈이라 한다. 맥상과 증상이 나타내는 바가 상충될 경우 맥상이 진상眞象, 증상이 가상假象이 될 때가 많다. 따라서 가상이 나타날 경우에는 다수의 예에서 사증종맥을 해야 한다. 그러나 일부 증례에서는 증상이 본질을 반영하고 맥상이 가상을 나타내는데 이때는 맥상을 진단에 반영해서는 안 되며 증상이 지시하는 바에 따라 진단 결론을 내려야 한다. 이를 사맥종증捨脈從症이라고 한다.

① 사증종맥捨症從脈

증상을 버리고 맥을 따르는 것, 즉 사증종맥捨症從脈은 증상이 가상假象, 맥상이 진상眞象인 상황에 적용한다. 가령 심번心煩, 신열身熱이 심하지만 미맥微脈이 나타날 경우는 증상을 좇아 실증으로 판단해서는 안 되며 맥을 참작하여 허증(허열)으로 판단해야 한다. 또 상한傷寒에 사지궐랭四肢厥冷이 나타났는데 맥이 활삭滑數한 경우에 증상에 따라 이를 한증으로 보아서는 안 되며 사열邪熱이 잠복한 진열가한眞熱假寒의 경우로 보아야 한다.

② 사맥종증捨脈從症

맥을 버리고 증상을 따르는 것, 즉 사맥종증捨脈從症은 증상이 진상이고 맥상이 가상인 상황에 적용한다. 예를 들어 복부에 통증과 창만脹滿이 있고 복진에서 거안拒按의 반응을 보이며 홍설에 황태가 나타나 장위腸胃의 실열實熱을 생각할 수 있는 증례에서 실증과 열증의 맥이 아닌 지세遲細한 맥이 나타나는 경우가 있다. 이는 이열내결裏熱內結로 인해 맥의 소통이 원활하지 않게 된 것으로 맥상을 배제하고 증상과 복증腹證 및 설상에 따라 실열로 진단해야 한다.

한편 상반된 속성의 맥상과 증상이 모두 질병의 본질을 나타내는, 즉 진상眞象에 해당하는 사례이지만 치료에서 어느 한쪽만을 고려 대상으로 해야 할 경우도 있다. 예를 들어 평소 기혈양허氣血兩虛한 사람이 감기에 걸렸을 경우 표증의 맥인 부맥浮脈이 나타나지 않고 미맥微脈이 나타날 수 있다. 환자에게 나타난 표증의 여러 증상과 환자의 맥상 모두 질병의 본질을 반영하고 있지만 이 경우 치료에 있어서는 표증을 치료하는 데 목표를 두어야 한다. 이러한 경우에도 맥을 버리고 증상을 따르는, 사맥종증捨脈從症의 결정을 하게 된다.

4-2 안진脈診

안진按診은 진찰자가 손으로 직접 환자의 어떤 부위를 어루만지거나, 눌러서 그 부위의 이상 변화를 알아내고, 이를 통해 질병의 부위, 성지 및 병세의 경중 등을 추축하거나 판단하는 절진切診 방법을 말한다.

1. 안진按診의 기본 수법手法

안진按診에는 촉법觸法, 모법摸法, 안법按法의 3가지의 방법이 있다.

촉법觸法은 손가락이나 손바닥을 환자의 체표에 가볍게 접촉시켜 한열寒熱이나 윤조潤燥의 상태를 알아내는 것이고, 모법摸法은 손으로 국부를 쓰다듬어 국부의 감각이나 종창腫脹 등의 이상 형태와 크기 등을 찾아내거나 관찰하는 것이며, 안법按法은 손으로 국부를 눌러 저항감이나 압통壓痛의 여부 또는 종괴腫塊나 종창腫脹의 형태, 기질 등을 알아내는 것이다. 임상에서 이 3가지 방법은 보통 종합적으로 운용되나, 보통 먼저 촉법觸法과 모법摸法을 사용한 뒤에 안법按法을 쓰며, 안법按法은 가볍게 시작하여 점차 무겁게, 얕게 시작하여 점차 깊게 눌러서 검사를 진행한다. 이러한 안진按診 전에 타진打診을 통해 국부의 피부 아래 내용물을 확인하면 그 의의가 더 세밀해 질 수 있다.

2. 복부 안진

복부의 안진은 일단 위치, 증상, 한열, 탄력 등의 요소를 통해 복부의 상태를 파악하는 것이 필요하다.

일단 심하心下, 대복大腹, 제복臍腹, 소복小腹, 소복少腹으로 위치를 나누고, 환자의 증상과 징후에 따라 안법按法을 실시하여 그 부위의 상황을 비痞, 만滿, 창脹, 종腫, 괴塊, 통痛, 압통壓痛으로 구분해야 하며, 또한 특정 촉법觸法을 통해 특정 부위의 온도를 확인해야 하며, 모법摸法과 안법按法을 통해 복부 피부와 근육의 긴장과 이완 상태를 파악해야 한다. 또한 타진打診을 통해서 피부 아래 상황을 파악해야 할 필요도 있다. 이러한 진찰 과정을 통해 얻어진 정보를 기반으로 다른 경로를 통해 얻어진 정보와 더불어 질병의 진단에 응용할 수 있게 된다.

임상에서 일반적으로 눌렀을 때 복부의 긴장과 통증의 증가는 실증實證을 의미하고, 복부의 이완과 통증의 감소는 허증虛證을 의미하며, 심하心下와 대복大腹의 통증 및 저항감은 식적食積을, 제복臍腹의 통증과 저항감은 담음痰飮을, 소복小腹의 통증과 저항감은 어혈瘀血을 의미하는 경우가 많다.

3. 흉협부 안진

흉부에는 심과 폐가 있고, 우측 협부는 간이 있는 부위이며 간경肝經 또한 양측 협부에 분포되어 있으므로 흉협을 안진按診하여 심心·폐肺·간肝의 병변을 진찰할 수 있다.

그러나 흉협부는 갈비뼈로 둘러싸여 있어 안진을 통해 얻을 수 있는 정보가 부족하여, 다른 진찰방법을 통해 이를 극복해야 한다.

4. 전신 피부의 안진

피부를 만져서 체표는 물론 전신의 한열寒熱·윤조潤燥와 종창 여부 등을 알 수 있다. 피부가 뜨거우면 대개 사기邪氣가 왕성한 것이고, 차면 양기陽氣가 쇠약한 것을 의미하고, 신열身熱이 있을 때에 처음에 만져서는 매우 뜨거우나 한참 뒤에 뜨거운 것이 도리어 경감하면 열이 체표에 국한되어 있는 것이고, 만약 오래 만지고 있을수록 더욱 뜨거워지는 경우는 열이 안쪽에서 발생하는 것을 의미한다. 피부가 유연하고 누르는 것을 좋아하면 허증虛證이고, 환부가 단단하고 아프며 누르는 것을 싫어하면 실증實證이다. 가볍게 눌러서 아프면 그 병의 부위가 얕은 것이고, 무겁게 눌러야 아픈 것은 부위가 깊은 것이다.

피부가 윤택하면 진액의 상태가 정상이라 볼 수 있으나, 건조하거나 말라서 갈라지거나 표피가 거칠어진 경우는 진액이 부족한 상태이며, 피부가 각화되어 비늘처럼 갈라지는 경우는 어혈瘀血을 의미하기도 한다.

5. 수족의 안진

수족 안진의 중요한 목적은 한열寒熱을 구분하는 데 있다.

수족이 모두 한랭하면 보통 양허음성陽虛陰盛하거나 한증寒證에 속하며, 진열가한증眞熱假寒證에도 나타날 수 있고, 모두 뜨거우면 대략 내부에 양열陽熱이 왕성하거나 음허화왕陰虛火旺한 것이다.

손·발등이 손·발바닥에 비해 상대적으로 뜨거우면 대개 외감外感으로 인한 발열이고, 손·발바닥이 손·발등에 비해 상대적으로 뜨거우면 내상內傷으로 인한 발열로 볼 수 있다. 전액부前額部가 손바닥보다 뜨거우면 대개 표열表熱이고 이와 반대가 되면 이열裏熱로 볼 수 있다. 소아의 경우 고열이 나며 손·발끝이 한랭하면 경궐驚厥이 발생하는 수가 있으며, 이 밖에도 수족의 차고 더움을 진찰하여 양기의 유무를 알 수 있다.

6. 수혈膓穴 안진

수혈膓穴(=수혈俞穴)은 장부와 경락의 기혈氣血이 체표에 모이거나 주입되는 곳이다. 장부의 병변은 그것과 상응하는 수혈에 일정한 반응을 발생시킬 수 있다. 그러므로 수혈을 안진按診하여 장부의 질병을 진찰할 수 있는 것이다. 장부에 병변이 발생하면 그것이 상응하는 수혈에 압통壓痛이나 민감한 반응 또는 결절結節 및 새끼줄같은 선조線條가 나타날 수 있으므로, 질환과 관련된 수혈을 안진하여 이를 확인할 필요가 있다.

第二節 기기진단

진찰자의 감각기관을 이용하는 전통적인 진찰 방법 이외에 오늘날에는 다양한 기기를 활용하여 진단의 단서를 수집할 수 있게 되었다. 이러한 기기 가운데에는 전통적인 사진四診을 객관화하기 위해 도입된 기기도 있고 현대의학의 진단에 사용되고 있는 기기이지만 한의진단에 직·간접적으로 활용 가능한 기기도 있다. 아래에서 이 두 부류의 기기에 대해 설명하기로 한다.

1 기기를 활용한 사진

종래의 사진四診은 인간의 오감五感과 언어를 이용하여 진단의 단서를 수집하는 행위였다. 오늘날 이 가운데 일부의 정보는 기기를 이용하여 획득할 수 있게 되었다. 기기를 이용하여 취득한 사진 정보는 객관성, 재현성이 우수하며 높은 정보량을 유지한 채로 저장, 전송, 가공할 수 있다는 장점이 있다. 또한 기기진단은 적외선 영상, 초음파 반향 기록 등 인간의 오감으로는 취득할 수 없는 정보를 제공하기도 한다.

아래에서는 이러한 기기 가운데 맥진, 설진, 혈위 진단(통전을 통한 혈위 진단)을 위한 기기에 대해 설명하고 아울러 문진問診에서의 기기 활용에 대해 설명한다.

1-1 기기를 이용한 맥진

1. 맥진 기기의 구성과 원리

동맥의 팽창과 수축, 즉 맥동脈動을 측정하는 일체의 기기가 맥진에 직·간접적으로 활용될 수 있다. 간단하게는 일정 시간에 몇 번의 맥동이 나타나는지 계측하는 맥동 계수 기기(맥박계)로부터 맥동의 공간적 특성까지 높은 분해능으로 측정할 수 있는 이상적인 맥진기에 이르기까지 다양한 기기가 나름대로 맥진과 관련된 정보를 제공할 수 있다.

1) 측정의 대상

동맥의 특정 지점에서 팽창과 수축, 즉 맥동이 이루어질 때 여러 가지 물리적 변동이 관찰되는데, 첫째는 동맥내압動脈內壓의 변동, 둘째는 단위 구역에서의 혈액 용적의 변동, 그리고 셋째로 혈액 유속流速의 변동이 있다. 시간의 흐름에 따른 동맥내압의 변동을 그래프로 나타낸 것을 흔히 압력맥파壓力脈波(압맥파壓脈波)라 부르고 있으며 시간의 흐름에 따른 단위 구간에서의 혈액 용적 변동을 그래프로 나타낸 것을 흔히 용적맥파容積脈波라 부르고 있다. 이 둘은 모두 대동맥으로부터 전달되는 기계적 진동, 즉 맥파에 의해 형성되는데 맥파는 혈액 자체의 흐름보다 빠르게 말초로 전달된다(약 7~9m/sec). 이에 비해 혈액 자체의 흐름은 상대적으로 저속(약 0.3~0.8m/sec)이다. 그러나 유속의 변동을 시간의 흐름에 따라 그래프로 나타내면 그 형태는 압맥파, 용적맥파와 유사하다.

압맥파는 혈관 내부에 압력 센서를 삽입하여 측정한다. 그러나 이러한 침습적 방법은 피측정자에게 고통을 야기하므로 체표에서의 압력 변동을 측정하는 경우가 많다. 이렇게 동맥 위의 체표에서 계측된 압력 변동의 기록을 측맥파側脈波라 하며 압맥파를 대신하여 임상에서 널리 사용되고 있다.

2) 측정 기구

측맥파를 얻기 위한 센서로는 압력 자체의 강약에 따른 전기저항 변동을 이용한 센서(압저항센서), 정전용량 변동을 이용한 센서, 자장 변동을 이용한 센서, 광학적 변동을 이용한 센서와 압력의 변화율에 따른 기전력 변동을 이용한 센서(압전센서), 정전용량 변동을 이용한 센서 등이 있다. 전자의 센서들은 압력 변동이 없이 일정한 압력이 가해지는 상태에서도 출력이 있는 반면 후자의 센서들은 압력의 변동이 있을 때만 출력이 있다.

용적맥파를 얻기 위해서는 빛의 투과율 또는 반사율 변동을 측정하는 광센서를 이용하거나 교류 전기저항, 즉 임피던스 변동을 이용한 센서를 이용한다. 때로는 표면의 변형을 측정하여 용적맥파를 얻기도 한다. 또한 실험실 수준에서는 단층촬영, 즉 초음파를 이용한 단층영상이나 광학동조단층촬영光學同調斷層撮影optical coherence tomography을 이용한 단층영상을 통해 용적맥파를 구하는 것도 제안되어 있다.

혈액의 유속 변동을 측정하기 위해서 이용하는 대표적 방법은 초음파의 도플러 효과를 이용한 유속 계측이다.

2. 맥박의 계측과 활용

간단한 광센서나 압력센서 또는 심전도센서를 통해 단위 시간에 몇 번의 맥박(또는 심박)이 발생하는지 계측할 수 있다. 이처럼 맥박(심박) 빈도 측정을 위해 사용되는 기기를 국내에서는 맥박수계脈搏數計[65]와 심박수계心搏數計[66]로 부르고 있다. 현재의 국내 규정에서 운동용, 레저용으로 사용하는 맥박수계와 심박수계는 의료기기에서 제외[67]되어 다양한 소비자용 제품이 개발되고 있으며 이에 따라 일상생활에서 맥박 수와 맥박 간격에 대한 정보를 더욱 쉽게 얻을 수 있게 되었다.

단위 시간당 맥박 수를 통해 지맥遲脈, 삭맥數脈, 질맥疾脈, 완맥緩脈, 촉맥促脈, 결맥結脈, 대맥代脈을 구분할 수 있다. 통상적으로 단위 시간당 맥박 수가 60회/분 이하인 맥을 지맥, 90회/분 이상의 맥을 삭맥이라 하고 삭맥 가운데 특히 120회/분 이상의 박동 빈도를 가진 맥을 질맥이라 하고 있다. 또한 완맥이, 이완된 맥의 의미가 아닌, 박동이 완만한 맥이란 의미로 쓰일 경우 그 기준은 60회/분~72회/분으로 하고 있다.

맥박 간격을 연속적으로 기록하면 심박변이도心拍變異度, heart rate variability(엄밀하게 말하면 맥박변이도脈拍變異度)를 알 수 있다. 심장 박동의 간격은 교감신경, 부교감신경과 그 상위중추에 의해 조절되는데 부교감신경은 심장 박동의 변동에 대해 비교적 빨리 반응하여 이를 제어하므로 빠른 주기(짧은 주기)의 심박 간격 요동은 부교감

---

65) 「의료기기 품목 및 품목별 등급에 관한 규정」(2014) 품목 분류 A26080.02.
66) 「의료기기 품목 및 품목별 등급에 관한 규정」(2014) 품목 분류 A26080.01.
67) 식품의약품안전처 고시 제2014-110호

신경의 활동을 반영하고, 반면에 교감신경은 심장 박동이 변동할 경우 상대적으로 긴 시간 지연을 거쳐 이를 제어하므로 느린 주기(긴 주기)의 심박 간격 요동은 교감 신경의 활동을 반영한다. 따라서 심장 박동 간격 변동의 주기별(주파수별) 신호 세 기를 비교하면 교감신경과 부교감신경의 활성 정도를 파악할 수 있다. 이는 갖가지 자율신경 질환과 정서적 문제를 파악하는 데 도움을 준다.

3. 맥파의 해석

맥파는 본래 심장 박동에 의해 발생하여 맥관을 통해 전달되는 파동을 말하지만 이러한 파동이 맥관에 전달될 때 시간에 따른 압력의 변동을 나타낸 그래프, 즉 맥 파의 파형을 의미하는 용어로 사용되기도 한다. 맥파계 또는 맥진기는 맥박 간격 측 정 외에 맥파의 파형을 얻을 수 있는 기능이 있다. 요골동맥(노동맥)에서 측정한 맥 파의 전형적인 파형은 다음 그림과 같다.

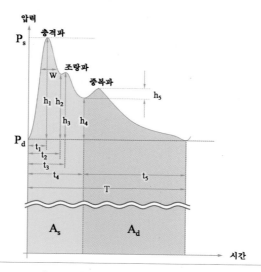

■　맥파의 주요 특성 값 ① 압력 요소 : h_1 충격파 높이, h_2 전절흔 높이, h_3 조랑파 높이, h_4 절흔 높이, h_5 중복파 파봉 높이, P_s 수축기 혈압, P_d 이완기 혈압 ② 시간 요소 : W 충격 파 폭 (충격파 높이 2/3 지점에서의 폭), t_1 승각시간昇脚時間 upstroke time, t_2 전절흔 출현 시간, t_3 조랑파 출현 시간, t_4 수축기systolic period, t_5 이완기diastolic period, T 심박 주기 ③ A_s 수축기 면적, A_d 이완기 면적.

그림에 도시된 바와 같이 한 주기의 맥파에는 세 곳의 봉우리가 뚜렷하게 나타난 다. 이 가운데 첫 번째 봉우리는 충격파衝擊波 percussion wave (=주파主波)에 의해, 두 번째 봉우리는 조랑파潮浪波 tidal wave (=조파潮波, 중박전파重搏前波), 세 번째 봉우리는 중복파重複波 dicrotic wave (=중파重波, 중박파重搏波)를 나타낸다. 이 밖에 1회 주기의 끝 부분에 심방파心房波 atrial pulse에 의한 봉우리가 형성되기도 한다. 중복파 앞에 형성되는 골짜기[波谷]를 절흔切痕 incisura, notch이라 하며 조랑파 앞에 형성되는 골짜기는 전절흔前切痕 또는 아절흔亞切痕이라 한다.

충격파는 심실 수축에 의해 발생하며 중복파는 대동맥판大動脈瓣 폐쇄에 이어지는 대동맥 기시부起始部의 일시적 압력 상승에 의해 발생한다. 따라서 이 둘은 주로 심장의 상태를 반영한다. 이에 반해 조랑파는 말초에서 발생하는 충격파의 반사에 의해 발생한다. 조랑파 파봉의 높이와 출현 시간은 맥관의 탄성도에 영향을 받는다. 따라서 조랑파는 맥관의 상태를 살필 수 있는 정보를 제공한다. 혈관이 유연하면 조랑파 파봉의 높이가 낮고 출현 시간이 늦어진다. 이러한 현상은 젊은 사람에게서 많이 보이며 이 경우 조랑파가 미약하여 파형을 통해 조랑파를 쉽게 파악하기 어려울 때도 많다. 반대로 혈관이 경화되어 있으면 탄성도가 증가하고 조랑파는 더 크게, 더 빨리 나타난다. 때로는 조랑파가 충격파와 융합되어 뭉툭한 파봉을 형성하기도 한다.

압맥파나 측맥파에서 조랑파가 뚜렷하지 않아 식별하기 어려운 경우가 있는데 이 때 압력 자체가 아니라 압력의 변화율을 그래프로 도시하면 완만한 굴곡도 강조되어 식별하기 편한 형태가 된다. 즉 원래의 맥파에 대해 그 미분파微分波를 구하면 조랑파 성분에 대해 더 수월하게 형태적 분석을 할 수 있게 된다. 또한 이 미분파를 다시 미분한 것, 즉 이차미분파二次微分波를 통해서 충격파와 조랑파를 쉽게 비교할 수 있기 때문에 이 역시 임상에서 활용되고 있다(다음 그림 참조). 특히 혈관이 노화될수록 이차미분파의 첫 번째 골짜기는 상승하고 두 번째 골짜기는 하강하기 때문에 이를 통해 혈관의 노화 정도를 추정하기도 한다.

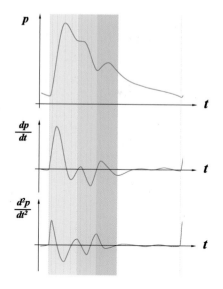

■ 요골동맥에서 측정한 압맥파의 예(상)와 이 맥파에 대한 1차미분파(중) 및 2차미분파(하). t
= 시간, p = 압력.

한편 국내에서는 백희수白熙洙(1926~1998)에 의해 개발된 소위 희수식맥진기熙洙式
脈診機도 진료 현장에서 많이 사용되고 있다. 이는 콘덴서 마이크를 센서로 사용한 맥
진기로서 고정된 압력이 아닌 압력의 변동에 대해서만 출력이 있다는 점에서는 미분
파 출력형 맥진기(예 : 압전변환 센서를 이용한 맥진기)와 유사하지만 그 파형은 다
르다(다음 그림). 희수식 맥진기에서는 충격파에 의해 상하 양방향으로 파곡波谷과
파봉波峰이 형성되는데 그 크기와 대칭 여부를 보아 유관 장부의 한열허실과 외감·
내상을 구별하고 있다.

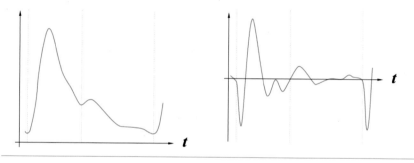

■ 같은 사람의 요골동맥에서 압저항형 센서를 장착한 맥진기로 얻은 맥파(즉맥파, 상)와 희
수식 맥진기로 얻은 맥파(하).

187

4. 맥동의 공간적 요소에 대한 분석

한의학의 맥진은 맥동을 수동적으로 살펴 정보를 얻는 방법이 아니라 맥관에 다양한 크기의 힘을 가하여 그에 따라 맥동이 어떻게 변화하는지 관찰하는 진찰 방법이다. 따라서 맥진기는 다양한 인가압력印加壓力, applying pressure (취맥압력取脈壓力)에서 맥파를 계측할 수 있어야 한다. 다음 그림은 맥진기의 센서에 점차로 강한 힘을 가하면서 연속적으로 맥파를 얻은 예인데 적절한 인가압력에서 맥의 진폭은 최대가 되고 여기서 더 강한 압력으로 맥을 누르면 맥동은 점점 약화되어 사라지게 된다. 이런 방법을 통해 다양한 압력에서 맥파 진폭이 어떻게 달라지는지 알 수 있는데, 이처럼 인가압력(P)에 대한 맥파 진폭(H)의 관계를 도시한 그래프를 가압–맥압 상관도 또는 P–H도라고 부른다. 맥진기를 통해 얻은 가압–맥압 상관도는 맥의 부침浮沈, 허실虛實과 유근有根, 무근無根 및 부침에 관련된 복합맥, 즉 혁맥革脈, 뇌맥牢脈, 규맥芤脈, 유맥濡脈, 산맥散脈, 약맥弱脈을 정량적으로 판정하는 데 도움을 준다.

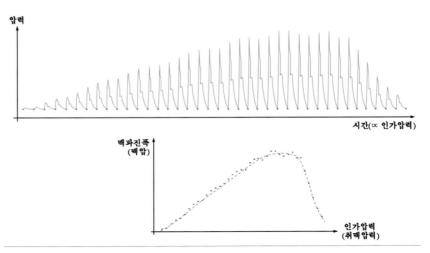

■ 연속적으로 인가압력을 증가시키며 얻은 맥파의 예(위). 이처럼 다양한 압력에서 맥의 진폭을 측정하면 인가압력과 맥파 진폭의 관계를 그래프로 나타낼 수 있다(아래). 이를 P–H도라고 한다.

한편 종래의 맥진을 온전하게 기기로 구현하기 위해서는 P–H도를 통해 알 수 있는 맥의 수직적 특성 외에 맥의 폭이 얼마나 넓은지, 그리고 맥이 길이가 얼마나 긴지, 즉 맥관脈寬과 맥장脈長이 어떠한지도 측정해야 하는데 오늘날 임상에서 활용되고 있는 맥진기로는 이에 관해 초보적인 계측만이 가능하다. 향후 맥관과 맥장에 대한 측정 범위와 공간해상도를 높여갈 필요가 있다.

1-2 기기를 이용한 설진

종래에는 육안을 통해 혀를 관찰하고 진찰자가 진단 시점에 찾아낸 특징적 소견을 진료부에 기입하는 방식으로 설진이 이루어졌으나 오늘날에는 혀의 영상을 촬영하여 정량적 분석을 할 수 있게 되었으며 이를 저장, 전송하여 다양한 사후 처리와 비교 분석을 할 수 있게 되었다. 나아가 설진의 목적에 맞추어 촬영 장비와 촬영 환경을 일체화한 기기, 즉 설진기舌診機도 사용할 수 있게 되었다. 아래에서는 이러한 장비를 이용한 설진에서 알아두어야 할 점을 설명한다.

1. 설진에서의 디지털 카메라 활용

오늘날 임상 현장에서 증례 정보의 객관적 기록을 위해 다양한 영역에 디지털 카메라가 사용되고 있다. 설진에서도 그러한 목적에서 혀 영상을 촬영하여 디지털 자료로서 저장하는 사례가 점차 늘어나고 있다. 진단 목적의 혀 영상을 얻기 위해서는 일반적인 사진 촬영과는 다른 고려 사항에 주목할 필요가 있다.

1) 촬영 장비에 대한 고려 사항

① 광학적 고려 사항

㉠ 화각

일반적인 피사체를 찍을 때는 사진기를 피사체에 가까이 할수록 섬세한 사진을 얻을 수 있다. 또한 가까운 거리에서 피사체 전체를 한 화면에 담아내려면 화각畫角, 즉 사진에 찍히는 시야의 범위(각도)를 넓게 할 필요가 있다. 그러나 진단적 목적으로 혀의 사진을 찍을 때는 되도록 혀의 형태가 왜곡되지 않아야 하므로 광각廣角 촬영을 하는 것은 좋지 않다. 조명 조건과 촬영 기기의 망원(광학줌) 성능을 고려하여 세부의 화질을 적절히 확보하는 수준에서 협각狹角 촬영을 하는 것이 좋다. 혀 영상의 화각은 혀의 비수肥瘦나 국소 부종의 판정에 영향을 준다.

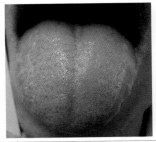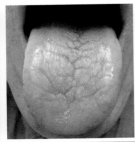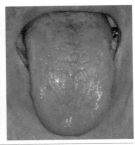

■ 근거리에서 광각廣角(좌), 근거리에서 표준화각標準畵角(중), 원거리(약 2.5m)에서 협각狹角
　(우)의 화각으로 찍은 혀 영상.

ⓛ 초점심도

　인물 사진을 찍을 때는 일정 거리에만 초점이 맞은 사진, 즉 초점심도焦點深度가 얕
은 사진을 찍을 때가 많다. 하지만 진단 목적으로 혀의 사진을 찍을 때는 설근부로
부터 설첨부에 이르기까지 혀의 전체에 초점이 맞아야 한다. 따라서 적어도 설체 전
체를 포괄할 수 있는 초점심도를 확보해야 한다. 특히 직경이 큰 렌즈를 장착한 사
진기로 근거리에서 혀를 촬영할 경우 초점심도가 지나치게 얕아지지 않는지 살펴볼
필요가 있다.

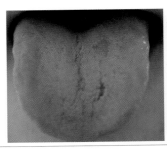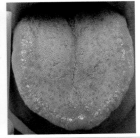

■ 초점심도가 얕게 촬영된 혀 사진(좌)과 초점심도가 깊게 촬영된 혀 사진(우). 설진에 사용
　할 혀 영상을 얻기 위해서는 초점심도를 깊게 할 필요가 있다.

ⓒ 셔터 개방 시간

　움직임이 없는 대상을 찍을 때는 셔터를 오래 열어두고 필름이나 촬상소자撮像素子
에 많은 양의 빛에너지가 작용하도록 하면 선명한 영상, 즉 잡음(노이즈)에 비해 신
호의 세기가 큰 영상을 얻을 수 있다. 그러나 혀는 근육의 움직임이 활발한 기관이
므로 셔터 개방 시간이 길면 움직임에 의한 사진 흐림(모션 블러링motion blurring)이

생기기 쉽다. 따라서 혀 사진을 찍을 때는 충분히 짧은 셔터 개방 시간(약 1/30초 이하)을 확보할 필요가 있다.

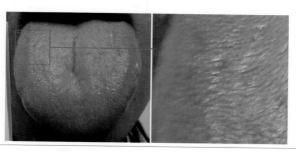

■ 혀 근육의 움직임에 의한 흐림 현상.

ⓔ 결상結像 면적

광학계의 성능이 충분할 경우, 상이 맺히는 면적이 크면 분해능分解能, resolution이 높은 사진을 얻을 수 있다. 필름 카메라의 경우 넓은 필름을 사용하는 기종일수록, 디지털 카메라의 경우 넓은 촬상소자를 가진 기종일수록 대체로 분해능이 좋다. 디지털 카메라로 설유두 하나하나의 섬세한 세부를 표현한 사진을 얻으려 할 경우 센서 면적이 큰 기종을 선택할 필요가 있다. 그러나 오늘날에는 작은 촬상소자를 가진 디지털 카메라 역시 좋은 분해능을 갖게 되어 일반적인 설진의 목적을 위해서는 소위 '1/4인치' 센서를 가진 기종을 사용해도 문제가 없다.

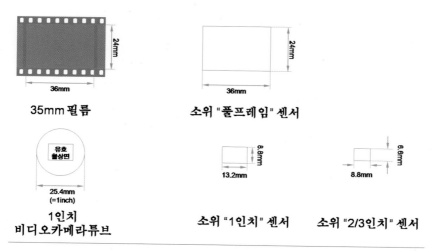

■ 종래의 영상 기기(좌)와 오늘날의 디지털 카메라(우)에서의 결상 면적

② 디지털 촬영 기기에서의 고려 사항

㉠ 화소畫素 수

디지털카메라로 촬영한 영상은 색과 밝기 정보를 가지고 있는 최소 단위인 화소畫素, pixel의 집합으로 이루어져 있다. 디지털 영상 기기의 보급 초기에는 수만에서 수십만 화소에 이르는 저화소 영상을 제공하는 기기가 주종을 이루었고 이들 기기를 통해서는 혀의 세부, 예를 들어 설유두를 구분하는 것이 불가능하였다(다음 그림 참조). 오늘날의 디지털카메라는 대부분 수백만 화소 이상으로 구성된 영상을 제공하므로 일반적인 설진의 목적을 기준으로 할 때 충분히 섬세한 영상을 이용할 수 있게 되었다. 그러나 영상의 화소 수는 촬영 시점에서, 그리고 촬영 후 각종 처리 과정(저장, 전송 등)에서 최대 화소 수가 아닌, 축소된 수준으로 바꾸어야 할 경우가 종종 생기게 된다. 이때 영상 파일의 크기를 작게 하면서도 설진의 목적을 달성하는 데 문제가 없도록 적절한 화소 수를 확보할 필요가 있다. 일반적인 설진의 목적을 고려할 때, 혀가 시야의 절반 이상을 차지하는 사진에서 설진용 혀 영상은 200만 화소 이상인 것이 좋다.

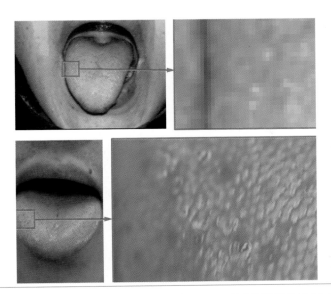

■ 약 8만 화소(320×240)(위)와 약 340만 화소(1496×2256)(아래)의 촬상소자로 얻은 혀 사진. 아래의 사진에서는 설유두를 분별할 수 있다.

주의해야 할 것은, 화소 수가 많은 사진이라고 해서 반드시 분해능分解能(해상도解像度)이 좋은 것은 아니라는 점이다. 촬영 장치의 광학계에서 얻을 수 있는 최대 분해능을 초과하는 수준의 고밀도 촬상소자를 장착하면, 출력되는 영상의 일부 화소들은 세부 식별에 기여하지 못 하고 영상 파일의 용량만 증가시키게 된다. 또한 다양한 촬영 조건에서 기기의 최대 분해능을 발휘하지 못한 영상을 얻게 되는 수가 많다. 이 때도 고화소 영상이 해상도 높은 사진을 제공하지 못하게 된다(다음 그림 참조).

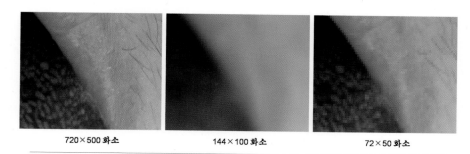

720×500 화소   144×100 화소   72×50 화소

■ 화소 수와 해상도(분해능). 오른쪽의 사진은 적은 화소로 구성되어 있지만 설유두를 분별 할 수 있다. 반면 가운데 사진은 더 많은 화소로 구성되어 있지만 설유두를 구분할 수 없 다. 오른쪽 사진에 비해 중앙의 사진은 화소 수가 많지만 해상도는 낮다.

ⓒ 화이트밸런스(백색균형)

인간의 생활환경에서 언제나 백색광이 사물을 비추는 것은 아니므로 대다수의 디 지털 카메라는 조명 환경에 맞추어 색상을 보정하는 기능을 갖추고 있다. 색상 속성 이 중립인 색(백색, 회색, 검정색)을 가진 피사체가, 촬영된 영상에서 유채색으로 표 시되지 않고 중립적 색상 값을 갖도록 영상의 색상을 보정하는 것을 영상의 화이트 밸런스white balance(백색균형)를 맞춘다고 말한다. 대부분의 디지털 카메라는 맑은 날, 흐린 날의 일조 환경과 형광등 조명 환경, 백열등 조명 환경에 맞추어 사용자의 선택에 따라 각각 화이트밸런스를 달리 보정하는 기능을 갖추고 있으며 다양한 조명 환경에 맞추어 자동으로 화이트밸런스를 조정하도록 설정할 수도 있다. 그런데 자동 으로 화이트밸런스를 맞추도록 설정한 경우, 화면 전체의 색상 평균이 중립이 되도 록 보정하는, 비교적 간단한 방식을 사용하는 기종에서는 혀의 채도가 실제보다 매 우 낮게 촬영될 수 있다(다음 그림). 다양한 색상을 가진 피사체가 공존하는 일반적 인 시야에서는 화면의 평균 색상이 중립적 색상이 되도록 보정하는 방법이 물체의 실제 색을 표시해 줄 수 있지만 혀가 시야의 대부분을 차지하는 설진 영상에서는 이 런 보정 방법을 적용할 경우 혀 자체가 회색에 가까운 색상으로 잘못 보정되게 된 다. 따라서 설진을 위한 혀 영상을 촬영할 때는 실제 조명 조건에 맞추어 화이트밸런스 설정을 선택하거나(예 : 형광등 아래에서 혀 영상을 찍을 경우 화이트밸런스 설정을 '형광등'으로 함) 사용자 정의 방식의 설정(커스텀 화이트 밸런스)을 하여 촬영을 하는 것이 좋다. 사용자 정의 방식을 선택한 경우에는 흰 벽이나 흰 종이 등 백색 피사체를 준비하여 이 물체가 카메라의 시야 전체를 채우도록 하여 한 장의 사진을 찍는다. 이후에 찍힌 사진에서는 이를 기준으로 카메라가 영상의 색상을 보정하게 된다.

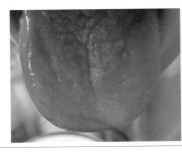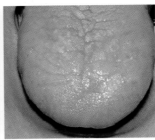

■ 자동 화이트밸런스 기능에 의하여 혀의 색상이 왜곡된 예(좌)와 실제 색에 가깝게 촬영된 동일한 혀의 영상(우).

2) 조명에 대한 고려 사항

① 조명의 색

맑은 날 채광창을 통해 입사된 일광이 간접적으로 피사체를 비추는 환경이 설진의 표준적인 조명 조건이 된다. 오늘날에는 인공 조명 아래에서 설진을 수행하는 경우가 많은데, 이와 유사한 조건을 재현할 수 있는 색온도色溫度 color temperature를 갖는 광원 아래에서 혀 영상을 촬영하는 것이 좋다. 즉 5,500~6,500K의 색온도를 갖는 흰색 광원이 설진 영상 촬영에 적절하다.

② 집중조명과 분산조명

점광원에 가까운 조명이 사용될 경우, 즉 한 방향에서 오는 광선이 피사체를 비추는 경우 피사체의 입체감은 잘 표현되나 피사체 각 부위의 조도는 큰 차이를 보이게 된다. 피사체의 각 부위가 갖는 정보가 동일한 조건에서 기록되어야 하는 의학적 영상에서 이러한 조명은 바람직하지 않다. 따라서 설진 영상 촬영에서도 되도록 여러 방향에서 혀를 고루 비추어 주는 조명을 사용하는 것이 좋다. 링 플래쉬ring flash나 링 라이트ring light는 그런 조건을 부분적으로 충족시켜 준다. 넓은 면적의 면광원面光

源을 사용하는 것도 좋다.

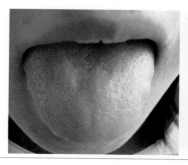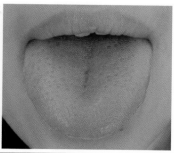

■ 집중조명(채광창의 일광) 아래에서 촬영된 혀 영상(좌)과 분산조명 아래에서 촬영된 혀 영상(우). 오른쪽 사진이 진단적 목적에 적합하다.

2. 설진기

최근에는 상용화된 설진기(다음 그림)를 이용하여 설진 영상을 얻을 수 있게 되었다. 설진기를 사용할 경우 최적화된 조명에서 혀 영상을 얻을 수 있고 매번 동일한 촬영 기기를 통해 조명 조건과 촬영 거리, 화각이 일정한 혀 영상을 얻을 수 있으므로 객관적 조건에서 설진 정보를 수집하는 데 우수하다. 또한 설진기는 혀 영상에 대한 몇 가지 자동 분석 기능을 갖추고 있어 영상 분석의 편의성을 높여주기도 한다.

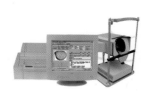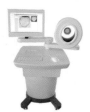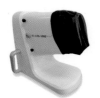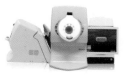

상해익련과교설비
上海요璉科敎設備
TID-2000
중의설진영상분석시스템

상해강계의료기계
上海康手醫療器械
KAJ/ZY
중의설진영상분석시스템

대승의료기
CTS-1000
설진의료영상분석시스템

설틱
ST-100
패턴설영상시스템

■ 상용화된 설진기. 중국(좌측 2종)과 한국(우측 2종)의 사례.

1) 설진기의 구성

설진기의 하드웨어는 기본적으로 차광遮光을 위한 구조와 광원, 카메라 및 부대 요소를 갖추고 있다(다음 그림).

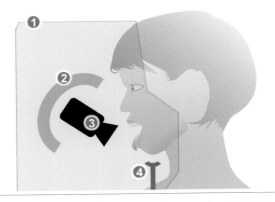

■ 설진기를 구성하는 기본 요소. ① 차광 구조물(light shield) ② 광원 ③ 카메라 ④ 부대
요소.

　설진기의 차광 구조는 외부로부터 유입되는 광선의 영향을 배제하여 일정한 조명
조건을 확보하기 위해 필요하다. 시판되는 설진기 가운데는 주변광을 완전하게 차광
할 수 있는 구조를 가진 설진기(완전 차광형 기종)와 사용자의 편의성을 위해 주변광
을 일부만 차단하는 구조를 갖춘 설진기(반차광형 기종)가 있다. 차광 구조가 완전
하지 않은 기종을 사용할 때는 조명을 통제할 수 있는 진단실에 설진 장비를 비치하
여 촬영하는 것이 좋다.

　설진기의 광원으로는 넓은 발광면을 갖는 백색 광원이 적합하며 짧은 셔터 개방
시간에도 선명한 혀 영상을 찍을 수 있도록 충분한 광량이 있어야 한다. 특히 반차
광형 설진기에서는 강한 조명을 갖추는 것이 유리하다. 설진기의 광원으로 종래에는
각종 방전등이 사용되었으나 근래에는 발광다이오드를 이용한 기종이 주종을 이루
고 있다.

　설진기에 사용되는 카메라로는 컴퓨터를 통해 신호를 받고 기능을 제어하기 편리
한 기종이 흔히 사용되고 있다. 소위 머신비전(기계를 이용한 영상 인식)용 카메라
가 대표적이다.

　설진기의 부대 요소로는 안면 정위定位를 위한 지지 구조물, 색상 보정을 위한 참
조 색상 견본, 혀의 정위를 위한 선 또는 십자 패턴 투영 장치, 반사광 또는 불필요
파장의 광선을 차단하기 위한 각종 광학 필터, 조명 증강 또는 다시점多視點 혀 영상
촬영을 위한 거울, 피검자의 호기呼氣에 의한 수증기 응결을 방지하기 위한 구조물
등이 있다.

　한편 육안에 의한 설진으로 얻을 수 있는 정보 외에 새로운 정보를 얻어내기 위해

새로운 설진 장비가 연구되고 있다. 설하정맥 영역을 정확하게 추출하기 위한 적외선 설진 장비, 설태의 구성분에 대한 정보를 제공하는, 자외선 조사에 의한 설태 형광 촬영 장비, 설태의 실제 두께와 단면 정보를 제공하는 설태의 단층촬영(광학동조 영상) 장비, 혀의 형태적 특징을 입체적, 정량적으로 계측할 수 있는 3차원 설형 계측 장비 등이 그것이다.

2) 설진기 운용의 주의사항

설진기를 사용할 경우, 임의의 촬영 장비로 혀 영상을 얻는 데 비해 상대적으로 일정한 조건에서 혀 영상을 얻을 수 있다는 장점이 있지만 유효한 혀 영상을 안정적으로 얻기 위해 몇 가지 유의해야 할 사항이 있다.

첫째, 외부로부터 유입되는 광선을 차단해야 한다. 완전 차광형 기종의 경우 안면부를 설진기에 밀착시켜 새어 들어오는 빛이 없도록 해야 한다. 외부 광선이 유입되면 화면 각 부분을 동일한 기준으로 분석할 수 없게 되고 매번 촬영한 설진 영상을 동일한 기준에서 분석할 수 없게 된다. 혀의 자동 분석 과정에서 오류를 야기하기도 한다.

둘째, 피검자의 개구開口 정도와 혀의 자세를 일정하게 유지할 필요가 있다. 적절한 보조 수단이나 지시 방법을 통해 비슷한 구도에서 촬영된 혀 영상을 얻을 수 있도록 해야 한다.

셋째, 색상 보정을 위해 참조 색상 견본을 사용하는 기종의 경우 시간이 지남에 따라 색상 견본이 열화劣化되어 정확한 색상을 반영하지 못하게 될 수 있으므로 주기적인 색상 견본의 점검 또는 교체가 필요하다.

마지막으로, 피검자의 피부와 기기가 접촉되는 기종의 경우 기기의 청결에도 주의를 기울여야 한다.

3. 혀 영상의 해석

필름에 기록된 영상과 달리 디지털 영상은 컴퓨터를 통해 다양한 수치적 분석을 할 수 있다. 혀 영상의 분석에 있어서도 이러한 수치적 분석은 진단에 도움이 되는 유용한 정보를 제공한다.

1) 색상 정보의 분석

컴퓨터에 저장되는 디지털 영상은 흔히 각 화소의 정보가 적색, 녹색, 청색 성분의 조합으로 저장된다. 예를 들어 순수한 적색의 점은 적색, 녹색, 청색 성분의 값으로서 255, 0, 0이란 수치가 할당된다. 그런데 컬러 영상을 저장하는 방법으로는 이처럼 적색, 녹색, 청색 성분으로 그 정보를 저장하는 방법 외에 다양한 방법이 존재한다. 이 가운데 설진 영상 분석에 유용한 방법으로서 각 화소를 밝기 성분(L, lightness), 적록赤綠 성분(제1 보색補色 성분, a), 황남黃藍 성분(제2 보색 성분, b)으로 저장하는 방법이 자주 사용된다. 이 방식을 이용할 경우 순수한 색상 정보만을 보다 적은 요소, 즉 3개의 요소가 아닌 2개의 요소로 표현할 수 있기 때문에 설질과 설태의 색상 분석에 편리하다. 색채 정보를 분석하는 정확한 방법은 아니지만 화소 정보를 색상色相(H, hue), 채도彩度(S, saturation), 명도明度(B, brightness) 성분으로 저장하여 색상(H) 값만을 분석하기도 한다.

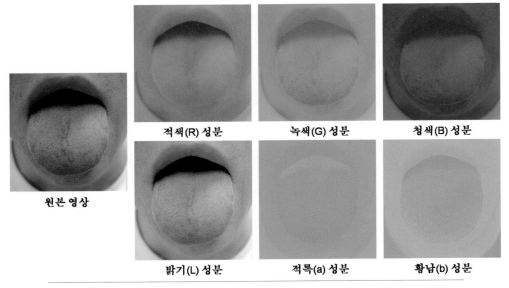

원본 영상　　　**적색(R) 성분**　　　**녹색(G) 성분**　　　**청색(B) 성분**

밝기(L) 성분　　　**적록(a) 성분**　　　**황남(b) 성분**

■　컬러 영상을 구성하는 요소. 컴퓨터에서는 왼쪽의 원색 사진을 위의 세 사진에 나타난 3가지 성분(R, G, B 성분)으로 분해하여 저장하기도 하고 아래의 세 사진에 나타난 3가지 성분(L, a, b)으로 저장하기도 한다. 아래의 방법이 설체와 설태의 색상 분석에 자주 사용된다. 이 밖에도 다양한 색상 좌표계에 따라 컬러 영상을 저장할 수 있다.

아직 설체와 설태의 색상 구분에 관한 국제 표준은 존재하지 않는다. 향후 충분한 임상 자료 축적과 면밀한 이론적 분석을 통해 담백설, 담홍설 등 설체의 색상 구분과 백태, 황태 등 설태의 색상 구분에 관한 표준이 제정되어야 할 것이다.

2) 형태 정보의 분석
① 설태의 후박

혀 영상을 통해 설태의 후박厚薄을 분석하는 방법으로 여러 가지 방식이 제안되어 있다. 전통적으로 설태를 통해 설체가 보이면[見底] 박태薄苔, 그렇지 않으면 후태厚苔로 규정하였는데 설태의 분포가 편중된 경우가 있으므로 보다 정량적인 구분을 위해 혀의 영역을 6개로 구분(설첨 쪽 3 구역, 설근 쪽 3 구역)하거나 9개로 구분(설첨 쪽 3 구역, 가운데 3 구역, 설근 쪽 3 구역)하여 설체가 보이지 않는 구역의 수로 피검자의 설태 후박 여부를 평가하기도 하며 설태가 없는 설하면과 대개 설태가 존재하는 설상면의 색상 차를 구하여 설태의 후박 정도를 평가하는 방법도 제안되어 있다. 또한 설태가 혀 표면을 두껍게 덮고 있으면 전체적으로 밋밋한 사진, 즉 색상이나 명암의 변화가 적은 사진이 찍히고 반대로 설태가 유두 정점만을 조금씩 덮고 있으면 색상과 명암의 세부적 변화가 큰 사진이 찍히게 되는데 이런 특성을 이용하여 영상의 공간주파수空間周波數 spatial frequency 분석을 통해 설태의 후박을 분별하는 방법도 제안되어 있다(아래 그림).

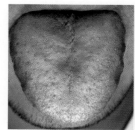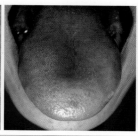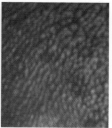

■ 후태의 영상(좌)에서는 자잘한 변동 요소가 적고 화면이 대체로 균질한 반면 박태의 영상 (우)에서는 세부적 명암, 색상 변동이 반복되어 나타난다. 왼쪽의 영상은 공간주파수 분석에서 저주파 성분이 강하게 나타나는 반면 오른쪽의 영상은 고주파 성분이 상대적으로 강하게 나타난다.

근래에는 자외선을 조사했을 때 나타나는 설태의 형광을 통해 설태의 후박이나 설태 면적을 계측하는 방법도 제시되었고 설태의 단층촬영(광학동조단층촬영optical coherence tomography)을 이용하여 설태의 두께를 직접 측정하는 방법도 제시되었다.

② 설태의 부니

부태腐苔와 이태膩苔 역시 공간주파수 분석에서 다른 양상을 보인다. 이를 이용하여 부태, 이태의 판별에 참고할 정보를 얻을 수 있다.

③ 설체의 비수, 치흔, 망자, 부종

설체의 비수肥瘦나 치흔齒痕, 망자芒刺의 존재, 부종 여부의 판단은 설체의 3차원 계측에 의해 정량적으로 이루어질 수 있다. 체형 계측에 자주 활용되는 패턴 투영에 의한 3차원 계측 방법이 설체의 형태 계측에 대해서도 제안되어 있다.

④ 설하정맥과 열문

컬러 영상을 흑백 영상으로 전환하여, 즉 이진화 영상二進化 影像, binary image을 생성하여 설하정맥[舌下絡脈]이나 열문裂紋이 강조된 영상을 얻을 수 있다(다음 그림). 여기에 적절한 후처리를 가하여 열문이나 설하정맥 영역만을 남기면 이들에 대한 수치적 분석을 할 수 있다.

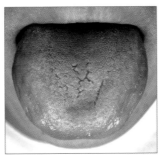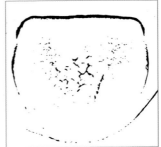

■ 열문설의 영상. 원본(좌)과 그 이진화 영상 하나(우. 명암 균질화 이후 이진화한 예).

인체의 정맥은 가시광선 영상보다 근적외선 영상에서 주변과 강한 대조를 보이므로 설하정맥 영역을 컴퓨터로 추출하는 데는 설하면의 근적외선 영상近赤外線影像 near infrared image을 사용하는 것도 도움이 된다.

1-3 피부 전기전도도 측정

일본의 의학자 나카다니 요시오中谷義雄(1923~1978)에 의해 피부의 전기전도도電氣傳導度, conductivity 양상이 진단에 활용될 수 있다는 것이 알려진 이래로 체표에서 전기전도도를 계측하여 진단을 수행하는 여러 장비가 다수의 연구자에 의해 개발되어 왔다. 이 가운데 나카다니 요시오에 의해 제안된 진단 방법에 대해서만 간략히 설명한다.

1950년 나카다니 요시오는 인체에 12V 전압의 직류를 인가했을 때 주위에 비해 전류가 잘 흐르는 지점이 있음을 발견하여 이를 양도점良導點이라 명명하였고 양도점을 이은 선을 양도락良導絡이라 하였다. 또한 대체로 한의 고전의 원혈原穴에 해당하는 부위에서 각 양도락의 평균적 전기전도도가 계측되는 것을 관찰하여 이 부위를 각 양도락의 대표적인 측정 지점, 즉 대표양도점으로 삼았다. 초기에 그는 자신의 진료소에서 1,000례의 환자로부터 양도점의 전기전도도 이상에 어떤 증상이 동반되는지 관찰하였고 그 결과를 집계하여 측정점 각각에서 나타나는 전도도의 과소, 과다 상황에서 어떤 증상이 어떠한 비율로 출현하는지 발표하였다. 오늘날 이 자료는 양도락 진단에서 환자의 증상을 추정하기 위한 기본 자료로 활용되고 있는데 이를 한의학의 전통적 장부학설 및 경락학설과 비교하여 보면 다음의 표와 같다.

측정점		전도도 이상에서의 공통증상		전도도가 높을 때의 증상				전도도가 낮을 때의 증상				
혈위	기존 연관 장부	기존 장부증상	기타 증상	열증 증상	허증 증상	기타 증상 기존장부증상	기타 증상 기타증상	한증 증상	열증 증상	허증 증상	기타 증상 기존장부증상	기타 증상 기타증상
태연	폐	폐계증상 (咳嗽, 氣喘)				心悸, 痔						四肢 不遂
대릉	심포	심계증상 (心悸 등)		便秘					手掌 煩熱		不安	
신문	심	심계증상 (心悸, 언어 이상)	手掌 煩熱	便秘, 發熱, 咽乾	四肢 困重			泄瀉			不安	惡心
양곡	소장		四肢 無力	便秘, 發熱, 口舌 生瘡		小腹 諸症			泄瀉, 肢冷			
양지	삼초		微熱	顔面潮 紅汗出	神疲 體倦	소변 이상			易怒	下肢 無力		惡心, 氣喘

측정점		전도도 이상에서의 공통증상		전도도가 높을 때의 증상				전도도가 낮을 때의 증상				
혈위	기존연관장부	기존장부증상	기타증상	열증증상	허증증상	기타 증상 기존장부증상	기타 증상 기타증상	한증증상	열증증상	허증증상	기타 증상 기존장부증상	기타 증상 기타증상
양계	대장	대장항문증상(痔, 便秘, 泄瀉)	皮膚諸症		手指無力, 頭暈	腹痛			咽乾			氣喘, 情志不舒
태백	비	비위 증상(食慾不振, 消化不良, 惡心, 便秘, 泄瀉)				關節諸症, 부비동염			不眠	神疲體倦		당뇨병
태충	간	간계증상(情志抑鬱, 頭暈)		不眠				腰足冷痺		小便頻數	目昏	
태계	신	신계 증상(성기능 저하)		足心煩熱, 口乾咽燥		情志不舒, 신경증		腰足冷痺		健忘, 耳鳴, 便祕, 泄瀉		당뇨병
속골	방광		癲癇, 뇌의 이상			衄血				四肢無力		
구허	담			口苦	食慾不振, 消化不良	易恐懼	惡寒發熱*			원기부족, 四肢無力, 頭暈		不安, 혈압이상, 上熱下寒*
충양	위		口唇乾燥					泄瀉, 惡寒	便祕	위무력		情志抑鬱

* 한열복합증상

전도도 이상에 수반되는 증상들을 부위별로 정리하면 다음과 같다.

측정점		기존 경맥 순행 부위			기타 부위		
혈위	기존연관장부	전도도 이상에서 공통으로 증상이 나타나는 부위	전도도가 높을 때 증상이 나타나는 부위	전도도가 낮을 때 증상이 나타나는 부위	전도도 이상에서 공통으로 증상이 나타나는 부위	전도도가 높을 때 증상이 나타나는 부위	전도도가 낮을 때 증상이 나타나는 부위
태연	폐	어깨			등		
대릉	심포		상완上腕	흉부		어깨	머리
신문	심	심하				어깨	
양계	대장	어깨	치아, 머리				
양지	삼초		귀				
양곡	소장	머리	어깨				

측정점		기존 경맥 순행 부위			기타 부위		
혈위	기존 연관 장부	전도도 이상에서 공통으로 증상이 나타나는 부위	전도도가 높을 때 증상이 나타나는 부위	전도도가 낮을 때 증상이 나타나는 부위	전도도 이상에서 공통으로 증상이 나타나는 부위	전도도가 높을 때 증상이 나타나는 부위	전도도가 낮을 때 증상이 나타나는 부위
태백	비		상복부, 흉부				목
태충	간	협부脇部	생식기			허리	등
태계	신					흉협	
속골	방광	후두부, 허리, 하지	눈, 머리	등			
구허	담		머리			인후	눈
충양	위		유방, 입술	복부, 얼굴		후두부	어깨

　표를 보면 몇 가지 경향성을 확인할 수 있다. 첫째 장臟의 원혈에 전기전도도 이상이 나타날 때 관련 장의 고전적(한의 고전에 명시된) 증상이 환자에게 출현한다. 부腑의 원혈에서는 이런 경향이 전면적으로 나타나지 않는다. 둘째 전도도 이상이 있을 경우 (전도도의 고저에 무관하게) 허증 증상이 나타날 수 있다. 셋째 전도도가 높을 경우 열증 증상이, 전도도가 낮을 경우 열증과 한증 증상이 나타날 수 있다. 넷째 고전에 기재된 경맥 순행 부위의 증상(소위 소생병所生病)은 원혈의 전기전도도 이상에서 나타나는 증상과 다소 차이가 있다(위의 두 번째 표 참조).

　대표양도점 하나하나의 이상에 대해서는 위의 표를 이용하여 수반 증상을 추정하지만 이 밖에 좌우, 상하 등으로 측정점을 부류별로 묶어 그 수치를 비교하기도 한다. 측정된 전도도의 좌우 대칭 정황은 질환의 급·만성 여부를 반영하는 것으로 해석한다. 완전한 대칭이 이루어지는 것보다 일정 범위 안에서 측정 수치의 비대칭이 확인될 경우 건강한 것으로 판정한다. 또한 상하의 비교를 통해서도 진단 정보를 얻는데, 일례로 발에 비해 손의 측정점에서 전기전도도가 높게 나타난 경우는 교감신경의 항진을 시사한다.

1-4 문진에서의 기기 활용

문진問診은 질문을 통해 환자의 자각증상을 확인하는 행위이므로 기기 활용과 무관한 분야로 생각하기 쉬우나 문진 영역에서도 계측기기나 정보기기를 적절히 활용할 경우 진단의 수준을 향상시킬 수 있다.

1. 전문가시스템의 활용

문진을 통해 환자의 자각증상을 수집할 때는 불필요한 질문을 최소화해야 하고 잘못된 결론에 이르지 않도록 적절한 질문을 순차적으로 제시해야 한다. 즉 진단자는 환자가 가지고 있는 증상을 하나하나 확인할 때마다 다음 질문을 통해 어떤 증상을 확인할 것인지 신중하게 선택해야 한다. 이 과정에서 많은 지식과 적절한 탐색 전략이 필요한데 컴퓨터로 이를 지원하기 위해 일찍이 1970년대부터 진단을 위한 각종 전문가시스템expert system이 개발되어왔다.

국내에서도 1980년대 후반부터 변증辨證을 위한 전문가시스템이 개발되어 한의 문진에 활용할 수 있게 되었다. 다만 지금까지 개발된 변증 전문가시스템은 소규모의 지식 데이터베이스로부터 정해진 지식을 인출하여 사용하는 방식이었고 임상 현장에서 본격적으로 활용되지 못하였다.

앞으로는 임상 현장에서 축적되는 지식을 실시간으로 검색하여 최적의 진단을 지원하는, 대규모의 동적 지식 정보원에 바탕을 둔 변증 전문가시스템이 도입되어야 할 것이다.

2. 기존 문진 항목에 대한 타각적 검측

한의 문진 항목 중 상당수는 사실상 관찰을 통해 객관적으로 기록될 수 있는 항목인데, 단지 진단 시점에 확인하기 어렵거나 확인이 번거롭다는 이유로 환자의 회상에 의해 기록되는 항목이라 할 수 있다. 예를 들어 환자의 대변 상태는 관찰에 의해 객관적 정보로서 기술될 수 있으나 현재는 환자의 간략한 진술에 의존하여 변건便乾, 변당辨溏, 대변비삽大便秘澁 등 비교적 소략疏略한 형태로 기록되는 것이 보통이다. 따라서 이러한 문진 항목에 대해 더 정확하고 상세한 기록을 하기 위해 의료인과 환자를 위한 상세한 기록 양식이 제안되고 있다(다음 그림).

■ 한의시각형 생체지표　　　　　　　　　　　☞대변양상 및 시간

최근　　　　　　　　　　　　　　　※변의 모양이 변할 경우, 화살표로 표기해주세요.

일반항목 ★필수입력

배변횟수

| | | |회 / | | |일

1회 배변량(달걀 1개 기준)

| | |개

대변모양

단단한 염소 똥 모양	□
딱딱, 울퉁불퉁한 소시지 모양	□
표면이 갈라진 소시지 모양	□
부드러운 떡가래 모양	□
물렁물렁한 수제비 모양	□
죽처럼 풀어진 모양	□
고형성분이 없는 물 설사	□

대변색

0　1　2　3　4
6　7　8　9　10

세부항목 (※시간이 규칙적인 경우에만 시각표시하세요)

AM　　　　　　　　　PM

※해당하는 시간과 모양이 만나는 칸에 V체크하여 주세요.

| 단단한 염소 똥 모양 |
| 딱딱,울퉁불퉁한 소시지 모양 |
| 표면이 갈라진 소시지 모양 |
| 부드러운 떡가래 모양 |
| 물렁물렁한 수제비 모양 |
| 죽처럼 풀어진 모양 |
| 고형성분이 없는 물 설사 |

특이증상 □ 배변통증　□ 잔변감　□ 항문 작열감　□ 항문 출혈　□ 대변실금

비고

■ 「한의 시각형 표준 차트」(한의학연구원, 2013)의 대변 정보 기록 양식.

　이러한 기록은 지나간 경험에 대한 기억에 의존하여 사후에 기록하는 것보다 직접적인 관찰을 통해 즉석에서 기록하는 것이 좋다. 즉 배변, 배뇨, 식이, 수면, 발한 등이 이루어지는 시점 또는 그 직후에 정해진 방식에 맞추어 상세 정보를 기록하는 것이 바람직하다. 그러나 일상생활에서 이러한 기록을 충실하게 남기는 것은 쉬운 일이 아니므로 휴대용 정보기기나 착용형 의료기기着用形 醫療機器 wearable medical devices를 이용하여 현장에서의 정보 수집을 지원하는 방법이 제안되고 있다. 향후에는 현재의 문진 항목 중 다수가 각종 기기에 의해 계측되는 타각소견으로 전환될 것이다.

2 현대 진단기기의 활용

　한의학의 사진四診을 위해 개발된 진단기기 이외에 다양한 현대 진단기기가 한방의료기관의 임상 현장에서 활용되고 있다. 현대 진단기기는 한의학 연구와 한의 진료의 질적 향상에 도움을 줄 수 있으며 한의사가 의료인으로서 적정 의료를 환자에게 제공하기 위해서도 필요하다.

2-1 현대 진단기기 활용의 필요성

한방의료기관에서 현대 진단기기를 이용해야 할 몇 가지 이유가 있다.

첫째, 환자의 질병이 현 시점에서 한방의료에 적합한 병종病種에 해당하는지 감별하려면 종종 현대 진단기기를 활용한 진단이 필요하다. 현대의 의료는 분과별 전문화가 이루어져 있어 의료진은 각각의 분과별 영역에서 최선의 진료를 수행하는 것이 바람직하지만 다른 분과 영역에서 더 우수한 진료를 제공할 수 있는 증례에 대해서는 타 분과로 진료 의뢰를 하거나 타 분과와 협력진료를 할 필요가 있다. 한방의료기관에 내원한 환자가 타 영역의 진료에 적합한지 파악하려면 현대 의료기기를 활용한 진단이 불가피할 때가 있다.

둘째, 한방의료의 효과를 객관적으로 판정하기 위해 현대 진단기기가 필요하다. 오늘날 각 질병의 치료 효과 평가 기준에는 환자의 자각증상 개선 외에 현대 진단기기에 의해 수집되는 수많은 지표들이 포함되어 있다. 따라서 현재의 기준에 맞추어 한방의료의 질병 치료 효과를 평가하기 위해서는 현대 진단기기를 이용한 평가가 불가피할 경우가 있다.

셋째, 무증상 질환이나 과소寡少 증상 질환의 한의 진료를 위해 현대 진단기기를 활용한 검사가 필요하다. 증證을 확정하려면 증을 구성하는 최소 수효의 증상이 환자에게 확인되어야 하는데 다른 이상 없이 주소증만을 가지고 내원한 환자나 변증 요건을 충족하기에 부족한 소수의 증상만 확인되는 환자가 존재한다. 이 경우 한의사는 타각소견을 최대한 활용하여 환자의 증을 추정하거나 변증시치辨證施治 이외의 다른 진단·치료 방식, 즉 변병시치辨病施治나 대증시치對症施治 등의 방식을 운용해야 한다. 변병시치를 위한 질병의 동정에는 현대 진단기기를 활용해야 할 경우가 있으며 타각소견에 의존하여 증을 추정할 경우에는 현대 진단기기에 의한 검사 지표가 증과 어떠한 관계를 갖는지에 대해 연구한 자료가 도움이 될 수 있다. 두 가지 경우 모두 현대 진단기기의 응용이 필요하다.

넷째, 한의진단 전반에서 타각소견 비중 제고를 통해 객관성, 신뢰성을 높이기 위해 현대 진단기기를 활용한 검사의 도입이 필요하다. 기존의 변증과 기타 한의진단에서 주로 활용되었던 타각소견은 맥진 소견, 설진 소견, 복진 소견 등 소수의 한정된 소견이었으며 환자의 증상 진술이 변증과 기타 진단의 중요한 진단 근거를 이루었다. 그러나 환자의 진술은 때로 부정확하고 모호하며 재현성과 반복성을 확보하기 어려운 경우가 많다. 따라서 앞으로의 한의진단에서는 각종 타각 소견을 적극적으로 발굴하여 진단에서 타각 소견이 차지하는 비중을 높여 갈 필요가 있다. 현대 진단기기를 활용한 검사 소견은 이런 목적에서 한의진단에 도입이 필요한 지표들이라 할 수 있다.

2-2 현대 진단기기의 한의 응용

현대 진단기기는 현대의학의 질병 진단을 위해 개발된 것들이 대부분이다. 그 응용 분야도 질병 진단을 중심으로 확장되어 왔다. 따라서 현대 진단기기의 우선적 활용 목표는 질병 진단을 통해 증례가 한의 진료에 적합한지 판별하고 치료 결과가 현대의학적 기준으로도 유효한지 평가하는 데에 두는 것이 적절하다. 그러나 한의진단 고유의 목적을 위해서도 현대 진단기기는 다방면으로 활용될 수 있다. 지금까지 연구된 몇 가지 응용 분야를 소개한다.

1. 변증에 대한 현대 진단검사 기법의 응용

전통적인 사진四診의 방법에 의해 수집되었던 변증 단서 외에 각종 현대 진단검사 기법으로 수집된 정보를 통해 변증의 단서를 얻으려는 시도가 오래도록 이어져 왔다. 이처럼 현대 진단검사 기법에 의한 증證의 진단 또는 추정을 미관변증微官辨證(미시변증微視辨證)이라 하며 근래 50여년에 걸쳐 미관변증에 관한 기초 및 임상 연구가 진행되어 왔다.

1) 각종 검사 기법의 연구와 응용
① 생체body에 대한 검사
㉠ 임상생리검사

활력징후(체온, 호흡, 맥박, 혈압)의 측정 외에 심전도 검사, 심음도 검사, 폐기능 검사, 뇌파 검사, 근전도 검사, 위전도 검사, 전정기능검사, 뇌혈류 검사(경두개초음파도플러검사) 등에서 얻어진 소견이 증을 비롯한 한의학적 개념들과 어떠한 관계가 있는지 연구되었다.

ⓒ 영상진단

적외선체열촬영, 단순 X선 촬영 소견 외에 초음파 영상 검사(근골격계초음파검사, 심장초음파검사 포함), X선 전산화단층촬영, 자기공명영상 검사, 양전자방출단층촬영 등 단층촬영 검사의 소견이 증을 비롯한 한의학적 개념들과 어떤 관계가 있는지 연구되었다.

또한 각종 내시경(위 내시경, 비 내시경, 대장 내시경 등)에 의한 검사 소견이 변증과 어떤 관계가 있는지 연구되었다. 현재 일부 내시경 소견은 임상 현장에서 한의 진단에 활용되고 있다.

② 검체specimen에 대한 검사

진단혈액검사, 임상화학검사, 진단면역검사, 임상미생물학검사 소견이 증과 어떤 관계를 갖는지 연구되었다.

오늘날에는 유전체와 유전자발현에 관련된 증 및 체질 요소들에 대한 연구도 이루어지고 있다.

또한 검체의 미량원소 분석 결과가 증과 체질에 어떤 관련을 갖는지도 연구되고 있다.

2) 검사 소견과 증의 관계

지금까지 이루어진 미관변증 연구 성과를 종합해 볼 때 아직 미관변증이 기존의 변증을 대체할 수 없음은 분명하다. 다만 어떤 검사 소견은 변증에서 주목할 만한 정보를 제공하고 있고 어떤 검사 소견은 증과 미시지표의 관계에 대한 새로운 연구 과제를 던져 주고 있다. 지금까지 밝혀진 미관변증의 지표와 증의 관계를 정리해 보면 다음과 같은 몇 가지의 경우로 구분할 수 있다.

첫째, 일부 검사 소견은 변증표준에 반영되었다. 지금까지 혈어증血瘀證의 진단 기준으로서 국제표준을 비롯한 다수의 진단기준이 제안되었다. 이 가운데 다수가 현대 진단검사 소견을 포함하고 있다. 즉 중국의 활혈화어학술회의 혈어증 진단 표준(1982), 활혈화어위원회 혈어증 진단 표준(1986)과 한·중·일 3국이 함께 마련한 국제 혈어증진단참고표준(1988)에서 다수의 혈류, 혈액 유관 소견을 진단 표준에 포함시키고 있으며 이후 제안된 혈어증 진단 표준의 미관변증지표(陳可冀, 2000)에서도 10 종 이상의 혈액·혈류 소견을 제시하였다. 혈어증 이외에 소아폐허증진단표준,

소아비허증진단표준, 소아혈어증진단표준에서 일부 미시지표가 진단표준에 포함된 바 있다(2005, 중국중서의결합학회 아과전업위원회兒科專業委員會). 여기에는 혈액·혈류 검사 소견 외에 혈액가스분석 소견, 진단면역검사 소견, 미량원소 분석 소견 일부가 포함되었다.

둘째, 어떤 검사 소견은 증과 유의한 관계가 있음이 확인되었다. 음허, 양허와 관련하여 혈장의 cAMP(cyclic adenosine monophosphate, 고리형 아데노신 일인산)와 cGMP(cyclic guanosine monophosphate, 고리형 구아노신 일인산)의 비, 소변의 카테콜아민 함량 등이 유의한 관계를 가지고 있음이 밝혀져 있으며 신양허증腎陽虛證에서 소변의 17-하이드록시 코티코스테로이드(17-OHCS), 혈액의 부신피질호르몬, 갑상선호르몬, 각종 성호르몬 함량이, 비기허증脾氣虛證에서 타액 아밀라제, 자일로즈 배설율 등이, 심기허증心氣虛證에서 좌심실기능지표(심전도, 맥파 소견), 혈장 부신피질호르몬, 소변 17-하이드록시 코티코스테로이드 등이, 간양상항증肝陽上亢證에서 소변 카테콜아민, 에피네프린, 노에피네프린, 기타 부신수질호르몬 수치가 이상을 보임이 알려져 있다.

셋째, 어떤 검사 소견은 증과 대응되지 않으며 때로 증에 대한 기존 관념에 반하는 관계를 보여주기도 하였다. 특정 질병의 변증분형을 위한 미시변증 지표가 다른 질병의 미시지표와 일치하지 않는 경우가 많았으며 다수의 질병에서 인정되는 미시변증지표 역시 특정 질병에서는 증에 따른 차이가 없는 예가 있었다. 일례로 혈어증에서 일반적으로 혈액점도가 증가하나 신장염 증례에서는 혈어증과 비혈어증 증례 모두 혈액점도가 증가되었다. 또한 미시지표가 증의 층차관계에 반하는 형태를 보인 예도 있다. 예를 들어 위음허증은 음허증과 거시지표에 있어 여러 특징을 공유하고 있지만 음허증에서는 모발 아연 함량이 증가하는 것으로 나타난 반면 위음허증에서는 모발 아연 함량이 감소하는 특징을 보여 증 사이의 층차관계에 대한 기존 관념과 상충하는 결과를 보여주었다. 증의 미시지표에 대한 이러한 역설적 연구 결과는 증에 대한 재고를 촉진하고 그 본질에 대한 이해를 심화시키는 계기가 될 것이다.

2. 한의 치료기술에 대한 현대 진단기기 응용

한편 한의 치료기술에 현대 진단기기를 적용하여 안전성과 유효성을 향상시키려는 시도도 이어지고 있다. 국내에서는 침자 시술 과정에서 실시간으로 초음파영상을 확인하여 안전하고 정확한 침 치료를 시행하는 자침 시스템이 제안된 바 있으며 추나 시술에서 근골격계 초음파 진단의 활용, 인지적 반응과 유관한 각종 한의 치료 기법에서 뇌파 측정과 기능적 뇌영상화 기법의 활용이 제안되기도 하였다.

한편 이와 반대로 한의 치료 기법을 현대의학의 진단에 유용하게 활용하기 위한 시도도 있었다. 예를 들어 대황大黃, 번사엽番瀉葉을 이용한 대장내시경 검사전 관장 보조, 이혈耳穴 자침이나 강반하薑半夏를 이용한 신우 조영촬영 보조, 요오드 과민 반응 억제 등이 그것이다.